国家卫生健康委员会"十三五"规划教材

全国高职高专学校教材

供口腔医学技术专业用

口腔固定修复工艺技术

第4版

主　编　李长义　任　旭

副主编　黄强生　米新峰

编　者（按姓氏笔画排序）

王思钱（温州医科大学）

王　琳（甘肃卫生职业学院）

任　旭（黑龙江护理高等专科学校）

刘华英（山东省莱阳卫生学校）

刘绍良（广州卫生职业技术学院）

米新峰（开封大学医学部）

孙德震（北京家鸿牙科技术有限责任公司）

李长义（天津医科大学）

张　娟（天津医科大学）

张　晨（天津市口腔医院）

武家强（北京超尔科技有限公司）

黄强生（黑龙江护理高等专科学校）

曾　东（北京中医药大学附属中西医结合医院）

人民卫生出版社

·北京·

图书在版编目（CIP）数据

口腔固定修复工艺技术 / 李长义，任旭主编. —4
版. —北京：人民卫生出版社，2021.11（2024.11重印）
"十三五"全国高职高专口腔医学和口腔医学技术专
业规划教材
ISBN 978-7-117-29251-1

Ⅰ. ①口…　Ⅱ. ①李…②任…　Ⅲ. ①口腔科学－矫
形外科学－高等职业教育－教材　Ⅳ. ①R783

中国版本图书馆 CIP 数据核字（2019）第 252728 号

| 人卫智网 | www.ipmph.com | 医学教育、学术、考试、健康，购书智慧智能综合服务平台 |
| 人卫官网 | www.pmph.com | 人卫官方资讯发布平台 |

口腔固定修复工艺技术
Kouqiang Guding Xiufu Gongyijishu
第 4 版

主　　编：李长义　任　旭
出版发行：人民卫生出版社（中继线 010-59780011）
地　　址：北京市朝阳区潘家园南里 19 号
邮　　编：100021
E - mail：pmph @ pmph.com
购书热线：010-59787592　010-59787584　010-65264830
印　　刷：天津市银博印刷集团有限公司
经　　销：新华书店
开　　本：787×1092　1/16　　印张：19
字　　数：462 千字
版　　次：2003 年 7 月第 1 版　　2021 年 11 月第 4 版
印　　次：2024 年 11 月第 9 次印刷
标准书号：ISBN 978-7-117-29251-1
定　　价：70.00 元

打击盗版举报电话：010-59787491　E-mail：WQ @ pmph.com
质量问题联系电话：010-59787234　E-mail：zhiliang @ pmph.com

出 版 说 明

为了培养合格的口腔医学和口腔医学技术专业人才,人民卫生出版社在卫生部(现国家卫生健康委员会)、教育部的领导支持下,在全国高职高专口腔医学和口腔医学技术专业教材建设评审委员会的指导组织下,2003年出版了第一轮全国高职高专口腔医学和口腔医学技术专业教材,并于2009年、2015年分别推出第二轮、第三轮本套教材,现隆重推出第四轮全国高职高专口腔医学和口腔医学技术专业教材。

本套教材出版近20年来,在我国几代具有丰富临床和教学经验、有高度责任感和敬业精神的专家学者与人民卫生出版社的共同努力下,我国高职高专口腔医学和口腔医学技术专业教材实现了从无到有、从有到精和传承创新,教材品种不断丰富,内容结构不断优化,纸数融合不断创新,形成了遵循职教规律、代表职教水平、体现职教特色、符合培养目标的立体化教材体系,在我国高职高专口腔医学和口腔医学技术专业教育中得到了广泛使用和高度认可,为人才培养做出了巨大贡献,并通过教材的创新建设和高质量发展,推动了我国高职高专口腔医学和口腔医学技术教育的改革和发展。本套教材第三轮的13种教材中有6种被评为教育部“十二五”职业教育国家规划立项教材,全套13种为国家卫生和计划生育委员会“十二五”规划教材,成为我国职业教育重要的精品教材之一。

教材建设是事关未来的战略工程、基础工程,教材体现了党和国家的意志。人民卫生出版社紧紧抓住深化医教协同全面推动医学教育综合改革的历史发展机遇期,以规划教材创新建设,全面推进国家级规划教材建设工作,服务于医改和教改。为贯彻落实《医药卫生中长期人才发展规划(2011—2020年)》《国务院关于加快发展现代职业教育的决定》等文件精神要求,人民卫生出版社于2018年就开始启动第四轮高职高专口腔医学和口腔医学技术专业教材的修订工作,通过近1年的全国范围调研、论证和研讨,形成了第四轮教材修订共识,组织了来自全国25个省(自治区、直辖市)共计52所院校及义齿加工相关企业的200余位专家于2020年完成了第四轮全国高职高专口腔医学和口腔医学技术专业教材的编写和出版工作。

本套教材在坚持教育部职业教育“五个对接”的基础上,进一步突出口腔医学和口腔医学技术专业教育和医学教育的“五个对接”:和人对接,体现以人为本;和社会对接;和临床过程对接,实现“早临床、多临床、反复临床”;和先进技术与手段对接;和行业准入对接。注重提高学生的职业素养和实际工作能力,使学生毕业后能独立、正确处理与专业相关的临床常见实际问题。

本套教材修订特点：

1. 国家规划 教材编写修订工作是在国家卫生健康委员会、教育部的领导和支持下，由全国高等医药教材建设研究学组规划，全国高职高专口腔医学和口腔医学技术专业教材建设评审委员会审定，全国高职高专口腔医学和口腔医学技术专业教学一线的专家学者编写，人民卫生出版社高质量出版。

2. 课程优化 教材编写修订工作着力健全课程体系、完善课程结构、优化教材门类，本轮修订首次将口腔医学专业教材和口腔医学技术专业教材分两个体系进行规划编写，并新增了《口腔基础医学概要》《口腔修复工艺材料学》《口腔疾病概要》3种教材，全套教材品种增至17种，进一步提高了教材的思想性、科学性、先进性、启发性、适用性（"五性"）。本轮2套教材目录详见附件一。

3. 体现特色 随着我国医药卫生事业和卫生职业教育事业的快速发展，高职高专医学生的培养目标、方法和内容有了新的变化，修订紧紧围绕专业培养目标，结合我国专业特点，吸收新内容，突出专业特色，注重整体优化，以"三基"（基础理论、基本知识、基本技能）为基础强调技能培养，以"五性"为重点突出适用性，以岗位为导向、以就业为目标、以技能为核心、以服务为宗旨，充分体现职业教育特色。

4. 符合规律 在教材编写体裁上注重职业教育学生的特点，内容与形式简洁、活泼；与职业岗位需求对接，鼓励教学创新和改革；兼顾我国多数地区的需求，扩大参编院校范围，推进产教融合、校企合作、工学结合，努力打造有广泛影响力的高职高专口腔医学和口腔医学技术专业精品教材，推动职业教育的发展。

5. 创新融合 为满足教学资源的多样化，实现教材系列化、立体化建设，本套教材以融合教材形式出版，纸质教材中包含实训教程。同时，将更多图片、PPT以及大量动画、习题、视频等多媒体资源，以二维码形式印在纸质教材中，扫描二维码后，老师及学生可随时在手机或电脑端观看优质的配套网络资源，紧追"互联网+"时代特点。

6. 职教精品 为体现口腔医学和口腔医学技术实践和动手特色，激发学生学习和操作兴趣，本套教材将双色线条图、流程图或彩色病例照片以活泼的版面形式精美印刷。

为进一步提高教材质量，请各位读者将您对教材的宝贵意见和建议**发至"人卫口腔"微信公众号**（具体方法见附件二），以便我们及时勘误，同时为下一轮教材修订奠定基础。衷心感谢您对我国口腔医学高职高专教育工作的关心和支持。

人民卫生出版社

2020年5月

附件一　本轮口腔医学和口腔医学技术专业 2 套教材目录

口腔医学专业用教材（共 10 种）	口腔医学技术专业用教材（共 9 种）
《口腔设备学》（第 2 版）	《口腔设备学》（第 2 版）
《口腔医学美学》（第 4 版）	《口腔医学美学》（第 4 版）
《口腔解剖生理学》（第 4 版）	《口腔基础医学概要》
《口腔组织病理学》（第 4 版）	《口腔修复工艺材料学》
《口腔预防医学》（第 4 版）	《口腔疾病概要》
《口腔内科学》（第 4 版）	《口腔固定修复工艺技术》（第 4 版）
《口腔颌面外科学》（第 4 版）	《可摘局部义齿修复工艺技术》（第 4 版）
《口腔修复学》（第 4 版）	《全口义齿工艺技术》（第 4 版）
《口腔正畸学》（第 4 版）	《口腔工艺管理》（第 2 版）
《口腔材料学》（第 4 版）	

附件二　"人卫口腔"微信公众号

"人卫口腔"是人民卫生出版社口腔专业出版的官方公众号，将及时推出人卫口腔专培、住培、研究生、本科、高职、中职近百种规划教材、配套教材、创新教材和 200 余种学术专著、指南、诊疗常规等最新出版信息。

1. 打开微信，扫描右侧"人卫口腔"二维码并关注"人卫口腔"微信公众号。
2. 请留言反馈您的宝贵意见和建议。

注意：留言请标注"口腔教材反馈 + 教材名称 + 版次"，谢谢您的支持！

第三届全国高职高专口腔医学和口腔医学技术专业教材建设评审委员会名单

主任委员　马　莉　唐山职业技术学院

副主任委员　于海洋　四川大学　　　　　　　　胡砚平　厦门医学院

口腔医学组

组　　　长　胡砚平　厦门医学院

委　　　员（以姓氏笔画为序）

马永臻　山东医学高等专科学校　　　李水根　厦门医学院
马惠萍　开封大学　　　　　　　　　李晓军　浙江大学
王　荃　昆明医科大学　　　　　　　宋晓陵　南京医科大学
左艳萍　河北医科大学　　　　　　　张清彬　广州医科大学
吕俊峰　苏州卫生职业技术学院　　　赵信义　空军军医大学
杜礼安　唐山职业技术学院　　　　　顾长明　唐山职业技术学院
李　月　深圳职业技术学院　　　　　麻健丰　温州医科大学

口腔医学技术组

组　　　长　于海洋　四川大学

委　　　员（以姓氏笔画为序）

马玉宏　黑龙江护理高等专科学校　　项　涛　四川大学
吕广辉　赤峰学院　　　　　　　　　赵　军　日进齿科材料（昆山）
任　旭　黑龙江护理高等专科学校　　　　　　有限公司
杜士民　开封大学　　　　　　　　　胡荣党　温州医科大学
李长义　天津医科大学　　　　　　　葛秋云　河南护理职业学院
李新春　开封大学　　　　　　　　　蒋　菁　唐山职业技术学院
陈凤贞　上海医学高等专科学校　　　潘　灏　苏州卫生职业技术学院
岳　莉　四川大学

秘　书　长　刘红霞　人民卫生出版社

秘　　　书　方　毅　人民卫生出版社　　　　　查彬煦　人民卫生出版社

7

前　言

本书是根据 2018 年 11 月在唐山召开的教育部、国家卫生健康委员会"十三五"全国高职高专口腔医学和口腔医学技术专业第四轮规划教材主编人会议精神，按照高职高专口腔医学技术专业培养目标的要求，在第 3 版教材的基础上修订而成的，主要供高职高专口腔医学技术专业学生使用。

随着我国人民生活水平的提高，人们对口腔健康的标准要求也不断提升，与此相适应的口腔医学技术教育快速发展，在学院数量、师资队伍、学生数量和教学设施等方面均取得了令人瞩目的成绩，教学理念和教学方法也日趋国际化。2002 年卫生部教材办公室启动的高职高专口腔医学、口腔医学技术专业用卫生部规划教材改变了口腔医学技术专业没有系统完整教材的局面，对作为口腔医学技术专业核心课程之一的《口腔固定修复工艺技术》朝着规范化、标准化方向发展起到了重要作用。

口腔新材料及新技术发展迅速，全瓷修复体、数字化设计与制作逐步被口腔医师和患者接受，种植牙用于牙列缺损修复已成为首选。本教材在重视基本理论、基本知识和基本技能的前提下，在第 3 版教材基础上，结合口腔固定修复的特点和发展趋势，采取理论联系实际、循序渐进、由浅入深的方法，力求做到图文并茂，可读性强。与上一版教材相比，本教材新增了特色数字内容，扫描书中二维码，可获取与纸书内容紧密融合的数字内容，包括课件、图片、视频、动画、习题五种数字内容类型。参加本书编写的人员除活跃在口腔医学教学和临床第一线的教师和医务人员外，新增加了优秀的技师，编写团队有着扎实的基础理论知识和丰富的教学、临床与制作经验，力争实现教材内容与职业岗位能力要求对接零距离。

在此谨向曾参加上版教材编写的同志们致以深切的谢意。同时感谢本版编委们在本书编写过程中的认真工作及所在单位的大力支持。

由于作者水平有限，书中难免有不尽完善之处，敬请同行批评指正。

李长义　任　旭

2021 年 6 月

目　　录

第一章　绪论……………………………………………………………………………1

第一节　概述……………………………………………………………………………1

第二节　固定修复工艺发展过程………………………………………………………1

一、固定修复工艺的起源……………………………………………………………1

二、固定修复工艺的近代发展………………………………………………………2

第三节　固定修复工艺学科特点………………………………………………………3

第四节　固定修复体制作工艺流程……………………………………………………3

一、传统制作工艺流程………………………………………………………………4

二、数字化制作工艺流程……………………………………………………………6

第五节　固定修复体的种类……………………………………………………………7

第二章　固定修复工艺实用基础理论…………………………………………………9

第一节　固定修复体的修复原则与固位原理…………………………………………9

一、固定修复体的修复原则…………………………………………………………9

二、固定修复体的固位原理…………………………………………………………13

第二节　固定桥的组成和分类…………………………………………………………15

一、固定桥的组成……………………………………………………………………15

二、固定桥的分类……………………………………………………………………16

第三节　固定桥修复的生理基础和生物力学分析……………………………………18

一、固定桥修复的生理基础…………………………………………………………18

二、固定桥修复的生物力学分析……………………………………………………18

第四节　固定桥的固位与稳定…………………………………………………………19

一、固定桥的固位……………………………………………………………………19

二、固定桥的稳定……………………………………………………………………21

第五节　固定修复标准预备体形态……………………………………………………22

一、嵌体及高嵌体……………………………………………………………………22

二、铸造金属全冠……………………………………………………………………23

三、烤瓷熔附金属全冠………………………………………………………………24

　　四、瓷全冠及瓷贴面 ·································· 25

　　五、3/4 冠 ······································· 26

　　六、桩核冠 ······································· 26

　　七、粘接固定义齿 ·································· 27

　第六节　咬合 ······································· 28

　　一、咬合特征 ····································· 28

　　二、下颌运动 ····································· 30

　　三、𬌗架与上𬌗架 ·································· 31

　第七节　牙体形态堆塑方法 ···························· 35

　　一、相关器材 ····································· 35

　　二、模型观察 ····································· 35

　　三、模型处理 ····································· 37

　　四、模型测绘与中位结构定点 ························ 37

　　五、牙体形态堆塑 ·································· 38

第三章　印模的处理 ································· 43

　第一节　检查印模 ··································· 43

　　一、印模的概念及分类 ······························ 43

　　二、印模质量 ····································· 43

　　三、印模的覆盖范围 ································ 44

　　四、印模与托盘的接触情况 ·························· 44

　第二节　印模的消毒 ································· 44

　　一、化学消毒法 ··································· 45

　　二、物理消毒法 ··································· 45

　　三、消毒对印模质量的影响 ·························· 46

　第三节　印模的修整与存放 ···························· 46

　　一、印模的修整 ··································· 46

　　二、印模的存放 ··································· 46

第四章　模型与代型技术 ······························ 48

　第一节　技师的工作位置 ······························ 48

　　一、工作台高度 ··································· 48

　　二、技师基本工作位置 ······························ 48

　第二节　模型的灌注与修整 ···························· 50

　　一、模型的类型 ··································· 50

　　二、调拌石膏模型材料 ······························ 50

　　三、模型的基本要求 ································ 51

　　四、模型的灌注方法 ································ 51

　　五、模型的消毒 ··································· 52

　　六、模型的修整 ·· 53
第三节　可卸式模型的制作 ··· 54
　　一、双钉代型技术 ·· 54
　　二、Di-Lok 技术 ·· 57
　　三、代型修整 ·· 58
第四节　暂时冠桥的制作 ··· 60
　　一、暂时冠桥的作用 ·· 60
　　二、暂时冠桥的要求 ·· 60
　　三、暂时冠桥的制作方法 ·· 60
第五节　固定修复模型常见问题及处理 ·· 62
　　一、模型变形 ·· 62
　　二、模型出现气泡 ·· 63
　　三、模型强度低 ·· 64
　　四、模型表面不清晰 ·· 64
　　五、模型损伤 ·· 65

第五章　熔模技术 ··· 67
第一节　熔模材料 ·· 67
　　一、铸造蜡 ·· 67
　　二、自凝树脂 ·· 69
　　三、光固化树脂 ·· 69
第二节　熔模的制作 ··· 70
　　一、熔模制作前的准备 ·· 70
　　二、熔模制作的基本方法和器材 ·· 71
　　三、制作蜡熔模的注意事项 ··· 72
　　四、各种固定修复体熔模的制作 ·· 72
　　五、熔模铸道的形成 ·· 92
第三节　固定修复熔模制作中常见问题及处理 ································ 94
　　一、边缘不密合 ·· 94
　　二、熔模翘动 ·· 95
　　三、轴面外形突度不适当 ·· 96

第六章　包埋铸造与焊接技术 ·· 98
第一节　熔模的包埋 ··· 98
　　一、包埋材料 ·· 99
　　二、包埋前的准备 ·· 101
　　三、包埋方法及操作步骤 ··· 101
　　四、烘烤及焙烧 ·· 103
第二节　铸造 ·· 104

一、热源 …………………………………………………………………… 104
二、铸造方法 ……………………………………………………………… 105
三、熔解合金时应注意的问题 …………………………………………… 106
第三节　铸件的清理与打磨 ………………………………………………… 107
一、铸件的冷却 …………………………………………………………… 107
二、铸件的清理 …………………………………………………………… 107
三、铸件的打磨和抛光 …………………………………………………… 107
第四节　钛铸造技术 ………………………………………………………… 108
一、铸钛机的种类 ………………………………………………………… 108
二、钛铸造工艺流程 ……………………………………………………… 109
第五节　铸造相关常见问题及处理 ………………………………………… 111
一、铸造不全 ……………………………………………………………… 111
二、铸件收缩 ……………………………………………………………… 113
三、粘砂 …………………………………………………………………… 114
四、表面粗糙 ……………………………………………………………… 114
五、金属瘤 ………………………………………………………………… 115
六、缩孔、缩松、缩陷 …………………………………………………… 115
七、砂眼 …………………………………………………………………… 116
第六节　焊接技术 …………………………………………………………… 117
一、焊料焊接 ……………………………………………………………… 117
二、激光焊接 ……………………………………………………………… 120

第七章　烤瓷熔附金属修复技术 …………………………………………… 124
第一节　金属烤瓷冠的结构及烤瓷冠的制作材料 ………………………… 124
一、金属烤瓷冠的结构 …………………………………………………… 124
二、烤瓷冠的制作材料 …………………………………………………… 125
三、制作烤瓷熔附金属修复体的材料要求 ……………………………… 126
第二节　烤瓷熔附金属冠桥的设计 ………………………………………… 127
一、烤瓷熔附金属冠桥金属基底设计 …………………………………… 127
二、烤瓷熔附金属冠桥瓷面设计 ………………………………………… 130
第三节　烤瓷熔附金属全冠塑瓷前的准备 ………………………………… 131
一、金属基底预处理 ……………………………………………………… 131
二、常用烤瓷涂塑工具 …………………………………………………… 133
三、烤瓷设备 ……………………………………………………………… 134
第四节　塑瓷技术和形态修整 ……………………………………………… 134
一、塑瓷技术 ……………………………………………………………… 134
二、各部分瓷的涂塑 ……………………………………………………… 136
三、修复体外形修整与上釉 ……………………………………………… 142
第五节　色彩的控制 ………………………………………………………… 144

一、颜色物理学……144
二、牙科色彩学……144
三、临床操作对色彩的控制……145
四、医技交流对色彩的控制……149
五、技工室制作对色彩的控制……149
第六节　金属烤塑技术……150
一、硬质树脂……151
二、金属烤塑修复体制作……152
三、硬质树脂的其他应用……156

第八章　全瓷技术……157
第一节　粉末法全瓷技术……157
一、粉浆涂塑技术……157
二、粉浆涂塑玻璃渗透全瓷技术……158
第二节　失蜡法全瓷技术……161
一、铸造玻璃陶瓷技术……162
二、热压铸瓷技术……162
第三节　计算机辅助设计和计算机辅助制作全瓷技术……169
第四节　全瓷相关常见问题及处理……169

第九章　打磨和抛光技术……172
第一节　打磨和抛光的原理和意义……172
一、打磨和抛光的基本原理……172
二、打磨和抛光的意义……173
第二节　打磨和抛光的类型……173
一、按打磨和抛光的方法分类……173
二、按被打磨抛光物的材质分类……176
第三节　打磨和抛光器材及使用……177
一、打磨和抛光器械……177
二、打磨和抛光工具……179
三、打磨和抛光材料……181
第四节　打磨和抛光的基本程序及要求……182
一、金属的打磨抛光……182
二、陶瓷的打磨抛光……187

第十章　种植固定修复……189
第一节　牙列缺损种植固定修复……189
一、制作种植义齿的特殊辅助部件……189
二、种植义齿的印模……190

三、模型灌注 191
四、基台的选择 191
五、上部结构制作 192
第二节　牙列缺失种植固定修复 196
一、牙列缺失种植固定修复的设计 196
二、制取印模和模型 198
三、上部结构制作 198

第十一章　计算机辅助设计和计算机辅助制作 201
第一节　概述 201
第二节　计算机辅助设计 203
一、数据采集 203
二、计算机辅助设计 215
第三节　计算机辅助制作 225
一、数控铣削技术 225
二、选择性激光烧结成形技术 230
三、其他 3D 打印技术 232

第十二章　医技交流及制作室质量控制 233
第一节　医技交流 233
一、治疗团队的构成与分工 233
二、医技交流的形式与内容 234
第二节　模型入检 237
一、工作模型应具备的条件 237
二、对颌模型应达到的条件 237
三、咬合关系应达到的要求 237
四、基牙应具备的条件 237
第三节　质量控制 238
一、质量管理体系 238
二、固定修复体的质量检验标准 240
第四节　感染控制 244
一、口腔技师的健康与安全 244
二、制作室中的交叉感染控制 245

附录：实训教程 249
实训一　牙体形态堆塑练习 250
实训二　可卸式模型的制作 251
实训三　邻𬌗嵌体的制作 255
一、嵌体熔模的制作 255

二、嵌体熔模的包埋·······256
三、嵌体的铸造·······257
四、嵌体的打磨·······258
实训四　前牙铸造桩核的制作·······259
一、桩核熔模的制作·······259
二、桩核熔模的包埋·······260
三、桩核的铸造·······260
四、桩核的打磨·······260
实训五　后牙铸造金属全冠的制作·······261
一、铸造金属全冠熔模的制作·······261
二、铸造金属全冠熔模的包埋·······263
三、铸造金属全冠的铸造·······263
四、铸造金属全冠的打磨抛光·······263
实训六　前牙烤瓷熔附金属全冠的制作·······265
一、前牙烤瓷熔附金属基底冠的制作·······265
二、前牙烤瓷熔附金属基底冠的金 - 瓷结合面的处理·······266
三、前牙烤瓷熔附金属基底冠瓷的涂塑与熔附·······268
实训七　右下颌第一磨牙 CAD/CAM 全解剖冠的制作·······270

参考文献·······283

第一章 绪 论

第一节 概 述

口腔修复工艺技术是研究各类口腔修复体的设计、制作及修补的一门技术，是一门以口腔医学、物理学、化学、生物力学、材料学、美学及材料成型技术等为基础的专业学科。

作为口腔修复工艺技术的一个重要分支，固定修复工艺技术主要是研究各类口腔固定修复体的制作，其主要内容包括：嵌体修复工艺技术、金属全冠修复工艺技术、烤瓷熔附金属全冠修复工艺技术、桩冠修复工艺技术、全瓷修复工艺技术、固定桥修复工艺技术及种植修复工艺技术等，涉及模型代型技术、熔模技术、包埋与铸造技术、焊接技术、瓷修复技术、调𬌗技术、打磨抛光技术以及各类固定修复体数字化设计及加工技术等。

第二节 固定修复工艺发展过程

一、固定修复工艺的起源

人类修复牙齿的历史可以追溯到几千年前。在公元前 1000 年的古埃及人墓葬中发现颌骨上用两根金属丝结扎的牙，古叙利亚人用一条宽可弯曲的金属带将两个天然牙固定在一起来恢复缺失牙。在意大利西北部发现公元前 500 年用木块刻成的牙桥标本。在公元前 400 年的印第安和古埃及的墓葬中，甚至发现用种植方式实施口腔修复的证据。我国南宋（1125 年）诗人陆游所著《岁晚幽兴》中有"卜冢治棺输我快，染发种齿笑人痴"的诗句并自己注释道："近闻有医，以补坠齿为业者。"可见当时已有从事镶牙的医生了。1137 年楼钥著《玫瑰集》有"赠种牙陈安上"，称："陈氏术妙天下，凡齿之有坠者，易之一新，才一举手，便使人保编贝之美。"说明陈氏的镶牙技术已达到了以假乱真的较高水平，义齿修复在当时已经相当普遍了。1750 年梁玉绳著《白土集》（卷）谓："今市肆有补齿铺，悬牌云'镶牙如生'，盖宋以来有之。"并谓："《七修类稿》有种齿说，与今补齿不同。"已将牙齿修复术与牙再植术相区别。根据 Kerr 与 Roger（1877 年）报告，中国人用象牙、兽骨刻成牙，用铜丝或肠线结扎在真牙上修复缺牙，使用这种方法比欧洲早了几个世纪。1298 年的《马可•波罗游记》中也曾报道："中国东南部的居民有用金箔包裹牙齿者。"在 1478 年，法国外科医生建议当人们的牙齿缺失时，可用其他人口腔中的牙齿或人工牙、牛牙来代替。

二、固定修复工艺的近代发展

口腔修复在中国长期停留在一种精巧工艺地位，而未被中国传统医学体系所接纳。近代口腔医学是由西方传入中国的。1907年，加拿大牙科医生 W.Lindsay 来中国，成为最早在中国系统传授西方牙科知识的人。1908年，Lindsay 在成都建立了牙科诊所。1911年，诊所扩为牙病医院，Lindsay 任院长。1912年，牙病医院开办了第一个修复技工训练班，招收中国青年邓贞明、刘仲儒等学习牙科修复工艺技术。口腔修复技师主要靠师傅带徒弟的方式培养。20世纪70年代中期，我国创办了口腔中等专业教育，改变了旧式师带徒的人员培养方式，培养了大批修复工艺专业人员，提高了从业人员的专业知识和技能。20世纪80—90年代末，固定修复材料、设备及技术的不断更新，使我国固定修复进入快速发展时期。1998年10月口腔修复工艺学专业委员会成立，标志着一直处于从属、依附地位的口腔修复工艺学有了自己的学术地位和专业学术组织。2005年诞生的口腔修复工艺学本科专业教育有望改变口腔修复工艺学高等教育滞后的现状和满足培养高层次专业技术人员的需要，标志着我国口腔修复工艺学高等教育体系的初步形成。

固定修复工艺的发展经历了三大飞跃。首先是铸造技术的发展。锤造技术在口腔固定修复领域的应用已有100多年历史，20世纪80年代初国产高频离心铸造机的问世及精密铸造技术的广泛应用，淘汰了传统锤造技术为主流的固定修复工艺，带动了固定修复工艺水平的迅猛发展，为日后逐渐开展的烤瓷熔附金属修复工艺技术、附着体、种植修复等工艺技术奠定基础。熔模制作方法的不断改进，由脱模铸造法发展为带模铸造法以及包埋材料的不断完善，克服了脱模铸造法易造成修复体变形影响精度的缺点，提高了铸件的质量，彻底解决了铸造工艺技术问题。其次是瓷修复技术的发展。1950年烤瓷修复体在美国问世，我国的烤瓷修复技术从20世纪70年代开始，80年代已成为普及的技术，但非贵金属烤瓷技术由于瓷剥脱、瓷裂、色度不佳、透明感差及颈缘变色等问题已不能满足日益提高的美学修复要求。随着新技术和新材料的研究开发及多工艺结合技术的应用，贵金属烤瓷、全瓷修复、钛金属烤瓷技术应用于临床，极大地提高了修复体的美学效果和生物学性能。随着计算机辅助设计和制作（CAD/CAM）与烤瓷技术相结合应用、比色的定量化、微机化以及新型的低温瓷粉和纳米超塑陶瓷的开发也将会带来陶瓷材料的新突破，使瓷修复体更加自然逼真和个性化。第三是计算机辅助设计和制作技术。CAD/CAM 的概念首次引入口腔医学领域是1971年，1983年第一套 CAD/CAM 系统研制成功，1985年 Duret 应用 CAD/CAM 技术制成了首例后牙陶瓷冠，使得 CAD/CAM 用于口腔修复成为现实。我国在20世纪90年代开始此项研究，现阶段 CAD/CAM 在口腔修复领域应用的研究主要是口腔固定修复，能够完成制作的固定修复体种类包括嵌体、高嵌体、贴面、全冠及固定桥、烤瓷冠桥的基底及金属烤瓷冠桥的金属支架等。由于 CAD/CAM 技术有准确、高效省时、经济实用的优势，在临床得到较广泛的应用，也为口腔固定修复工艺技术带来革命性变化。近年来，作为快速成型技术之一的3D打印技术应用逐渐广泛，与 CAD/CAM 的回切技术不同，3D打印技术在于原材料的叠加和堆积。其高精度、低材料消耗、省时高效等特点特别适用于个性化的口腔修复体制作，因此具有良好的发展前景。

第三节 固定修复工艺学科特点

固定修复工艺技术是口腔修复学的一个重要组成部分,是口腔医学与现代科学技术多学科交叉相结合的产物,随着时代的发展,新理论、新材料、新技术、新工艺不断出现,促进了固定修复工艺技术的发展,要求口腔固定修复工艺工作者不断学习新知识、新技术才能制作出优良修复体。

第一,固定修复工艺技术与材料学发展密切相关。

固定修复材料主要分三大类:金属、陶瓷、树脂。金属从最早的铜合金、银合金发展到镍铬合金、钴铬合金、金合金、钛及钛合金和贵金属金钯、银钯等合金。陶瓷从玻璃陶瓷、压铸陶瓷发展到切削陶瓷、纳米陶瓷,陶瓷的韧性及强度大大增加,推动了口腔固定修复工艺的发展。粘接材料的研制和开发,为许多患者残冠、残根的保留创造了条件。树脂型粘接剂的不断发展,使得全瓷修复体的应用得以推广。

第二,新技术和新设备决定固定修复工艺技术发展方向。

固定修复体的加工工艺许多是源自工业中的材料加工方式,或是工艺美术品的加工方式,加上固定修复体的特殊要求,目前已形成了独立的固定修复工艺学。如焊接技术从最早的钎焊发展到现在精确、快速、牢固的激光焊接;铸造技术由脱模铸造到精确的带模铸造;烤瓷工艺由非贵金属烤瓷工艺发展到贵金属烤瓷及纯钛烤瓷工艺;CAD/CAM 技术及 3D 打印等数字化技术的开发与应用都是新技术和新设备的出现使固定修复工艺得到发展和提高。

第三,医技交流与配合是制作高水平修复体的关键。

固定修复的工作主要由修复医师设计修复体、牙体预备、制取印模、试戴义齿、安装义齿及修复技师加工修复体两部分构成。需要医技之间的配合、沟通与交流。比色技术与美学信息的传递成为固定修复的关键,只有医技联手才能创造出修复精品。

第四,固定修复工艺人员需要较强的操作能力和技巧性。

固定修复涉及的齿形雕刻技术、模型代型技术、熔模技术、包埋与铸造技术、瓷修复技术等均需要一定的技巧,需反复训练,不断实践才能达到要求。

第五,修复体制作的数字化趋势。

以义齿 CAD/CAM 和 3D 打印为代表的数字化技术已成功用于各种固定修复体制作,实现了传统修复体制作技术的革命,显著提高了修复体制作精度,简化了制作程序,并使其可以进行集约化的大规模生产并终将取代传统的修复体制作模式。

第六,固定修复工艺学的发展受社会经济发展的影响很大。

因固定修复体精度要求高、操作复杂且制作成本高,限制了低收入人群进行固定修复的愿望。随着我国国民经济的发展,人民对高水平生活的进一步追求,固定修复将有更加广阔的发展空间。

第四节 固定修复体制作工艺流程

固定修复体的种类较多,各种修复体的制作技术和工艺流程有所不同。下面以铸造金属全冠和烤瓷熔附金属全冠为例,介绍固定修复体制作的工艺流程,其临床和技工室流程如图所示。

一、传统制作工艺流程

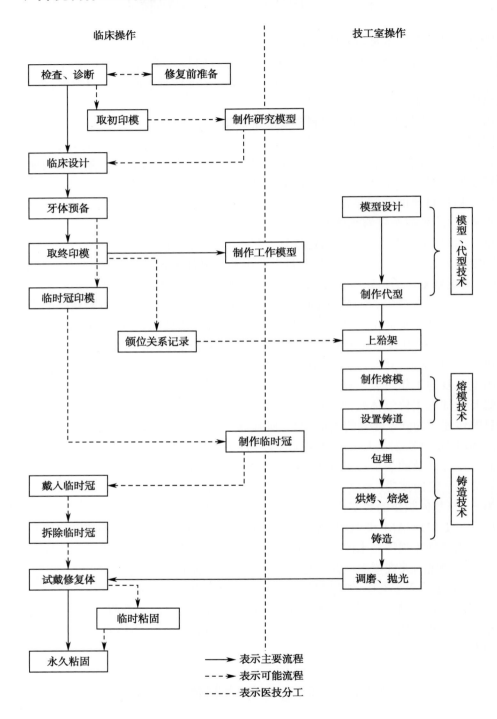

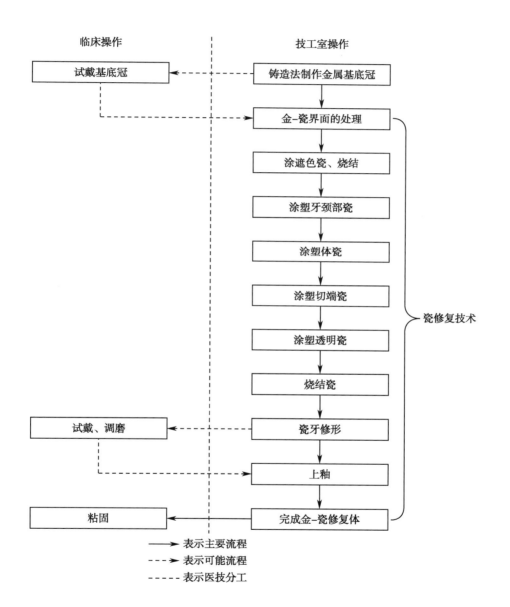

临床操作　　　　　　　　　　　　技工室操作

试戴基底冠 ← 铸造法制作金属基底冠

金-瓷界面的处理

涂遮色瓷、烧结

涂塑牙颈部瓷

涂塑体瓷

涂塑切端瓷　　　　　　　　　瓷修复技术

涂塑透明瓷

烧结瓷

试戴、调磨 ← 瓷牙修形

上釉

粘固 ← 完成金-瓷修复体

——→ 表示主要流程
- - → 表示可能流程
- - - - 表示医技分工

二、数字化制作工艺流程

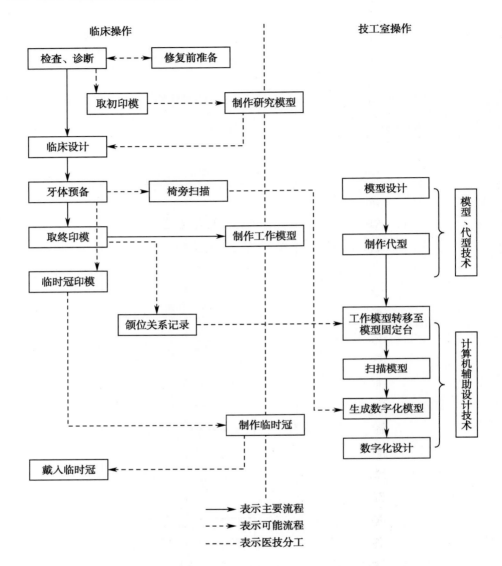

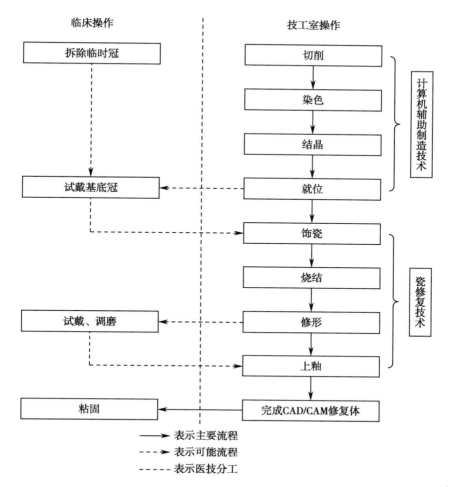

（李长义）

第五节　固定修复体的种类

根据固定修复体的制造工艺、修复用材料类型、修复体的结构特点，可将固定修复体分为以下类型：

1. 嵌体　嵌体为嵌入牙体内部，用以恢复牙体缺损的形态和功能的修复体或冠内固位体。

2. 部分冠　部分冠为覆盖部分牙冠表面的修复体。包括：

（1）3/4 冠：没有覆盖前牙唇面或后牙颊（舌）面的部分冠修复体。

（2）开面冠：在唇颊面开窗的锤造冠。

（3）贴面：以树脂或瓷材料制作的覆盖牙冠唇颊面的部分冠。

（4）半冠：半冠又称导线冠，冠边缘止于牙冠导线处的部分冠修复体。

3. 全冠　全冠为覆盖全部牙冠表面的修复体。包括：

（1）金属全冠：以金属材料制作的全冠修复体。

1）铸造金属全冠：以铸造工艺制作的金属全冠修复体。

2）锤造冠：锤造冠又称壳冠，以冷加工方式如锻压、冲压或捶打制成的金属全冠修复体。

（2）非金属全冠：以树脂、瓷等修复材料制作的全冠修复体。

1）树脂全冠：以各种树脂材料制作的全冠修复体。

2）瓷全冠：以陶瓷材料制作的全冠修复体。

（3）混合全冠：以金属与瓷或金属与树脂材料制成的复合结构的全冠修复体。

1）烤瓷熔附金属全冠：又称金属烤瓷全冠，是一种由低熔烤瓷在真空条件下熔附到铸造金属基底上制作的金瓷复合结构的全冠。

2）金属 - 树脂混合全冠：在金属基底上覆盖树脂牙面的混合全冠。

4．桩冠、桩核冠　桩冠是利用固位桩插入根管内以获得固位的一种全冠修复体。相对于桩冠，桩核冠是一种更加合理、更为方便的设计，先做桩核后再做冠。

5．固定桥　固定桥是牙列缺损的常用修复方法。是利用缺牙间隙相邻两侧或一侧的天然牙或种植牙作为基牙，在基牙上制作义齿的固位体，并与人工牙连接成为一个整体，通过粘接剂将义齿粘接在基牙上，患者不能自行摘戴的一种义齿。

上述修复体的设计及加工均可通过数字化技术实现。

小 结

　　本章介绍了固定修复工艺的起源、发展以及科技进步给固定修复工艺带来的三次飞跃。文中重点介绍了固定修复工艺学科特点、固定修复体制作工艺流程、固定修复体的种类，便于学生对固定修复工艺内容有一个概括了解，对学好该门课程有一定指导意义。

（李长义）

第二章　固定修复工艺实用基础理论

学习目标

1. 掌握：口腔固定修复体的修复原则和固位原理；铸造金属全冠、烤瓷熔附金属全冠、桩核冠标准预备体形态；上简单𬌗架的方法及注意事项；牙体形态堆塑技术训练的步骤。

2. 熟悉：影响固定桥固位和稳定的因素；嵌体及高嵌体、瓷全冠及瓷贴面的标准预备体形态；咬合特征；𬌗架的结构。

3. 了解：3/4 冠、粘接固定义齿标准预备体形态。

第一节　固定修复体的修复原则与固位原理

一、固定修复体的修复原则

口腔固定修复的全过程，即修复体的选择设计、牙体预备、加工制作、试戴粘接等均应符合生物学、机械力学和美学的原则。

生物学原则是指修复体要达到对所修复的牙齿及周围口腔组织的生理保健要求。

机械力学原则是指预备体要具备良好的固位形和抗力形，修复体要有足够的固位力以及良好的机械强度。

美学原则是指修复体在有效恢复患者咀嚼与语言功能的同时，又能体现出一种质朴、真实、自然和生动的个性美。生物学、机械力学与美学要求与口腔固定修复的治疗特点相结合，即产生了固定修复的各项治疗原则，如果固定修复体的设计与制作过程违背了这些原则，修复体不但不能起到治疗作用，而且还可能成为不良修复体，引发医源性疾病。

固定修复体的修复原则主要包括以下内容：

（一）正确恢复牙齿及牙列的生理形态与功能

牙齿正常的解剖学外形、完整的牙列、准确的𬌗与颌位关系、正常的颞下颌关节、神经肌肉系统共同形成一个复杂而和谐的口颌系统。其中牙冠的解剖生理形态在维持该系统的功能、保持牙周组织的健康中起着重要作用。

1．正确恢复轴面形态

（1）维持牙颈部龈组织张力：正常的牙颈部突度能够起到扩展牙龈、维持正常龈外展隙的作用（图 2-1A）。

（2）唇、颊、舌面的正常突度能保证食物正常排溢及食物对牙龈的生理刺激作用：突度过大，牙龈组织所获得的生理性刺激减少，引起食物滞留，菌斑附着，龈缘得不到生理性按摩而萎缩，而且牙冠形态不美观；突度过小，牙龈组织将受到食物直接撞击，引起牙龈外伤及炎症，甚至牙龈萎缩，同时冠修复体呈直筒状，也不符合美学要求（图 2-1B，图 2-1C）。

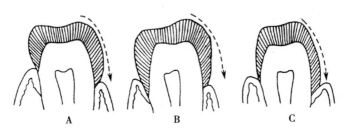

图 2-1　修复体轴面外形

A．轴面外形正常　B．轴面外形突度过大　C．轴面外形突度过小

（3）有利于修复体保持清洁：轴面各个方向上的正常突度和光滑的表面有利于修复体的自洁，也便于洗刷、清除附着的菌斑。

2．正确恢复邻接关系　正常牙列的牙与牙之间通过接触区紧密相邻而无间隙，能防止食物嵌塞，维持牙位、牙弓形态的稳定，使之与邻牙相互支持，分散𬌗力，同时有利于每个牙在咀嚼时保持各自的生理动度。修复体必须与整个牙列相协调，保持牙列的完整性、连续性，特别是与邻牙之间的邻接关系。若修复体与邻牙接触过紧可导致牙周膜损伤引起疼痛，过松则可引起食物嵌塞。

知识拓展

邻面接触区

　　天然牙列中牙齿的邻面接触区不是一成不变的，由于每个牙齿生理动度的存在，牙齿之间存在着相互磨耗。邻面接触区的形状、位置存在增龄性改变。青少年呈点状接触，年长者呈面接触。所以，邻面接触区的恢复应因人而异。不同牙位的接触区的位置有所不同。前牙接触区靠近切缘，其𬌗龈径大于唇舌径；后牙接触区靠近𬌗缘部位，近中靠近𬌗缘、远中在𬌗缘稍下，且接触区的颊舌径大于𬌗龈径；第二前磨牙与第一磨牙近中邻面接触区多在邻面颊 1/3 与中 1/3 交界处；第一磨牙与第二磨牙的接触区多在邻面中 1/3 处。

3．正确恢复外展隙和邻间隙　外展隙是围绕邻接区向四周展开的空隙，是由牙冠轴面的正常突度形成的。位于唇、颊侧者称为唇颊外展隙；位于舌侧者称舌外展隙；位于切缘或𬌗面者称为切外展隙或𬌗外展隙。外展隙可作为食物的溢出道，在咀嚼时，有利于食物从外展隙排溢，增加机械便利，减轻牙周负担。𬌗外展隙可因𬌗面磨耗而减少。邻间隙是位于邻接点之下的龈外展隙,其两侧为邻牙邻面,上界为邻接点,下界为牙槽嵴。正常情况下,该间隙被龈乳头所充满,有保护牙槽骨和防止水平性食物嵌塞的作用(图2-2)。当龈乳头因炎症或增龄性变化而发生退缩时,邻间隙变大,会出现水平性食物嵌塞等临床症状。在进行口腔固定修复时,应注意正确恢复外展隙和邻间隙。修复体的外展隙和邻间隙过大,会造成食物堆积、食物嵌塞;外展隙和邻间隙过小,会造成食物排溢不畅、压迫牙龈等情况。

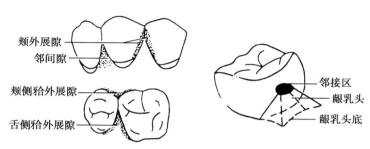

图2-2 外展隙和邻间隙

4. 正确恢复𬌗面形态与咬合关系 正确恢复𬌗面形态和咬合关系是有效恢复咀嚼功能的基本条件之一。𬌗面形态在人的一生中是发展变化的。牙萌出早期,其尖、窝、沟、嵴都由曲面构成的,当咬合时,上下颌牙多是凸面接触。随着年龄增长,磨耗增加,上下颌牙𬌗面呈面接触,到老年时𬌗面甚至磨耗成平面。

𬌗面的解剖学形态有利于捣碎、磨细食物,增加机械效果,减轻牙周负担。另外,上颌牙的切嵴、斜嵴还有引导下颌运动的作用,直接影响到咬合关系,在进行固定修复时,应达到良好咬合的标准。

良好咬合的标准是:

(1)𬌗面形态应与患牙的固位形、抗力形以及邻牙和对颌牙的𬌗面形态相协调。当牙冠缺损大、固位力差,残留牙体容易破碎时,应适当减少𬌗面面积,增加机械便利,通常采用减小颊舌径和加深沟、窝来实现。𬌗面不能单纯孤立地追求解剖外形美,而应与上下颌牙列𬌗面形态协调一致。

(2)𬌗力方向应接近于牙齿长轴:𬌗面尖嵴的斜度应有利于控制𬌗力,使之沿牙齿长轴方向传递,避免高尖陡坡。对于倾斜牙、错位牙,应注意控制冠修复体的长轴方向。

(3)𬌗力大小应与牙周支持组织相适应:应根据牙周膜的状况,牙根的数目、大小、方向、牙槽骨的骨质状况和吸收情况、冠根比例等因素合理设计修复体的𬌗力大小。

(4)具有稳定而协调的𬌗关系:无论在牙尖交错𬌗或是前伸𬌗、侧方𬌗,都不能有早接触,不能发生𬌗干扰。在牙尖交错𬌗时,上、下颌牙尖窝相对,交叉关系正常,𬌗面有广泛的接触,从牙尖交错位到后退接触位的过程中无障碍点。前伸𬌗时,上下颌前牙呈组牙接触,后牙不接触。侧方𬌗时,工作侧上、下颌组牙接触,非工作侧不接触。

固定修复体按照上述标准建𬌗才能有效地恢复患牙的形态与功能,不致引起口颌系统的紊乱。

(二)牙体预备时尽可能保存、保护患牙或基牙的健康牙体组织

尽可能保留足够的患牙或基牙的牙体组织,保护牙髓健康是获得牙体足够的抗力、固位,防止患(基)牙损伤,获得理想的修复体远期疗效的重要原则。

为了使修复体达到良好的效果，必须按设计要求对患牙或基牙做必要的牙体预备，磨除一定量的牙体组织。但是，在牙体预备达到应有要求的前提下，应尽可能保留患牙或基牙的健康牙体组织，保护牙髓活性，以确保预备后的牙体具有足够的抗力、固位，获得理想的远期修复效果。牙体预备过程中要防止两种倾向：

1. 不必要的过量磨切影响牙体牙髓健康与固位。

2. 过分强调少磨牙而影响修复体的质量与就位。

（三）修复体应保证组织健康

单从解剖学形态和功能方面评价一个修复体是否成功是不全面的。一个良好的修复体应在具备良好形态和功能的基础上，长期维持、增进其周围组织健康及整个口颌系统乃至全身的健康。保证组织健康的原则应贯穿到修复体的设计、牙体预备、修复体制作、戴入及粘接等全过程。

1. 修复体种类与组织健康 修复体种类应根据患者的年龄、性别、牙体、牙周、颌位关系等基本条件来决定。如设计脱离患者的个体条件，可能会损害牙体、牙髓与牙周健康。例如，为年轻恒牙设计瓷全冠可能伤害牙髓；又如患者的对颌牙、邻牙已有金属修复体，如以异种金属制作修复体，两种不同金属间将以唾液作为电解质产生电流，引起牙髓刺激等。

2. 牙体预备与牙髓组织健康 牙是一个有生命的组织，牙髓的健康直接影响到牙体硬组织的强度。活髓牙牙体的机械强度明显大于死髓牙。因此，应尽一切可能保存牙髓活力，不应轻易将牙髓失活，以减少牙折等修复后并发症的发生，延长修复体使用寿命。在牙体预备时，为开辟足够的修复体间隙和取得就位道，常常要磨除一部分牙本质，牙本质切割量越大，施加的压力越大，牙体制备时产生的热量越高，对牙髓的损害就越大。

3. 修复体边缘与牙周组织健康 修复体边缘的形态位置与牙周组织健康密切相关。边缘存在台阶、悬突、不密合以及边缘位置不当均可能造成对牙周组织的不良影响，甚至可能因侵犯生物学宽度而造成牙槽骨丧失的严重后果，具体参见《口腔内科学》教材相关内容。

4. 修复体表面光滑度与组织健康 粗糙的修复体表面，会刺激唇、颊、舌黏膜，可引起组织的炎症甚至糜烂。另外，食物残渣也易于积存于此处，造成菌斑和牙石沉积，引起口腔异味，不利于口腔卫生。因此，修复体表面应高度抛光，防止对周围组织的刺激及食物残渣的沉积，从而保证口腔组织的健康。

（四）修复体应合乎抗力形与固位形的要求

一个良好的修复体不但要有正确的解剖外形，还要能长时间受力而不发生破裂、脱位，同时保证患牙或基牙也不发生折断，即具有合理的抗力形和固位形。

1. 抗力形 抗力形是指将牙体预备成一定的形状，使修复体和患牙或基牙在口腔行使正常功能状态下，能承受咀嚼压力而不致破坏或折裂。

（1）增加患（基）牙抗力的措施

1）修复体类型的选择设计应考虑到患（基）牙组织结构和缺损情况，避免牙体预备后形成薄壁弱尖，修复体应尽可能覆盖保护薄弱部位，防止殆力作用在牙体薄弱部位以及牙体与修复体结合的界面上。

2）牙体预备时去除易折断的薄壁、无基釉，降低高尖陡坡，修整尖锐的边缘嵴及轴面角。进行洞固位形预备时，不要过宽过深。例如，鸠尾峡部不能超过两牙尖间距的1/2，根管内径不能超过根径的1/3。

3）牙体缺损大者，应采用辅助增强措施，如采用桩核加固等。

（2）增加修复体抗力的措施

1）保证修复体适当的体积和厚度。

2）合理控制修复体的外形，其内外表面应避免尖、薄、锐的结构形式，防止因应力集中而出现折裂。

3）根据患牙条件和设计要求，选择理化性能优良的修复材料。

4）保证修复体制作质量，例如避免铸件缺陷，防止树脂内气泡，避免假焊及假性界面结合。

5）控制𬌗面形态及𬌗力方向，避免𬌗力集中，金 - 瓷、金 - 塑的衔接点应避免直接承受𬌗力。

2．固位形　固位形是指为了使修复体在行使功能时不会从患（基）上牙松动、脱落，而在患牙上磨除一定的牙体组织，形成各种有利于固位的形状。常根据患者牙体（牙列）缺损情况和口颌系统情况，在患（基）牙上预备成一定的面、洞、沟等几何形态。制备适当的固位形是牙体制备的主要目的之一，也是修复体赖以长期固定在口腔内的重要因素。

（五）修复体应符合美学要求

选择固定修复的病例，通常有较多的天然牙存在，因此对固定修复的美学要求，集中体现在与余留天然牙和周围组织相协调上。应努力做到将修复体戴入口内后，与余留天然牙有极高的相似度，达到真假难辨的效果。

对固定修复的美学要求除美学一般要求外，还应考虑患者的年龄、性别、口颌系统状态等。具体审美要求主要包括以下内容：

1．上颌中切牙中线和颜面中线一致，且左右对称。

2．上颌前牙的切缘连线通常与下唇的微笑线相一致。

3．牙体中线方向正确，与邻牙协调。

4．修复体颈部曲线与邻牙协调自然，左右呈对称波浪形。

5．切缘及𬌗面形态恢复应考虑余留天然牙的磨耗。

6．修复体唇颊面应形成发育沟形态，并具有各种磨耗的自然形态。

7．邻面牙颈部的形态易于清洁。

8．修复体形态应兼顾解剖学及𬌗学要求，同时应与余留天然牙协调一致。

二、固定修复体的固位原理

固定修复体牢固地附着在患（基）牙上，不会因咀嚼力作用而移位或脱落，这种抵抗脱落或移位的力叫固位力。修复体必须具有良好的固位力，才能达到恢复功能的目的。理想的固定修复体应当与患（基）牙成为一个整体，无任何的相对运动。良好的固位力依赖于合理地利用固位形、正确的患（基）牙牙体预备以及规范的修复体制作过程。临床上固位力不佳的修复体往往会发生脱落，有些则没有脱落，仅表现为松动，如不做及时处理还会因继发龋造成牙体进一步损害，最终致使修复失败。如何利用固位基本原理，增加修复体的固位力是保证修复治疗质量的重要环节。一般认为固定修复体的固位力主要靠摩擦力、约束力和粘接力获得。

（一）摩擦力

摩擦力是两个相互接触而又相对运动的物体间所产生的作用力。对固定修复体来说就是修复体与牙体接触面之间相互摩擦而获得的固位力。摩擦力的大小与牙体预备的轴面聚合度、接触的紧密程度、接触面积有密切关系。减小轴面聚合度、增加接触紧密度、增大接触面积均有助于增大摩擦力。

(二)约束力

物体位移时受到一定条件限制的现象称为约束。约束加给被约束物体的力称为约束力。约束力是通过约束与被约束物体之间的相互接触而产生的,其特征与接触面的物理性能和约束的结构形式有关。临床上常用制备辅助固位形和增加修复体与基牙间的密合性来提高约束力,常用固位形包括以下几种:

1. 环抱固位形 环抱固位形是冠修复体最基本的固位形式。其特点是固位力强,牙体切割表浅,对牙髓影响小,提供的粘接面积大。其固位力的大小与患(基)牙的𬌗龈高度、轴面聚合度、修复体与牙面的密合度等有关。确保轴面聚合度在2°~5°范围内,适当地增加患(基)牙的𬌗龈高度,增加修复体与牙面的密合度,通常可以获得良好的固位力。

2. 钉洞固位形 当难以获得环抱固位形或只靠环抱固位形难以获得所需要的固位力时,可以采用钉洞固位来辅助修复体的固位。该固位形是利用固位钉或修复体的一部分,深入到牙体内部发挥固位作用。利用此种固位形时应注意钉洞的深度、直径及方向。由于钉洞固位形往往直径较窄,熔模制作及铸造时应格外小心,以确保钉洞阳件结构的完整。

3. 沟固位形 沟固位形亦是一种辅助固位形,多为凹入牙体表面的半圆形沟槽,常见于 3/4 冠的邻轴面,可以抵抗修复体的水平向脱位和𬌗向脱位。对于含有沟固位形设计的修复体,进行组织面喷砂时应注意保护沟固位形的阳件结构。

4. 洞固位形 洞固位形又称箱状固位形,是利用凹入基牙表面、外形规则的洞来辅助修复体固位的固位形,常见于患牙龋齿的修复。为增加固位,常将龋坏牙体组织清除后预备成一定的形状。其固位力的大小与洞的形状、洞壁的平行性、洞的深度等有关。

(三)粘接力或粘固力

粘接力是指粘接剂与被粘接物体界面上分子之间的结合力。粘接力或粘固力是修复体固位的重要因素,同时粘接剂对修复体的边缘封闭也起重要作用。粘接与粘固的实际含义相同,但长期习惯上把它们分开使用。

知识拓展

粘固和粘接

粘固一般是指用无机亲水性水门汀材料(如磷酸锌、玻璃离子、聚羧酸锌粘固粉等)作为粘接剂将修复体固定在预备好的牙体上;粘接则是指采用有机疏水性树脂水门汀进行固定。

粘接力来自分子间结合键的键力、分子间吸附力以及机械嵌合力(图 2-3)。粘接力的大小与使用的材料、粘接面积、被粘接面的表面状况、粘接过程中的技术操作等有关。

1. 粘接材料种类 树脂类水门汀对牙釉质、牙本质及金属表面的粘接力明显大于无机盐类水门汀。同时树脂材料自身有较好的物理性能(表 2-1),因此,在固位力不足的情况下宜选用树脂类水门汀。

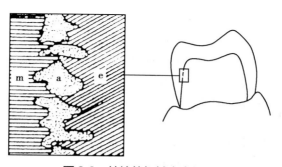

图 2-3　粘接的机械嵌合作用

m. 金属修复体；a. 粘固材料；e. 牙釉质。

表 2-1　粘接、粘固材料物理性能及粘接性能比较（单位：Pa）

	无机盐类水门汀	树脂类水门汀
抗压强度	7 111.7～22 757.3	11 000～34 000
抗张强度	440～1 000	3 400～5 000
剪切粘接强度（对牙本质）	826.4	1 836.2～2 985.5

2．粘接面积　因为修复体的粘接固位力＝粘接强度×粘接面积，所以在材料及粘接方法一定时，应争取扩大粘接面积，如增加冠的龈高度等。

3．被粘接牙面的状况　修复体粘接前应对牙体表面做清洁处理。去除水分、油污、残屑，彻底干燥，必要时做酸蚀处理。修复体的组织面即粘接面也应做酸蚀、超声清洁处理，必要时做喷砂及粗化特殊处理，以增加粘接力。

被粘接面适当的粗糙度有利于粘接，但粗糙度必须大小规则、均匀适当，否则将影响粘接剂与被粘接面的有效接触而使粘接强度下降。一般认为粗糙粒度以 0.1～0.25mm 为宜。

4．技术操作因素　水门汀材料的调和比例对材料自身强度及粘接强度有显著影响，调拌时应严格按照技术说明，调拌过稀会降低材料自身强度及粘接强度；ADA 规定粘接材料的被膜厚度应小于 30μm，但如调和时粉液比过大，粘固操作不及时，或没有加压粘接，可能引起被膜增厚，过厚的粘接剂层强度不足而引起粘接界面强度下降。

5．界面封闭与腐蚀因素　因修复体边缘不密合，水分从边缘渗漏，使结合面吸水，解除吸附而使粘接力下降。金属修复体粘接面因表面清洁不良、应力作用或封闭不良加上化学物质的作用均可产生腐蚀现象，导致粘接力下降。

（任　旭）

第二节　固定桥的组成和分类

一、固定桥的组成

固定桥由固位体、桥体和连接体三部分组成（图 2-4）。它通过固位体与基牙粘接形成整体，恢复缺失牙的生理形态、咀嚼和发音功能。

1．固位体　固位体是指在固定桥基牙上制作的全冠、部分冠、桩冠、嵌体等。是将基牙和桥体相连接的部分。当固定桥粘接于基牙后，它不仅使义齿获得固位，而且将桥体所承受的𬌗力传导至基牙上。所以要求固位体能牢固地固定在基牙上，在义齿行使功能时，能抵抗来自各方面的力，而不至于从基牙上松动和脱落。

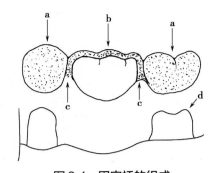

图2-4　固定桥的组成

a．固位体；b．桥体；c．连接体；d．基牙。

2．桥体　桥体即人工牙，是固定桥修复缺失牙形态和功能的部分。桥体的两端或一端与固位体相连接，将𬌗力传导到基牙上。

3．连接体　连接体是连接桥体和固位体的部分。因其连接方式不同，可分为固定连接体和可动连接体。前者是用焊接法或整体铸造法将固位体和桥体相连接，形成一个不能活动的整体。后者通过桥体一端的栓体与固位体一端的栓道相嵌合，有一定的应力缓冲作用，可减小基牙所承受的应力峰值。可动连接体常用于固定桥的一端，而另一端采用固定连接体。

在固定桥组成中，曾有学者认为基牙应属于固定桥的组成部分之一。其理由是：固定桥必须完全依靠基牙的支持和固定，固定桥通过粘接剂将固位体牢固地粘接在基牙上形成一个整体。但是，就基牙本身而言，它是机体口腔咀嚼器官的一部分，不应属于人工修复体——固定桥的组成部分之一。

二、固定桥的分类

固定桥的种类甚多，目前临床上常用的分类法是根据其结构不同分为：双端固定桥（图2-5）、半固定桥（图2-6）、单端固定桥（图2-7）以及复合固定桥（图2-8）。其中前三种为固定桥的基本类型，统称为简单固定桥。复合固定桥为包含以上两种或三种基本类型的复合组成形式。

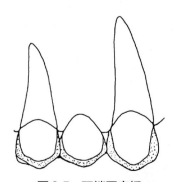

图2-5　双端固定桥

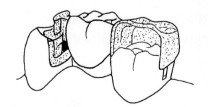

图2-6　半固定桥

（一）双端固定桥

双端固定桥又称为完全固定桥，桥体与双端固位体之间均为固定连接。当固位体粘接于基牙后，基牙、固位体、连接体、桥体成为一个相对不动的整体，从而组成了新的咀嚼单

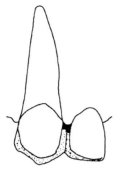

图2-7　单端固定桥

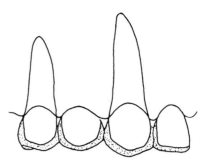

图2-8　复合固定桥

位。双端固定桥所承受的𬌗力能较均匀地分布到两端基牙上，通过牙周膜传到牙槽骨，所以双端固定桥可以承受较大的𬌗力，是固定桥最理想的设计方式，也是临床应用最为广泛的一种固定桥。

（二）半固定桥

半固定桥的桥体与双端固位体的连接形式不相同，一端为固定连接，另一端为可动连接。桥体的可动连接端多为栓体栓道式结构，在桥体上制成一定形状的栓体，并将其嵌合于固位体上近缺隙侧的栓道内。

半固定桥一般适用于一侧基牙倾斜度较大，或两侧基牙倾斜方向差异较大，难以求得共同就位道的病例。

（三）单端固定桥

单端固定桥又称悬臂固定桥，此种固定桥仅一端有固位体，桥体与固位体之间为固定连接，另一端完全游离无任何支持，仅与邻牙有邻接关系。单端固定桥桥体受力时，传递到基牙的力是以基牙为中心，以桥体为力臂的杠杆扭力，使基牙扭转倾斜，易引起基牙牙周组织损害或固位体松动脱落。

单端固定桥制作简单，就位容易，但是在设计中必须注意减轻对基牙不利的杠杆作用力并严格控制其适应证：缺牙间隙小；患者的𬌗力不大；基牙牙根粗大，牙周健康，有足够的支持力；牙冠形态正常，可为固位体提供良好的固位力。

（四）复合固定桥

复合固定桥是将2种或2种以上的简单固定桥组合而成。如在双端固定桥的一端再连一个半固定桥或单端固定桥。复合固定桥一般包括4个或4个以上的牙单位，常包括前牙和后牙。整个固定桥中含有2个或2个以上的间隔基牙，包括的基牙数目多且分散，要获得共同就位道比较困难，使用时应合理设计。

除上述分类以外，还可以根据桥体与牙槽嵴之间的关系，将固定桥分为黏膜接触式固定桥和悬空式固定桥。根据义齿在牙列上的位置，分为前牙固定桥、后牙固定桥、混合固定桥。根据所用材料的不同，分为金属固定桥、金属烤瓷固定桥、金属树脂固定桥、全瓷固定桥等。根据制作方式分为整体铸造固定桥、分段焊接固定桥、粉浆涂塑烧结固定桥、CAD/CAM固定桥。此外，随着技术的进步，又出现了几种特殊结构的固定桥，如种植体固定桥（图2-9）、固定-可摘联合桥（图2-10）、粘接固定桥（图2-11）等，从而进一步扩大了固定桥的适用范围。

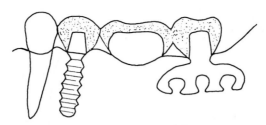

图 2-9　种植体固定桥

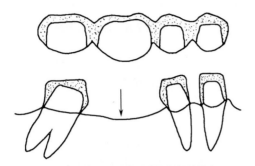

图 2-10　固定 - 可摘联合桥（套筒冠附着体）

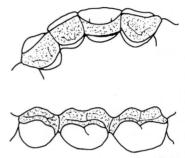

图 2-11　粘接固定桥

（任　旭）

第三节　固定桥修复的生理基础和生物力学分析

一、固定桥修复的生理基础

在咀嚼功能运动中，固定桥所承受的𬌗力几乎完全由基牙所承担，基牙能够承受自身𬌗力并分担来自桥体的额外𬌗力，是固定桥修复的生理基础。

日常生活中咀嚼一般食物所需要的𬌗力，约为正常健康人最大𬌗力的一半，牙周组织内尚储存了约 1/2 的力，这种储存力量称为牙周储备力或牙周潜力。临床上常用牙周膜面积的大小来衡量一个天然牙是否为良好的基牙。牙周膜面积越大其支持力就越大；反之其支持力就越小。正常情况下，上、下颌第一磨牙的牙周膜面积最大，第二磨牙次之。前牙中，上、下颌尖牙的牙周膜面积最大，而上颌侧切牙和下颌中切牙分别为上、下颌牙列中牙周膜面积最小的牙，也是最弱的桥基牙。

值得注意的是，很多牙周膜面积减小，牙周储备力下降的基牙在模型上形态并无明显异常，所以技师无法通过模型准确判断基牙的牙周储备力。因此，技师制作修复体时，应严格按照医师的设计，在必要的情况下对修复体作减径、减数等减小𬌗力的处理，绝不能凭借对模型的观察而自行决定。

二、固定桥修复的生物力学分析

随着生物医学工程的发展，学者们采用实验应力分析法和理论应力分析法，对固定桥的受力情况和应力分布进行了大量的研究，其目的是使固定桥的设计和基牙的受力建立在生物力学的基础上,提高固定桥修复效果。

目前相关研究获得的结论主要集中在以下两方面:

（一）固定桥表面的应力分析

固定桥表面的应力分析是指固定桥承受压力时,固位体、桥体和连接体的应力状况。相关结论包括:

1. 应力分布与外力作用的部位及作用力的大小有关。

2. 固定桥桥体的长、宽、厚及材料性能等,也是影响其表面应变的重要因素,其中长度是最重要的影响因素。

3. 固定桥桥体表面的着力点和连接体处是应力集中区域。

4. 双端固定桥的表面应力分布比单端固定桥更均匀、合理。

（二）固定桥基牙牙周组织应力分析

固定桥基牙牙周组织应力是指固定桥承受压力时,基牙的牙周膜、牙槽骨的应力分布状况。相关结论包括:

1. 牙列缺损修复前后对比　牙列缺损修复前,缺牙区邻近牙及牙周组织的应力值增加。而当牙列缺损修复后,相同部位所受的力分别传递至邻牙与桥体,分散了 力。基牙及其支持组织的应力比修复前有所降低,且分布更为均匀。

2. 基牙数目与形态　基牙及其支持组织受力后,所产生的应力大小与基牙数目、牙根形态有关。在同一载荷条件下,多基牙应力值小,应力分布均匀;单根牙较多根牙产生的应力值大。

3. 固定桥受力方向　固定桥的受力方向决定了基牙牙周组织的应力分布。受垂直力时,基牙牙周组织的应力以压应力为主;受侧向力时,基牙牙周组织为拉应力和压应力。牙周组织对垂直向力的承受能力较大,而对侧向力的承受能力较弱。

4. 固定桥位置　固定桥的两端有相邻的牙存在时,固定桥受力后,部分力通过固位体与相邻牙之间接触点传递到邻牙牙槽骨和颌骨上,可降低基牙牙周组织应力。

上述生物力学分析结论,对固定桥的设计以及基牙选择具有很好的参考价值。

（任　旭）

第四节　固定桥的固位与稳定

固定桥必须牢固地固定在基牙上。当固定桥受到各种功能运动的外力时,不致发生松动或脱落,这就是固定桥的固位。固定桥的稳定是指在生理咀嚼运动中,在承受来自各方向的咬合力时,仍然能保持义齿的平衡,无潜在的翘动现象。

一、固定桥的固位

固定桥的固位主要依靠摩擦力、约束力和粘接力。固定桥通过固位体与基牙连接成为整体后发生整体运动,其受力反应受多方面因素的影响。

（一）基牙受力后的运动方式对固位的影响

正常情况下,基牙有三个方向的生理运动:颊舌向、近远中向和垂直向。以下仅以双端固定桥为例,介绍基牙的受力运动对固位的影响。

1. 颊舌向运动　分为固定桥双端同时受力和一端受力两种情况：

（1）当固定桥的双端受到均衡的颊向或舌向的殆力时：两基牙受第一类杠杆作用同时向颊侧或舌侧旋转移位，其支点线位于两基牙根尖 1/3 与根中 1/3 交界的连线上（图2-12）。此时，若两端基牙稳固，固位体的固位力良好，则固定桥的固位良好。

（2）当固定桥的一端受到由舌侧向颊侧的外力，而另一端没有受力时：受力端牙冠向颊侧移动，受力端牙根向舌侧移动，其支点位于根尖 1/3 与根中 1/3 交界处。由于固定桥已将两基牙连为一体，迫使另一端基牙向舌侧发生移位（图2-13），导致固定桥产生整体旋转运动。旋转移动使固位体与基牙之间的粘接剂受到剪切力。受临床不同条件的影响，可出现以下情况：①两基牙稳固，粘接剂的粘接力强，固位体的固位力良好，则对固位的影响较小；②双端固位体的固位力相差悬殊，则容易引起固位力较差一端固位体松动和脱落；③双端固位体固位力良好，但两端桥基牙条件相差悬殊，则可能损伤条件较差的一端基牙牙周组织，引起基牙松动。因此，在固定桥设计中，要求两端基牙的支持力与固位体的固位力都应基本相同。

2. 近远中向运动　当固定桥受到近中方向的殆力时（图2-14），两端基牙将以支点 F 为中心，向近中倾斜移动。若两端基牙同时向近中倾斜移位，则所受之力将全部支持在基牙牙冠殆面的远中边缘嵴上。若固位体的殆龈高度过低或轴壁过分内聚，固位体因基牙倾斜移动而与基牙脱离，使固定桥松动脱落（图2-15）。一般来说，当基牙向近远中移动时，会受到邻牙和牙周支持组织的限制，特别是牙槽突的限制，这种移动量是很小的，对固位影响较小。但若基牙牙周情况不良，牙齿已有松动，且受力过大时，则可能损伤牙周组织健康并破坏固定桥的固位，最终导致固定桥松动、脱落。

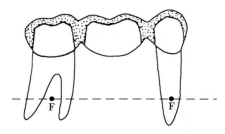

图2-12　双端固定桥两端受同向力时的旋转中心

F. 旋转中心（支点）。

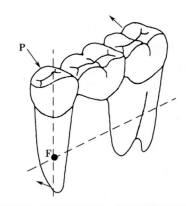

图2-13　双端固定桥一端基牙受从舌侧向颊侧外力的移动情况

P. 外力；F. 旋转中心（支点）。

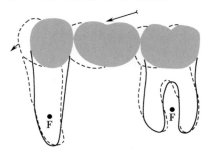

图2-14　双端固定桥受到向近中倾斜外力的移动情况

F. 旋转中心（支点）。

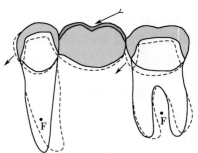

图2-15　固位体轴面过分殆向聚合，基牙向近中移位，固位体松动

F. 支点。

3. 垂直向运动　当固定桥受到垂直向𬌗力时，两基牙同时被压向牙槽窝。𬌗力基本上沿两基牙长轴方向传导，此时，绝大多数牙周膜纤维受到牵引力。此力有利于基牙牙周组织健康和固定桥的固位。

（二）牙列排列关系对固位的影响

在正常的咬合情况下，上颌牙列呈弓形覆盖于下颌牙列的唇颊侧，形成正常的覆𬌗、覆盖关系。在前牙切割食物时，下颌前牙沿着上颌前牙的舌面滑行至切缘相对时，上颌牙列承受着较大的唇、颊向的非轴向力，有可能使上颌牙，特别是单根的上颌前牙向唇侧移位而失去牙间紧密的邻面接触关系，这对固定桥的固位是不利的。因此，制作上颌固定桥时应注意控制覆𬌗覆盖以及舌、𬌗面引导结构，以尽量减小非轴向力的不良影响。

下颌牙列位于上颌牙列的舌侧，咀嚼时，下颌牙主要承受舌向力。该力促使牙弓内收，使下颌牙间的近远中邻面接触更紧密，有利于承受𬌗力并阻止下颌牙舌向移位。此外，下颌牙的长轴较为直立，能够承受较大的轴向力，故其排列关系对固定桥固位较为有利。

二、固定桥的稳定

固定桥的稳定性与固位有密切的关系，因为固定桥一旦出现翘动、摆动等不稳定现象，很容易破坏粘接剂的封闭作用和锁结作用，破坏了固位体在基牙上的固位，造成固定桥的松动脱落。

固定桥的稳定性与固定桥受力时产生的杠杆作用有关，而杠杆作用的产生又和固定桥的结构形式密切相关。通常，固定桥的桥体位于基牙固位体的支点线上时，固定桥的稳定性较好；而在支点线以外时，固定桥的稳定性较差。此外，牙尖斜度，覆𬌗程度也影响固定桥的稳定性。

（一）双端固定桥稳定分析

双端固定桥的两端基牙中点的连线即为支点线。对于后牙双端固定桥，其支点线常通过桥体正中，桥体𬌗面接受垂直向𬌗力时，不易产生杠杆作用，稳定性好（图 2-16）；而对于前牙双端固定桥，其桥体常不在支点线上，如果在桥体前方中份处加载，则会发生以两个基牙的支点连线为轴的旋转，支点线以下的根尖 1/3 部向舌侧旋转，而支点线以上的牙根及修复体整体向颊侧旋转。当前牙固定桥桥体数目较多、牙弓突度较大时，桥体上的受力点距支点线较远，即弦高较大，杠杆作用力大，不但会影响固定桥的稳定，还可能对基牙的牙周造成损害（图 2-17）。此时，应考虑增加对抗杠杆作用力矩，可在支点线的远中侧增加基牙，将直线型支点线改为平面型支点线，以增强固定桥的稳定性。

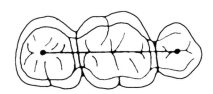

图 2-16　双端固定桥桥体位于支点线上

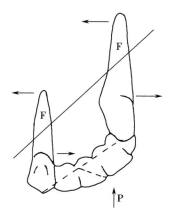

图 2-17　双端固定桥桥体不在支点线上的受力情况

P. 𬌗力；F. 支点。

（二）单端固定桥稳定分析

单端固定桥由于桥体的一端游离无支持，当桥体承受粭力时最容易产生杠杆作用力矩而破坏固定桥的稳定性，甚至导致基牙的损伤。此时应增加非游离侧的基牙数，通过连接体将其连接起来，以增大抗力臂以对抗动力矩（图 2-18）。另外，在口内条件允许时，也可以适当减小桥体近远中径以减小动力臂长度。

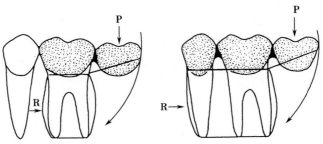

图 2-18 单端固定桥受力时产生杠杆作用

P. 粭力；R. 反作用力。

（三）复合固定桥稳定分析

对于单端和双端组合而成的两基牙复合固定桥，当悬臂桥体承受粭力时，由于两基牙的牙根之间有一定的间距，增加了抗力臂的长度，可以较好地对抗动力矩，因此稳定性好于单端固定桥。

（四）多基牙固定桥稳定分析

对于前牙或后牙的多基牙固定桥，各基牙的支点线构成了三角形或四边形的支持面，任何一处桥体受力时，都将会受到分散基牙的制约，不易产生杠杆作用，固定桥的稳定性较好（图 2-19）。

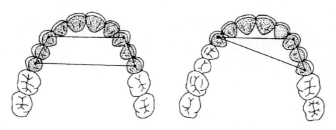

图 2-19 多基牙固定桥的稳定性

（任　旭）

第五节　固定修复标准预备体形态

一、嵌体及高嵌体

嵌体是一种嵌入牙体内部，用以恢复牙体缺损的形态和功能的修复体。嵌体覆盖整个粭面，用以恢复患牙咬合关系者被称为高嵌体。嵌体在试戴、粘接、粭力作用下会对牙齿产生压力。正确的嵌体预备体形态因为有足够的健康牙体组织，所以能抵抗这种力。如嵌体面积过大或鸠尾峡过宽、洞形过深，则容易引起应力集中，导致牙冠折裂。嵌体与复合树脂充填方法均可用于修复牙体缺损。

（一）邻𬌗嵌体

邻𬌗嵌体适用于后牙需要进行近中𬌗面或远中𬌗面修复的牙体缺损，如果其他牙面近期有发生龋坏的危险，或患牙有易患龋倾向，则不适合使用邻𬌗嵌体修复。

根据牙体缺损的具体情况进行嵌体修复设计，具体要求如下：

1. 嵌体边缘不可放在正中咬合接触点。

2. 𬌗面鸠尾固位形脱位道应与颊舌尖连成的平面垂直，以防止嵌体水平向移位。

3. 邻面洞形颊舌侧扩展至自洁区，其龈壁应底平，近远中宽度要有 1mm，轴壁与就位道一致，龈壁及轴壁相互垂直。

4. 各壁无倒凹，线角圆钝。轴壁向𬌗方可适当外展 2°～5°。

5. 去净腐质后髓壁或轴壁如果不平，可用充填物垫平。

6. 金属嵌体在洞缘制备 45° 短斜面，斜面宽度约 0.5～0.7mm，目的是去除洞缘无基釉，增加嵌体的洞缘密合性与封闭作用。

7. 瓷嵌体不能预备洞缘斜面。

（二）近中 - 𬌗 - 远中高嵌体

前磨牙近中 - 𬌗 - 远中的缺损如果用嵌体修复，𬌗力会沿嵌体的两侧及基底传递，致使应力集中容易引起牙折。此时，用近中 - 𬌗 - 远中高嵌体修复能使应力沿整个𬌗面分散，起到保护牙尖作用。近中 - 𬌗 - 远中高嵌体适用于以下三种情况：牙体破坏但颊舌尖完整；近中 - 𬌗 - 远中有充填物但鸠尾峡过宽；根管治疗后的牙颊舌尖坚固者。因近中 - 𬌗 - 远中高嵌体的固位与抗力较差，所以不能作为固定桥的固位体。

此型高嵌体的𬌗面和邻面的箱状洞形预备与嵌体相同，不同点如下（图 2-20）：

1. 𬌗面要求与铸造金属全冠相同，在功能尖处向龈方有 1mm 宽的肩台，并与邻面的箱状洞形圆环相连。如果牙尖边缘需要增加强度，可制备凹形边缘。

2. 所有边缘具备连续、光滑的斜面。

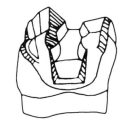

图 2-20　近中 - 𬌗 - 远中高嵌体标准预备体形态

二、铸造金属全冠

铸造金属全冠覆盖了𬌗面及各个轴面，常用于严重缺损的后牙修复，可行单冠修复或者作为固定桥的固位体。在所有固定修复体中，其使用寿命最长，固位最好。因金属暴露引起的美观问题，常用于第二磨牙的修复，有时也用于下颌第一磨牙、下颌第二前磨牙。因为磨切的牙体组织相对较少，铸造金属全冠制备操作简单。

铸造金属全冠的牙体预备需要开辟出足够的修复体空间，以恢复患牙的结构。并保证全冠有充分的强度，表面光滑，线角圆钝。其标准预备体形态如图 2-21 所示。

具体要求如下：

1. 𬌗面　功能尖需要有 1.5mm 的间隙，非功能尖需要有 1mm 的间隙，注意在牙尖交错殆、前伸殆及侧方殆时均有足够间隙。应在功能尖上制备出宽的斜面。

2．轴面 轴面锥度不能过大，不可产生倒凹。

3．颈缘 颈缘呈凹面，其宽度为0.5mm，应光滑连续，不能留有无基釉，一般置于龈上。邻面边缘线与邻牙邻面的距离至少为0.6mm。

如固位不足可制备沟洞等辅助固位形，沟可防止冠在粘接时的旋转，引导冠就位，沟经常制备在下颌牙的颊侧面或上颌牙的舌侧面。在长跨度的固定桥，沟可以抵抗近远中移动。

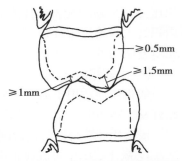

图2-21 磨牙铸造金属全冠标准预备体形态

三、烤瓷熔附金属全冠

烤瓷熔附金属全冠是先用合金制成金属基底，再在其表面覆盖低熔瓷粉，在真空高温烤瓷炉中烧结熔附而成。烤瓷熔附金属全冠兼有金属全冠的强度和烤瓷全冠的美观，可在很多种情况下应用，其中包括固定桥的固位体，因此得到广泛开展。牙体预备类似于瓷全冠和金属全冠的牙体预备。在唇颊面要有较多的磨切，以提供美观瓷层所需的空间，在舌面或邻面的舌侧部分，牙体预备与金属全冠相同。因此，可在磨切较多的唇颊面与磨切较少舌面的邻面交界处形成翼。

（一）前牙烤瓷熔附金属全冠

以上颌中切牙为例，前牙烤瓷熔附金属全冠标准预备体形态如图2-22所示。

具体要求如下：

1．切端 切缘应有2mm间隙，以保证修复材料的厚度，使切端透明美观。切端形成向舌侧倾斜45°的切斜面。

2．唇面 唇面至少需要预备出1.2mm间隙，能预备出1.5mm最好。唇面切2/3预备面与正常牙面外形一致，颈1/3预备面平行于牙体长轴。如果仅有切端一个平面又要保证有足够的磨切，会引起锥度过大及太接近牙髓；如果仅有颈部一个平面的延伸，会导致切缘前突，瓷的色彩差。

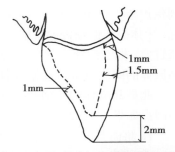

图2-22 上颌中切牙烤瓷熔附金属全冠标准预备体形态

3．舌面 舌面在牙尖交错位、前伸位时均需有1mm的空间。

4．两邻面轴壁方向相互平行或从颈部到切端轻度聚合2°～5°。

5．肩台 唇面肩台为直角或者135°、约1mm宽，不可残留无基釉。应尽量把合适的颈缘位置保持在游离龈内。模型上肩台的边缘线要清晰，龈沟要清楚。舌侧及邻面颈缘要具备明显、光滑、连续的0.5mm宽的凹形（chamfer）。通常最大中切牙的颈部直径平均为6～7mm，在体积小的牙齿颈部区域，可以适当少磨颈部肩台区。

（二）后牙烤瓷熔附金属全冠

上颌前磨牙、上颌磨牙、下颌第一前磨牙对美观的要求较高，常需用烤瓷熔附金属全冠修复。其余的后牙，不需要常规选用烤瓷熔附金属全冠，因为烤瓷熔附金属全冠需磨切更多的牙体组织,同时也存在崩瓷的危险性。

后牙烤瓷熔附金属全冠标准预备体形态如下:

1. 在𬌗面的瓷覆盖区及功能尖斜面,降低的厚度为2.0mm。

2. 在颊侧面,同样要分为两个方向的预备:𬌗方部分与龈方部分。龈方部分与就位道一致。如果基底冠用普通金属,颊侧至少需要1.2mm的空间;如果基底冠用贵金属,则需要1.4mm的空间。

3. 颈缘如果设计为瓷颈环,颈部要预备成宽0.8mm以上的肩台,以保证瓷层的厚度。如果患者对美观要求不高,或者技师无法制作出精确的全瓷颈缘,可选择金属颈缘。

四、瓷全冠及瓷贴面

(一)瓷全冠

瓷全冠是用瓷粉经高温真空条件下烧结制成或用CAD/CAM方法制作而成的全冠修复体。因为没有金属阻挡光的传导,所以在颜色和透明度上它与天然牙最相近。但由于它全部为瓷构成,所以脆性大,容易破裂。瓷全冠最适用于有足够牙冠长度、应力较小的切牙。

瓷全冠标准预备体形态与金瓷冠相似,原则上的主要不同点在于其整个颈缘需要1mm宽的肩台(图2-23)。预备体应注意以下几点:

1. 切缘需磨切1.5~2.0mm的间隙。唇舌侧面需磨切1.2~1.5mm的空间,在唇侧分切2/3和颈1/3两段预备。

2. 肩台宽度为1.0mm,各部连续一致,其高度一般平齐龈缘或龈缘稍下。也可制备成1mm宽的凹面形(chamfer)。应防止在肩台处产生应力集中而引起半月形的崩瓷。

3. 牙体表面应光滑圆钝,不允许轴壁上有任何尖锐棱角,以防止瓷冠受应力而折裂。

(二)瓷贴面

瓷贴面常用于前牙变色或切角牙折的修复,可最大限度地少磨牙齿,通常在颈1/3及邻面线角处容易显得体积臃肿,因此在这些地方要有足够的磨除(图2-24)。

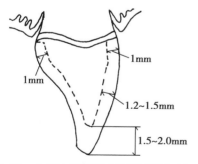

图2-23 上颌中切牙瓷全冠标准预备体形态

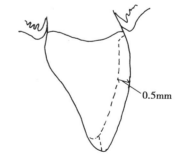

图2-24 上颌中切牙瓷贴面标准预备体形态

具体要求如下:

1. 前牙的唇面最少要有0.5mm间隙,与唇面的形态一致。

2. 在颈缘处预备出长的凹面。此设计有一个钝的洞面角。

3. 邻面边缘尽可能置于接触点的唇面。要防止形成倒凹。

4. 尽可能不磨除切缘,这样切缘不易崩瓷。如果要延长切缘,则要把切端预备至舌侧。

此种情况要注意就位道方向,防止就位困难。

5. 各面要圆钝,避免应力集中。

五、3/4冠

部分冠是覆盖部分临床牙冠的冠外金属修复体。目前临床上已经比较少用。部分冠与全冠相比,磨切牙体组织较少,不易引发牙髓问题,复诊时牙髓活力测试容易进行;边缘在龈上,医师容易预备,患者容易清洁,对牙龈的健康影响小;容易就位。部分冠包括后牙 3/4冠、后牙改良 3/4冠、后牙 7/8冠、前牙 3/4冠等。部分冠既可用于单个牙的修复,也可用作固定桥的固位体。本节只介绍后牙 3/4冠。

(一)上颌后牙 3/4冠

3/4冠除了牙的颊面不预备外,其他面均需预备。𬌗面及轴面的预备与铸造金属全冠类似,不同之处如下:

1. 𬌗面与颊面的交界处,深度只需 0.5mm。

2. 邻沟在邻面颊侧 1/3与中 1/3交界处,邻沟方向应与脱位道平行。𬌗方沟深可适当大于 1mm,邻沟的龈端可做肩台,深度不可大于 1mm。邻沟各壁应平直无倒凹。沟的颊侧壁应没有无基釉,沟的舌侧应有明确界限的舌壁,以抵抗脱位,舌壁应避免过度倾斜,否则会引起抗力不足。

3. 颊面转折处反斜面颊尖嵴边缘具备斜向颊侧的 0.5mm宽的斜面,此斜面与就位道平行。此斜面范围在颊尖内,不可延至颊侧。

4. 两邻面沟之间的面上可有𬌗面沟。

5. 上颌磨牙(图 2-25)位置靠后,牙体大,可供制备轴沟的空间大于上颌前磨牙,颊侧的外展部分可延至颊面而对美观不会产生大的影响。

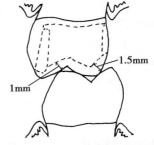

图 2-25 上颌磨牙 3/4冠标准预备体形态

(二)下颌后牙 3/4冠

与上颌后牙 3/4冠最大的不同是,下颌后牙 3/4冠𬌗面边缘线的位置在颊侧面、𬌗面接触点的龈方,颊侧肩台位于颊侧尖的颊侧部分,连接近远中邻沟,与𬌗沟一起加固颊边缘嵴。

六、桩核冠

桩核冠是当剩余的牙体组织量不足,无法满足全冠修复所需固位形和抗力形时,利用桩核为全冠提供固位与支持,在此基础上再行全冠修复的修复方式。

桩核冠修复治疗前首先对牙体缺损较大的死髓牙或残冠、残根进行完善的根管治疗。若临床牙冠的长度不足,可用正畸方法把牙根向𬌗方牵引,或行牙冠延长术。

牙体预备包括根面预备和根管内预备

1. 根面预备 去除龋坏、旧充填物及薄壁弱尖,但要尽量保留牙体组织。牙体边缘如图 2-26,这种形状可在人造冠的边缘形成金属领,包绕预备后的牙体,提高抗折能力。

2. 根管内预备 用相应型号的裂钻或扩孔钻完成根管内预备。一般根尖部保留 3~5mm的充填材料,预备出桩的空间要求如下:桩的长度约为根长的 2/3~3/4,桩越长,其固位越好。尽量使桩的长度与临床牙冠长度一致或长于临床牙冠；桩的直径达根径的 1/4～1/3。

在预备好的根管内及根面𬌗方完成桩核修复及形态预备。目前常用的有纤维桩树脂核及铸造金属桩核。桩核形态应与常规冠的牙体预备类同。

1．其预备体形态要注意保存牙体组织，要有抗力形及固位形。

2．按美观的要求，要保证唇面充分磨除。

3．预备体内外侧均不可有倒凹。

4．纤维桩树脂核 - 全瓷冠是广泛用于前牙的桩核冠修复形式。按全瓷冠牙体预备的要求预备树脂核形态。具体参见本节"瓷全冠及瓷贴面"相关内容。

5．铸造金属桩核 - 金属烤瓷冠是使用普遍的桩核冠修复形式。按金瓷冠牙体预备的要求预备金属桩核形态，如唇面颈缘的肩台及舌侧颈缘的凹面（图 2-26）。

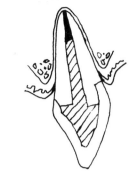

图 2-26　上颌中切牙桩核冠标准预备体形态

七、粘接固定义齿

粘接固定义齿为基本不磨切或少磨切健康基牙，利用粘接技术修复个别缺失牙的固定桥修复体。

（一）前牙金属翼板粘接固定义齿（图 2-27）

1．磨切近缺牙区两基牙邻面成一定的斜角或浅沟（沟长约 2～3mm，宽与深约 1mm，不深入牙本质），并取得共同就位道。

2．磨除基牙舌面切端下 1～2mm 至龈上 1～2mm 范围内的牙体组织约 0.3～0.5mm，不能超过牙釉质厚度，然后降低舌隆突至龈上 1～2mm。

3．可在舌隆突上预备深为 0.5mm 的钉洞，以增加固位。

（二）后牙金属翼板粘接固定义齿（图 2-28）

1．基牙近缺牙区的邻面边缘嵴上预备𬌗支托凹，支托凹的颊舌宽度约为磨牙颊舌径的 1/3、前磨牙颊舌径的 1/2，近远中长度约为磨牙近远中径的 1/4、前磨牙近远中径的 1/3，深度约 1～1.5mm，从𬌗缘向𬌗面中央宽度逐渐变窄，深度逐渐变浅。

2．将近缺牙侧的基牙邻面、舌面以及邻颊轴面角处突度降至龈上 1～2mm，保证粘接面𬌗龈高度不少于 3mm。

3．基牙𬌗龈方向应取得共同的就位道。

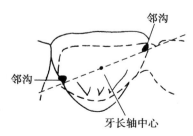

图 2-27　前牙粘接桥固位体的设计

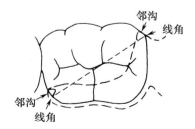

图 2-28　磨牙粘接桥金属固位体的设计

（任　旭）

第六节　咬　　合

咬合可分为静态咬合与动态咬合。牙尖交错𬌗也称正中𬌗，是指上、下颌牙达到最广泛、最紧密接触时的一种咬合关系，是许多下颌运动的起始或终止点，为静态咬合。在前伸、后退、侧向等咬合运动中上下颌牙之间的接触关系，称为动态咬合。成功的修复治疗应恢复静态及动态和谐稳定的咬合接触关系。良好的咬合关系使口颌系统具有理想的功能，对口腔支持组织损伤最小，使𬌗力均匀地分布到整个牙列，在口腔修复过程中应避免造成医源性的咬合疾病。

一、咬合特征

（一）静态咬合的特征

静态咬合即牙尖交错𬌗。与牙尖交错𬌗有关的牙的基本特征主要是切牙的切缘、舌面、尖牙的牙尖以及后牙的𬌗面形态特征。

牙列中的牙齿在近远中向、唇舌向、垂直向三维空间中均有其排列规律。在垂直方向上，上、下颌牙列的纵𬌗曲线，即上颌的补偿曲线与下颌的 Spee 曲线要彼此相似或吻合，上、下颌牙列的横𬌗曲线也要彼此相似或吻合，使上下颌牙在咀嚼运动过程中能够保持密切的接触关系，并与下颌运动的方式相协调。𬌗曲线也与牙槽突的曲线基本一致，有利于咀嚼力的分散与传导，保护牙周健康。

牙尖交错𬌗的基本形态特征：上下颌牙齿为尖窝相对的咬合关系；上、下颌牙弓间存在着覆盖与覆𬌗关系；常利用上、下颌第一恒磨牙的关系作为判定牙尖交错𬌗的指标；上、下颌牙齿𬌗面间有多种对位接触关系。

静态咬合时上、下颌牙间关系如下：

1. 上颌切牙咬在下颌切牙的唇侧，上颌切牙的功能性接触部位在舌面的相应位置、下颌切牙的功能性接触部位在切缘的唇侧。

2. 下颌尖牙位于上颌尖牙的近中舌侧，其远中牙尖嵴与上颌尖牙近中牙尖嵴舌面相接触，下颌尖牙近中牙尖嵴唇面与上颌侧切牙舌面远中相接触，上颌尖牙远中牙尖嵴舌面与下颌第一前磨牙近中颊尖嵴的颊面相接触。

静态咬合时从颊舌向断面看：

1. 下颌后牙的颊尖和上颌后牙舌尖对于咬合高度具有决定意义，称支持尖。

2. 下颌后牙舌尖和上颌后牙颊尖在咀嚼过程中引导下颌运动，为引导尖。

3. 无论在支持尖上还是在引导尖上，对于咬合高度有决定意义的接触被称为正中止接触，稳定的正中止接触为三点式接触，这种咬合接触有利于分散𬌗力，减小咬合力对牙的创伤（图 2-29）。

4. A 点为下颌后牙颊尖颊斜面与上颌后牙颊尖舌斜面的接触区，B 点为下颌后牙颊尖舌斜面与上颌后牙舌尖颊斜面的接

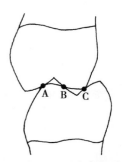

图 2-29　A、B、C 接触点为上下颌颊舌向的稳定点

触区，C 点为下颌后牙舌尖颊斜面与上颌后牙舌尖舌斜面的接触区，其中 B 点的接触对咬合关系的稳定最重要。

牙尖交错位是最适宜承载垂直咬合力的颌位，此时上下颌牙接触最广泛、最紧密，具有最强的稳定性。

（二）动态咬合的特征

咀嚼运动咬合期的接触是以牙尖交错位为中心的一个动态变化过程。咬合动态接触的主要特征是有咬合面的引导作用，除尖牙保护者由尖牙引导外，其他各种运动过程中的咬合引导，都是多个牙的引导，正常情况下在同一运动中多个牙对下颌运动的引导方向应基本一致，引导力应相对分散。通常在建𬌗初期，机体可通过一定的生理性磨耗，来建立这种一致的咬合引导模式。

1. 前伸𬌗接触特征　前伸咬合运动主要由切牙引导，咬合接触的部位位于下颌切牙切缘唇面及上颌切牙舌面切道范围内。正常情况下，下颌的前伸咬合运动中仅前牙接触，后牙不接触；当后牙出现咬合接触时，则形成前伸𬌗干扰，其接触部位一般位于下颌后牙近中斜面和上颌后牙的远中斜面。

2. 后退𬌗接触特征　后退咬合运动主要受后牙牙尖斜面的引导，从牙尖交错位向后退，上颌后牙牙尖的近中牙尖斜面与下颌后牙牙尖的远中牙尖斜面相接触。正常情况下该接触应双侧对称，其引导的后退运动光滑、均匀。若在这一后退运动过程中，仅一侧有咬合接触，另一侧悬空，则咬合接触有后退干扰。

3. 侧向𬌗接触特征　正常侧向𬌗有两种类型：尖牙保护𬌗与组牙功能𬌗。

尖牙保护𬌗：在侧向咬合运动中工作侧仅尖牙接触，接触部位在下颌尖牙牙尖唇侧，上颌尖牙牙尖舌侧近中。在下颌向一侧运动时，牙列出现只有尖牙接触而其余牙不接触的现象（尖牙有较长的牙根和较大的牙周膜面积）。这种𬌗型，上下颌前牙引导下颌的运动，在任何侧向及前伸运动中，后牙都没有接触。在侧向咬合运动的后期，即接近牙尖交错位时，后牙参与侧向咬合引导，并在引导中嚼细食物，只有在咀嚼的最后一刹那，后牙才接触，以减少作用在后牙上的水平向力。在固定修复中常使用此种𬌗型。

组牙功能𬌗：在侧向咬合运动中工作侧有多个牙接触，其接触部位为下颌后牙颊尖的颊斜面和上颌后牙颊尖的舌斜面，侧向运动是从内后到外前方向的运动，趋向于斜嵴引导的方向。组牙功能𬌗要求工作侧后牙对应牙尖接触，非工作侧在下颌到达后退接触位之前都不接触。下颌作前伸运动时，后牙都不接触。在尖牙的牙周状况不佳时，固定修复要采用组牙功能𬌗，这样𬌗力均匀地分布在工作侧的所有后牙上。

知识拓展

长正中

在使用组牙功能𬌗时，最好要有长正中。长正中即下颌从下颌后退接触位到上下颌牙的最大接触之间的 0.5～1.5mm 的距离。这样可使上下牙列没有脱离咬合接触时也有水平向的移动空间，以缓冲𬌗力。长正中为最广泛接触的功能位留有缓冲的余地，是口颌系统生物力学的优越之处。

理想的𬌗力在下颌运动过程中通过尖窝作用分布在后牙的垂直方向上，尽可能减少水平向𬌗力。牙尖要有一定的高度，以提高咀嚼效率。

在下颌运动中减少后牙的咬合接触可减小作用在后牙上的侧向力，因此组牙功能𬌗比尖牙保护𬌗的前磨牙和磨牙更易受病理性的力。

在行永久性修复之前，需注意检查患者是否存在𬌗紊乱的病理性因素，如果存在，要先进行治疗。在固定修复过程中也要根据修复原则，恢复牙的形态和功能，使下颌后退接触位与牙尖交错位相协调，而不能形成病理性𬌗，从而导致患颞下颌关节紊乱病的潜在危险。关于该部分详细内容参见本章第八节牙体形态堆塑技术。

二、下颌运动

下颌运动反映了𬌗、颞下颌关节、咀嚼肌三者的动态功能关系。每个人的下颌运动无论是开闭口运动、前伸运动、侧向运动或是咀嚼运动都有其一定的特征，该特征取决于牙列𬌗面形态、双侧颞下颌关节的解剖形态、神经肌肉的反馈调节。技师应熟悉正常口颌系统的解剖，功能和下颌运动特征，这有助于正确完成口腔固定修复。

下颌运动可以分解为转动和滑动两种基本方式。转动是指围绕一个轴进行的运动，此轴可能位于运动物体之中，也可能位于运动物体之外。物体转动时，其中各点的运动幅度方向都可能不同。滑动是指物体中所有的点同方向、同速度、等距离地进行运动。在正常下颌运动中，转动和滑动多同时发生。即当下颌骨围绕一个或多个轴转动时，滑动也发生，因此下颌骨产生了空间位移。

下颌运动受韧带及关节囊的限制，也受牙形态及其排列的限制，下颌运动达到最大限度的可重复性运动，叫下颌边缘运动。在功能范围内的运动叫功能运动。通常以切点为标志观测下颌边缘运动，由三个参考平面来观察。

（一）矢状面（图2-30）

1. 从后退接触位（retruded contact position，RCP）运动到最大开口位，下颌运动分为两个阶段：

（1）张口初期，髁突作单纯转动运动，下颌切点从 RCP 到 B 点，距 RCP 18～25mm，此时是铰链轴运动，髁突在下颌的终末铰链位，只有转动而无滑动。

（2）继续张口，切点可由 B 点运动至最大张口位 E 点，此时关节韧带紧张，髁突向下向前滑行，当髁突滑行时，下颌的转动轴移至下颌支，随着髁突向前向下，下颌骨前份向后向下，当关节囊和韧带阻止髁突更向前移时，则达最大张口位，髁突在关节结节下可发生第二次转动。

2. 从 RCP 运动到最大前伸位

（1）RCP 时后牙仅 1～2 对牙接触，牙的接触产生在上颌后牙近中斜面与下颌后牙远中斜面之间。当肌肉施力于下颌骨，下颌从 RCP 向前上移动少许到达牙尖交错位（intercuspal position，ICP）。

（2）继续前伸，下颌切牙切缘与上颌切牙舌面接触，下颌产生向下运动，可达对刃位。

（3）绕过对刃位，下颌切牙越过上颌切牙，略向上、前运动最后达到最大前伸位（F）。

（4）由最大前伸位张口可达最大开口位。

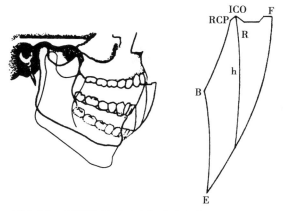

图 2-30　下颌边缘运动中切点在矢状面上的投影

RCP. 下颌后退接触位；ICO. 牙尖交错𬌗；F. 最前伸位；R. 下颌姿势位；E. 最大张口位；

h. 习惯性开闭运动轨迹；B. 正中关系界。

RCP→B→E：边缘运动的后缘；RCP→ICO→F：边缘运动的上缘；F→：边缘运动的前缘。

（二）冠状位（图 2-31）

呈盾形，RCP 位于 ICP 下方，下颌向左右侧运动时伴有略向下的运动，绕过牙尖阻挡可达最大侧向咬合位（R 和 L），从最大侧向咬合位可达最大开口位 E。

（三）水平位（图 2-32）

ICP 位于 RCP 前方，从 RCP 向侧前方运动，下颌可达最大侧向咬合位（R 和 L）；从最大侧向咬合位可运动到最大前伸位 F。

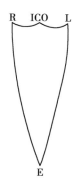

图 2-31　下颌边缘运动切点在额状面上的投影

ICO. 牙尖交错𬌗；L、R. 左右运动最大限度；E. 边缘运动的最下缘。

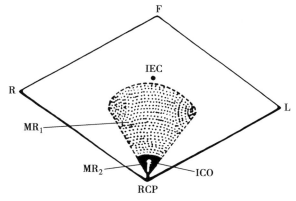

图 2-32　下颌边缘运动及咀嚼运动中切点在水平面上的投影

RCP. 下颌后退接触位；L、R. 左右运动最大限度；ICO. 牙尖交错𬌗；MR₁. 咀嚼运动初期；MR₂. 咀嚼运动后期；IEC. 切牙对刃位；F. 最前伸位。

三、𬌗架与上𬌗架

患者的口腔是最好的𬌗架，但是，不可能在患者口腔内完成修复体的制作过程，为方便患者、医师、技师，使用了𬌗架。

（一）𬌗架

𬌗架是模仿人体上下颌和颞下颌关节，借以固定上下颌模型与𬌗托，并可在一定程度上模拟下颌运动的一种仪器。通过将患者的口腔模型固定到𬌗架上，可研究𬌗间的接触关系和功能异常。𬌗架常应用于诊断、排牙、修复体蜡型的制作和修复体的调𬌗等。在𬌗架上的调节主要是模仿下颌的动作。由于下颌运动的复杂性，不可能在𬌗架上完全模拟边缘运动。临床医师只要选择合适的𬌗架，能达到所要的目标即可。

（二）𬌗架的分类及用途

根据𬌗架模拟下颌运动的程度分为以下四类：

1. 简单𬌗架　仅能保持上、下模型的位置并以穿钉为轴作上、下开闭运动。前伸和侧方的咬合关系需在口腔内调磨。

2. 平均值𬌗架　除简单𬌗架的功能外，有固定的平均值作为髁导斜度、切导斜度，可在一定程度上模拟下颌的前伸及侧方运动，但不能反映患者上颌与颞下颌关节的固有关系。

简单𬌗架与平均值𬌗架，只能适用于嵌体、单个冠或对颌为天然牙的三单位固定桥的修复。

3. 半可调节𬌗架　该𬌗架可根据患者的实际情况调节前伸髁导斜度，并可根据患者的情况或根据平均值调节侧方髁导斜度。需用面弓转移患者上颌对颞下颌关节的固有位置关系，能在很大程度上模拟患者的下颌前伸及侧方运动。适用于全口义齿和复杂牙列缺损的修复。

4. 全可调节𬌗架　这种𬌗架可将患者所有有关参数转移至𬌗架上，仅适用于全口咬合重建或科研工作。

知识拓展

数字𬌗架

伴随 CAD/CAM 技术在口腔固定修复工艺领域的快速发展与普及，数字化𬌗架应运而生。把扫描获取的口内相关数据记录在计算机内，通过计算机处理形成数字化虚拟模型。在数字化模型上制作虚拟口腔固定修复体，再将数字化模型转移到数字化𬌗架上，使虚拟口腔固定修复体在数字𬌗架上得以分析、调改，从而恢复正确咬合关系。具体参见第十一章中内容。

（三）𬌗架的结构

以半可调𬌗架为例，𬌗架的结构分为上颌体、下颌体及侧柱（图 2-33）。

1. 上颌体　上颌体相当于人体的上颌，呈 T 字形。使用时将上颌模型固定其上。其前部有上下方向的穿孔，切导针上端穿过此孔，借螺钉穿过上颌体前部的穿孔固定切导针于上颌体前部。上颌体中部有上下方向的穿孔，螺钉穿过此孔固定附于上颌体下面的𬌗架环。上颌体后部为横行部，其两外侧端连接有髁杆，髁杆外套髁球，借髁球与侧柱的髁槽相关联（相当于颞下颌关节）。切导针有上刻线，当上刻线与上颌体上缘平齐后固定切导针时，上、下颌体就处于彼此平行的位置。切导针的下端位于切导盘的中央。切导针的下刻线位于上、下颌体间平分线的位置。

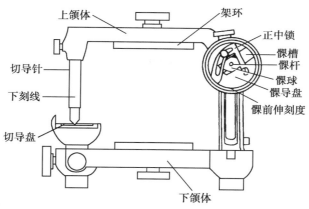

图 2-33 半可调节𬌗架

2．下颌体　下颌体相当于人体的下颌，也呈 T 字形。使用时将下颌模型固定其上。其前部有圆凹以容纳切导盘的球形底部，切导盘上附有调节切导盘倾斜位置的柄，另有螺钉固定切导盘于下颌体的前部。下颌体中部也有一穿孔，有螺钉自下而上穿过穿孔固定架环于下颌体的上面。下颌体的后外侧部有容纳侧柱下端的圆桶形凹槽，凹槽内侧有侧方髁导指标刻度（0°～20°）。刻度的后方附有固定侧柱下端的螺钉。在相当于下颌体的切导盘圆凹和侧柱凹下面有三个柱脚。

3．侧柱　侧柱上端有一圆形的髁环，髁环前部的外侧面可见前伸髁导指标刻度（-40°～80°）。髁环内面与圆形的髁导盘相接。髁导盘的中部有一髁槽，槽内容纳可以滚动的髁球。髁球中心为髁杆穿过。髁导盘髁槽的前方有一刻线表示髁槽的中分线。髁导盘上方附有一螺钉，螺钉穿过髁环上面槽形孔可改变髁槽的方向。当髁槽呈后高前低位时，前伸髁导斜度为正度；髁槽与水平面平行则为 0°；髁槽呈前高后低时，前伸髁导斜度则为负度。髁导盘外面有一正中锁，用于调节、固定髁球在髁槽中的位置。侧柱下端嵌入下颌体的侧柱凹内。

面弓被用于精确转移个性化的颌位关系。面弓是由𬌗叉和弓体两部分组成，用于将患者上颌对颞下颌关节的位置关系转移至𬌗架上，从而使上颌模型固定在𬌗架的适当位置。

（四）颌位记录

有三项患者的上下颌关系要转移到𬌗架上：颌间关系、上下颌水平关系、铰链轴的记录。简单𬌗架只能复制颌间关系，可调式𬌗架可完成全部的记录。

1．颌间关系记录　即记录上下颌牙齿处于牙尖交错𬌗时，下颌骨对于上颌骨的关系，这是一种静态的关系。

2．上下颌水平关系记录　下颌骨的边缘运动轨迹是曲线的，通过𬌗架可以记录这些曲线，以达到对下颌运动的更精确复制。要精确记录，就要求描记工具要与颌骨固定在一起。

3．铰链轴记录　下颌在开闭运动时，其后缘轨迹是弧形的一部分，此为正中关系，其闭合的终点为后退接触位。

知识拓展

𬌗架的调节

通过对𬌗架的调节，使𬌗架上的下颌运动逐渐接近实际情况。调节步骤如下：

（1）髁导斜度的调节：调节髁导斜度就是决定下颌前伸运动时，髁突向前下方向运动的程度。它记录的不是关节结节的形态，而是髁突沿关节结节后方运动的方向。在下颌前伸的初期，髁突向下幅度小些，在后期，幅度则大些。也就是说，在整个过程中，其轨迹是复杂的，而且两侧的运动轨迹还不一样。𬌗架只提供从牙尖交错位到边缘位的直线。

（2）髁突间的距离：测量的不是真正的髁突间距离，而是侧方运动时髁突移动的半径。

（3）侧方髁导斜度：指下颌直接向侧方运动时髁突移动的方向（即 Bennet 运动）。两侧的运动幅度不一致。其决定牙尖的侧方运动轨迹。

（4）矢状面的髁导控制：侧方运动时，髁突上下前后的移位。

（5）前伸髁导控制：这直接由上下颌切牙间的关系所决定。

（五）上𬌗架

当临床医师完成牙体预备后，需用合适的印模材料制取印模，灌注清晰的石膏模型，并进行正确的咬合关系记录。技师制作好代型后，将上、下颌模型在𬌗架上固定，然后进行熔模制作。准确上𬌗架可精确制作修复体，减少临床椅旁操作时间。目前临床较常使用简单𬌗架。

1. 上简单𬌗架的方法

（1）检查咬合关系：将咬合记录复位在上、下颌工作模型上，检查上、下颌模型的咬合关系是否正确。

（2）模型的准备：将模型放于水中浸湿，以备上𬌗架。

（3）准备𬌗架：检查上颌体的固定螺丝有无松动，调紧𬌗架穿钉两端的螺丝，使𬌗架只能做上下开闭运动。根据上下颌模型的高度调节升降螺丝，使上、下颌体之间的距离大于模型整体高度。

（4）上𬌗架：将𬌗架放在玻璃板上，打开𬌗架，以恰当的水粉比调拌石膏，置于下颌体上，再把浸湿的下颌模型固定于其上。按照咬合关系将上颌模型和咬合记录复位于下颌模型上，闭合𬌗架，用石膏将上颌模型固定于上颌体上。趁着石膏尚未凝固时，用调拌刀刮去模型周围多余的石膏，并将石膏表面抹光滑。

2. 上𬌗架的注意事项

（1）在进行嵌体、冠、桥等非咬合重建修复体制作时，只要有可能，要在原来的垂直高度下利用余留牙的牙尖交错位行咬合记录。但在取模前要先确认后退接触位到牙尖交错位是否存在干扰、严重的磨损面、因创伤引起的牙周膜增宽、肌紧张等问题，以进行适当的调𬌗。

（2）进行全牙列咬合重建时，要确定合适的垂直距离记录后退接触位，不一定使用面弓转移。

（3）咬合记录要进行适当的修整，只要保留牙尖部分即可，沟的细节要去除，以使其能在模型上准确就位。

（4）上𬌗架前一定要将𬌗架上的各个螺丝固定紧，否则在去除记录后，松动的螺丝会造成上颌和模型咬合关系的错位。

（5）当固定上颌模型时，务必使上颌体与调节升降螺丝帽的顶部接触，以免升高咬合。

（6）上𬌗架时不可固定代型的底座部分，以使代型可从底座上拆卸下来进行后续的制作。

（7）如果使用简单𬌗架，可造成下颌后牙牙尖远中斜面与上颌后牙牙尖近中斜面的早接触，完成后的修复体要在此处适当调磨。

（任　旭）

第七节　牙体形态堆塑方法

固定修复中，牙体外形的正确恢复关系到修复体的功能与美观，具有极其重要的意义。优秀的口腔技师，必须充分掌握不同天然牙的形态特点，并能够熟练地通过蜡型制作或瓷粉堆塑准确地恢复基牙及缺失牙牙体外形。而这需要经过系统的长期的大量的练习。牙体形态堆塑技术练习方法种类较多，其中 Slavicek 堆蜡技术是一种系统性较强的经典方法。通过学习掌握该技术，不但可以更好地把握正常的牙体形态、提高蜡型制作水平，而且能够更加深入地了解上、下牙列间的静态及动态接触关系，进一步明确以口颌系统功能协调为修复体制作的指导原则，为制作高品质修复体打下坚实基础。

一、相关器材

进行规范的牙体形态堆塑练习，同实际的修复体制作相同。需要选择使用适当的器材，并养成良好的操作习惯，这样才能达到事半功倍的练习效果。所涉及的器材包括酒精灯、用于蘸蜡、滴蜡、堆筑、雕刻及修整的各种蜡刀及刮刀，彩色硬质蜡、锌粉、蜡粉、毛笔、毛刷等。具体参见第五章"熔模技术"相关内容。

二、模型观察

堆蜡练习常选用硬质石膏标准模型，要求模型牙体形态完整，表面光滑，咬合良好，牙尖交错𬌗稳定。另外，需要制备复制模型以备对照观测使用。

在进行堆蜡塑形以前，首先对标准模型进行观察和测绘，以便更好地掌握牙弓形态及尖窝沟嵴等结构的分布特征，把握形态学规律，为有的放矢地进行蜡型堆塑作好准备。

1. 切缘、牙尖连线　在模型上用铅笔画出前牙切缘连线、尖牙牙尖、后牙颊尖连线以及后牙舌尖连线。可以发现：后牙颊尖连线与前牙切缘连线和尖牙牙尖相延续，因此后牙颊尖可以看作上颌切缘的延伸；后牙颊尖和相应舌尖的距离几乎等宽；上颌后牙颊尖比较尖锐并且靠近颊侧，上颌后牙舌尖比较圆钝并且向颊尖倾斜；下颌后牙颊尖比较圆钝且向舌侧倾斜。

2. 中位结构　上、下颌模型处于咬合状态时，后牙功能尖与对颌牙特定部位相接触，这些维持咬合关系的接触点所在的牙体结构统称为中位结构。其中功能尖称为主动中位，而与对颌牙功能尖接触的边缘嵴或中央窝则称为被动中位。以第一前磨牙、第二前磨牙和第一磨牙为例，上、下颌主动中位与被动中位的对应关系为：

（1）上颌第一、第二前磨牙舌尖对应下颌第一、第二前磨牙远中边缘嵴，也可扩展到该牙远中窝处。

（2）上颌第一磨牙近中舌尖对应下颌第一磨牙𬌗面由远中颊尖和近、远中舌尖相连而成的三角区域（三点式接触）。

（3）上颌第一磨牙远中颊尖对应下颌第一磨牙远中边缘嵴。

（4）下颌第一前磨牙颊尖对应上颌第一前磨牙近中边缘嵴。

（5）下颌第二前磨牙颊尖对应上颌第一前磨牙远中边缘嵴、第二前磨牙近中边缘嵴。

（6）下颌第一磨牙近中颊尖对应上颌第二前磨牙远中边缘嵴、第一磨牙近中边缘嵴。

（7）下颌第一磨牙远中颊尖对应上颌第一磨牙中央窝，近中舌尖三角嵴和近、远中颊尖三角嵴（三点式接触）。

（8）下颌第二磨牙近中颊尖对应上颌第一磨牙远中边缘嵴、第二磨牙近中边缘嵴。

3．上颌牙尖分布规律 在标准模型上，用直尺连接特定点，可以发现上颌牙尖分布具有如下规律：上颌第一磨牙远中颊尖和对侧第一前磨牙颊尖连线通过该前磨牙舌尖（图2-34中直线1）；上颌第一磨牙远中颊尖与对侧第二前磨牙颊尖的连线则通过该前磨牙舌尖（图2-34中直线2）；上颌侧切牙近中切角与同侧第二磨牙中央窝连线通过两个前磨牙的舌尖（图2-34中直线3）；上颌尖牙牙尖与同侧第二磨牙近中舌尖连线通过该侧第一磨牙近中舌尖（图2-34中直线4）；非功能尖以及功能尖的横向和纵向距离几乎都是相等的。

4．下颌牙尖分布规律 下颌牙尖分布具有如下规律：下颌第一、第二磨牙颊外展隙顶点与对侧第一前磨牙颊尖连线通过该前磨牙舌尖（图2-35中直线1）；下颌第一、第二磨牙颊外展隙顶点与对侧第二前磨牙颊尖连线通过该前磨牙舌尖，如果该牙舌侧为双牙尖，则连线通过其近远中舌尖之间的舌沟（图2-35中直线2）；下颌第一磨牙远中颊尖与对侧第一前磨牙颊尖连线通过该磨牙的近中舌尖（图2-35中直线3）；各后牙牙尖间距离几乎相等。

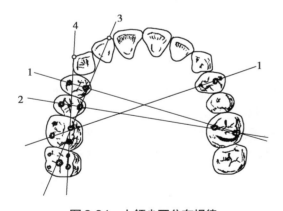

图2-34 上颌尖牙分布规律

1．上颌第一磨牙远中颊尖和对侧第一前磨牙颊尖连线通过该前磨牙舌尖；2．上颌第一磨牙远中颊尖与对侧第二前磨牙颊尖的连线通过该前磨牙舌尖；3．上颌侧切牙近中切角与同侧第二磨牙中央窝连线通过两个前磨牙的舌尖；4．上颌尖牙牙尖与同侧第二磨牙近中舌尖连线通过该侧第一磨牙近中舌尖。

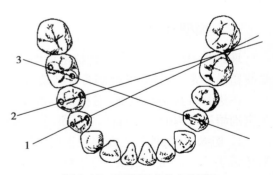

图2-35 下颌牙尖分布规律

1．下颌第一、第二磨牙颊外展隙顶点与对侧第一前磨牙颊尖连线通过该前磨牙舌尖；2．下颌第一、第二磨牙颊外展隙顶点与对侧第二前磨牙颊尖连线通过该前磨牙舌尖，如果该牙舌侧为双牙尖，则连线通过其近远中舌尖之间的舌沟；3．下颌第一磨牙远中颊尖与对侧第一前磨牙颊尖连线通过该磨牙的近中舌尖。

三、模型处理

在用于堆蜡训练的上、下颌模型上，用雕刀小心去除模型同侧上、下颌两个前磨牙及第一磨牙临床牙冠的𬌗1/3，形成用于堆蜡的𬌗台。

四、模型测绘与中位结构定点

在堆蜡恢复牙体形态之前，要在𬌗台上确定中位结构的位置，即根据模型观察所掌握的各项牙尖分布规律，为各中位结构定点。以红笔标记主动中位结构，用蓝笔标记被动中位结构及非功能尖。

1. 上颌模型测绘与定点　首先标记未打磨侧的参照点。然后在打磨侧的𬌗台上标记出颊尖。各颊尖在前牙切缘连线的延长线上，且各颊尖之间距离相等。

连接已标记出的点，获得模型观测时的各条直线，利用前述牙尖分布规律，则可通过各直线交点，确定主动中位位置。

最后，把第一磨牙的近远中颊尖与近中舌尖连接起来，形成一个三角形，限定中央窝的位置，并用铅笔标记出此三角形的位置（图2-36）。

2. 下颌模型的测绘与定点　同上颌模型一样，首先在打磨侧的𬌗台上标记出颊尖。各颊尖在前牙切缘连线的延长线上，位于𬌗台近颊侧的约1/3处。前磨牙颊尖位于近远中向约1/2处。颊尖之间距离相等。

连接已标记出的点，获得模型观测时的各条直线，利用前述牙尖分布规律，则可通过各直线交点，确定主动中位位置。

最后，把第一磨牙近远中舌尖和远中颊尖连接起来，形成一个三角形，以铅笔标记（图2-37）。

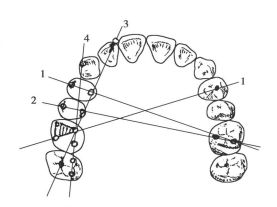

图2-36　上颌模型测绘与定点

1. 上颌第一前磨牙颊、舌尖与对侧第一磨牙远中颊尖在同一直线上；2. 第二前磨牙颊、舌尖与对侧第一磨牙远中颊尖在同一直线上；3. 上颌侧切牙近中切角与同侧第二磨牙中央窝连线通过两个前磨牙的舌尖；4. 上颌尖牙牙尖与同侧第二磨牙近中舌尖连线通过该侧第一磨牙近中舌尖。

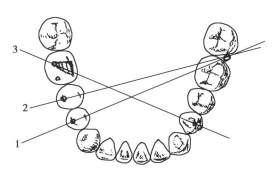

图2-37　下颌模型测绘与定点

1. 下颌第一前磨牙颊、舌尖与对侧第一、第二磨牙颊外展隙顶点在同一直线上；2. 下颌第二前磨牙颊、舌尖与对侧第一、第二磨牙颊外展隙顶点在同一直线上，如果下颌第二前磨牙舌侧为双牙尖，则直线通过其近远中舌尖之间的舌沟；3. 下颌第一磨牙远中颊尖、近中舌尖与对侧第一前磨牙颊尖在同一直线上。

完成上述内容后,将模型以平均值方式上殆架,以便于堆蜡过程中模拟下颌运动。殆架前伸髁导斜度设定为40°,侧方髁导斜度设定为20°。

五、牙体形态堆塑

为使堆塑过程中蜡与石膏殆台良好结合,采用高温熔融的无色黏蜡涂抹殆台表面,使其能够渗入石膏中,与殆台不易分离,而同时不会影响殆台上画好的标志点及连线。堆蜡过程中将蜡、酒精灯和模型尽量靠近摆放,以便提高效率。

采用有色蜡堆制各部分牙体结构:红蜡用于堆塑主动及被动中位结构;蓝蜡用于堆塑非功能尖锥体;黄蜡用于堆塑上颌牙美学相关结构;绿蜡用于堆塑咀嚼面以下结构,这些结构不论在牙尖交错位还是在下颌运动状态都不发生相互接触。

按以下步骤进行蜡型堆塑:

1. 牙尖定位 在殆台上的标志点部位准确滴蜡,确定牙尖位置。功能尖用红蜡锥,非功能尖用蓝蜡锥(图2-38A、B)。

2. 堆塑上颌牙颊尖蜡锥 把上颌颊尖的蓝色蜡锥堆到应有高度(图2-38C)。可以用殆平面板检查蜡锥的高度。应使两个前磨牙颊尖的锥尖和尖牙的锥尖位于同一高度;第一磨牙远中颊尖比前磨牙颊尖约低0.5mm;把殆平面板放置在第二前磨牙颊尖和第二磨牙颊尖时,第一磨牙颊尖可接触到殆平面板。

殆台上标记好的三角形内勾勒出上颌第一磨牙的斜嵴和近、远中颊尖三角嵴的走行方向,红蜡线的高度同样为0.5~1.0mm(图2-38D)。

3. 堆塑上颌牙颊尖颊斜面 上颌前磨牙和磨牙的颊面是美学相关区域,在牙体堆塑成形时应格外注意其形态,应与牙弓前段协调,外形自然。此处采用黄蜡堆塑。应注意高度适宜,各部位形状协调。第一磨牙近、远中颊尖之间的分界必须非常清晰,因为此处将为下颌牙的远中颊尖提供"滑行通道"(图2-38E)。

4. 堆塑下颌牙颊尖蜡锥 上述上颌被动中位结构完成后,开始堆塑与之对应的下颌主动中位结构,即下颌牙颊尖。其高度可使用殆平面板控制:锥体尖端应位于同侧尖牙与第二磨牙近中颊尖连线上。

闭合殆架,检查各蜡锥的高度及位置。此时可发现,下颌蜡锥尖对应上颌被动中位结构边缘嵴之间的分界间隙,而不接触边缘嵴;下颌第一磨牙远中颊尖蜡锥尖端对准上颌第一磨牙的中央窝和边缘嵴;当下颌进行侧方运动时,下颌牙颊尖蜡堆应能无阻碍地通过上颌牙之间的间隙及上颌第一磨牙近、远中颊尖之间的间隙(图2-38F)。

5. 堆塑上颌牙舌尖蜡锥 使用殆平面板辅助确定上颌牙舌尖蜡锥高度;第一前磨牙舌尖比其颊尖约低0.5mm;第二前磨牙舌尖与其颊尖等高或高出约0.5mm;第一磨牙近中舌尖比其近中颊尖高出1.0~1.5mm,其远中舌尖和其近中颊尖等高(图2-38G)。

此时可对上颌补偿曲线和下颌Spee曲线进行比较。可以发现,补偿曲线曲率大于Spee曲线。

6. 堆塑下颌牙被动中位结构 在完成上颌舌尖蜡锥堆塑后,即获得了上颌主动中位结构的大致位置,对应上颌主动中位结构,开始堆塑下颌被动中位结构。下颌被动中位结构包括下颌第一前磨牙远中边缘嵴(也可稍偏向远中窝)、下颌第二前磨牙远中边缘嵴(或远中窝)、下颌第一磨牙中央窝以及下颌第一磨牙远中边缘嵴,其中下颌第一磨牙中央窝是最

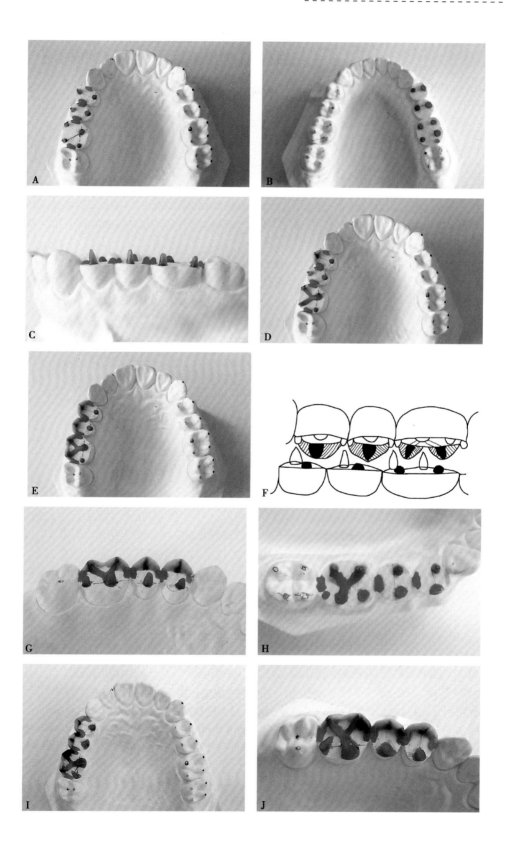

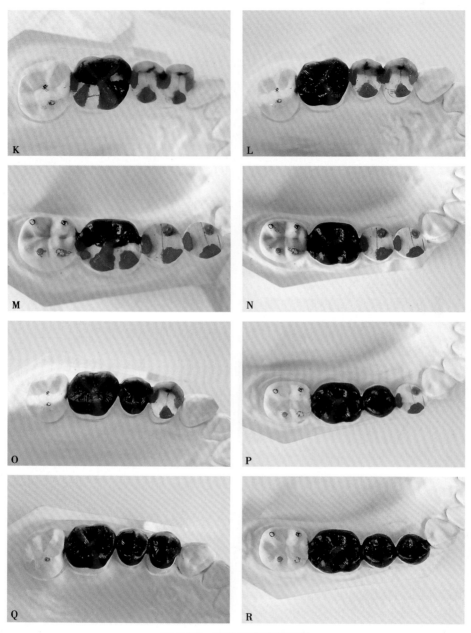

图2-38 牙体形态堆塑步骤

A.上颌牙尖定位 B.下颌牙尖定位 C.堆塑上颌牙颊尖蜡锥 D.堆塑上颌牙被动中位结构 E.堆塑上颌牙颊尖颊斜面 F.堆塑下颌牙颊尖蜡锥 G.堆塑上颌牙舌尖蜡锥 H.堆塑下颌牙被动中位结构 I.堆塑上颌第一磨牙牙尖三角嵴 J.堆塑上颌第一磨牙近中颊尖滑动导向结构 K.完成上颌第一磨牙堆塑 L.上颌第一磨牙堆塑完成 M、N.完成下颌第一磨牙堆塑 O.完成上颌第二前磨牙堆塑 P.完成下颌第二前磨牙堆塑 Q.完成上颌第一前磨牙堆塑 R.完成下颌第一前磨牙堆塑为重要的下颌被动中位结构，上颌第一磨牙近中舌尖与下颌第一磨牙远中颊尖和近、远中舌尖的三角嵴呈三点式接触，这种三点式接触是咬合的关键部位。与堆塑上颌被动中位结构相同，用高度约为 0.5～1.0mm 的红蜡线勾勒出下颌第一磨牙远中颊尖和近、远中舌尖的三角嵴的走行方向（图 2-38H）。

在堆塑下颌被动中位结构过程中，应不断闭合𬌗架检查咬合，避免𬌗面结构在此时发生接触。

7. 堆塑下颌牙舌尖蜡锥　第一前磨牙舌尖多是偏斜的，属于退化型舌尖；第二前磨牙的舌尖比其颊侧锥尖稍低一些；下颌第一磨牙的舌尖也比颊尖低些且相互远离。当下颌发生侧方运动时，上颌牙舌尖应能在下颌牙舌尖之间自由通过而不受干扰。

8. 堆塑上颌第一磨牙牙尖三角嵴　在已有结构基础上，用红蜡堆塑上颌第一磨牙各牙尖三角嵴，使各牙尖三角嵴具有适当的高度及斜度。在此过程中应注意不可改变牙尖蜡锥高度（图 2-38I）。

9. 堆塑下颌第一磨牙牙尖三角嵴　用红蜡堆塑下颌第一磨牙远中颊尖及近、远中舌尖三角嵴，使各牙尖三角嵴具有适当的高度及斜度。其中远中颊尖的三角嵴指向近中舌尖，并将与上颌第一磨牙中央窝的近中舌尖和近、远中颊尖三角嵴呈三点式接触，此处也是咬合的关键部位。

10. 堆塑上颌第一磨牙近中颊尖滑动导向结构　当下颌发生侧方运动时，下颌牙颊尖沿上颌牙由上颌被动中位结构向上颌牙颊尖滑动。在组牙功能𬌗的情况下，上颌后牙的颊尖斜面具有引导下颌牙颊尖滑动的导向作用。上颌牙颊尖的牙尖斜度是完成这一导向作用的形态学基础。从上颌磨牙至上颌尖牙其牙尖斜度越来越大，依次约增加 3°，上颌尖牙是最陡的导向结构。因此，为了正确堆塑出上颌后牙𬌗面导向结构斜度，必须在𬌗架上消除尖牙对模型的导向作用，所以从模型上取下下颌前牙组件，同时从磨牙处最平缓的导向结构，即上颌第一磨牙近中颊尖的近中斜面开始堆塑。

该导向结构是以一个牙尖嵴的形式延伸到近中边缘嵴处（图 2-38J）。下颌侧方运动时，下颌第一磨牙近中颊尖的远中斜面在其引导下向颊侧、远中滑动，最终咬合于上颌第一磨牙同名牙尖。下颌牙沿该导向结构滑动时，第二磨牙应出现轻微失𬌗。

11. 完成上颌第一磨牙堆塑　用绿蜡堆塑上颌第一磨牙颊尖各斜面以及下颌前伸和侧方运动时下颌第一磨牙远中颊尖的滑行通道（图 2-38K）；堆塑下颌第一磨牙功能尖与上颌被动中位结构之间的一切接触点并且用𬌗架进行检查；堆塑上颌第一磨牙𬌗面上所有其他结构，注意确保下颌功能尖在下颌侧方运动时的滑行轨道畅通，且与上颌结构不发生碰撞。

堆塑完成后进行𬌗面结构磨光并雕刻沟裂，用毛笔扫去碎屑（图 2-38L）。

12. 完成下颌第一磨牙堆塑　首先用绿蜡堆塑其舌尖各斜面，而后堆塑该牙颊侧部分。注意覆盖已完成的红色三角嵴和牙尖蜡锥时应保持原有高度（图 2-38M、N）；完成后𬌗面近中部分全部为绿蜡恢复，而没有任何中位结构，即闭合𬌗架时此处不与对颌牙直接接触；上颌第一磨牙近中舌尖以三点式接触下颌第一磨牙远中颊尖和近、远中舌尖向𬌗面中心延伸的三角嵴；回中运动过程中，上颌第一磨牙近中舌尖的近中斜面沿着下颌第一磨牙近中舌尖的远中斜面滑行。

13. 完成上颌第二前磨牙堆塑　首先用绿蜡堆塑上颌第二前磨牙颊尖上近中导向嵴。该嵴从近中边缘嵴处延伸至该牙颊尖。其斜度比第一磨牙导向嵴斜度约大 3°。在下颌侧方运动时,该导向结构能对下颌第二前磨牙起引导作用。

用绿蜡堆塑颊尖三角嵴及其远中边缘嵴的连接嵴,然后堆出功能尖的三角嵴,并堆塑其近、远中斜面。为了保证上颌第一磨牙近中舌尖在回中运动时滑行轨道通畅,上颌第二前磨牙功能尖的远中斜面应存在明显凹陷,以避让下颌牙尖。堆制时注意反复在𬌗架上检查咬合情况(图2-38O)。

14. 完成下颌第二前磨牙堆塑 首先用绿蜡堆塑功能尖舌面以及延伸到边缘嵴的远中斜面。在堆制三角嵴时,必须在近中方向留出足够空间,以避免前伸运动时发生𬌗干扰。然后堆塑其他𬌗面结构,用蜡刀精修并雕刻沟裂(图2-38P)。

15. 完成上颌第一前磨牙堆塑 堆塑上颌第一前磨牙近中导向嵴,该导向结构比第二前磨牙相应部位陡3°。上颌第一前磨牙𬌗面堆塑过程与上颌第二前磨牙相似,同样应注意其功能尖的远中斜面应具有明显凹陷(图2-38Q)。

16. 完成下颌第一前磨牙堆塑 按照下颌第二前磨牙堆塑方法完成下颌第一前磨牙堆塑(图2-38R)。

17. 检查精修 检查后牙区的静态和功能性接触关系。可将硬脂酸锌粉喷洒在已完成的𬌗面上,闭合𬌗架,检查精修𬌗面各咬合接触点(如果存在接触,则该处硬脂酸锌粉层颜色变暗)。检查前伸及侧方运动,确保运动中无𬌗干扰,侧方运动时上颌导向结构引导下颌功能尖滑行,而上颌牙尖远中面均应脱离咬合关系。

小 结

　　本章介绍了口腔固定修复工艺学相关的各种基础理论。为制作出性能优良、使用寿命持久的口腔固定修复体,技师必须掌握临床治疗中的修复原则及固位原理,并对固定桥的组成、分类、生理基础及其固位和稳定的影响因素有充分的认识和了解。此外,技师还需要掌握各种常规口腔固定修复体的标准预备体形态以及咬合相关知识,以便达到修复体制作过程中的各项制作要求。为提高实际操作水平,技师应通过系统的牙体形态堆塑训练掌握恢复牙体外形的方法。

思考题

1. 正确恢复牙体轴面形态及外展隙的意义是什么?
2. 固定修复体的固位形及抗力形要求包括哪些内容?
3. 影响固定修复体固位效果的因素有哪些?
4. 瓷全冠与烤瓷熔附金属全冠牙体预备有何异同?
5. 试述𬌗架的基本结构及各部件的作用。

(任 旭 隋 磊)

第三章 印模的处理

 学习目标

1. 掌握：印模的概念、印模的质量要求
2. 熟悉：工作印模覆盖范围、常用的化学消毒法，常用的物理消毒法
3. 了解：印模的修整、消毒对印模质量的影响

第一节 检 查 印 模

一、印模的概念及分类

（一）印模的定义

口腔印模是一种用印模材料制取的与口腔或颌面部某些组织或器官的解剖形态相反的阴性模型。它能正确反映牙体、牙列及周围组织的情况。制取口腔印模的过程称为取印模或取模。精细、准确的固定义齿修复印模制取是固定修复体成功的关键步骤之一。固定修复印模的基本要求是把预备体或基牙的牙体、龈沟以及与修复相关的组织如龈缘、缺牙区牙槽嵴、邻牙、对颌牙等反映清楚。

（二）印模分类

固定修复印模按用途分为工作印模与对颌印模。

1. 工作印模　工作印模是指用来制作修复体的印模，可用藻酸盐印模材料与琼脂印模材料联合应用、聚醚橡胶或加成型硅橡胶制取。其中，加成型硅橡胶精确度高、具有良好的弹性回复能力，良好的尺寸稳定性，可以长时间存放和多次灌注模型，是目前固定修复工作印模首选的印模材料。

2. 对颌印模　对颌印模是指工作印模对颌牙列制取的辅助制作修复体的印模。可由藻酸盐印模材料制取，对咬合精度要求高者用聚醚橡胶或硅橡胶制取。

二、印模质量

1. 印模必须清晰、完整、平滑。

2．印模的覆盖范围合适，视印模的目的、修复体种类而定，覆盖范围内的各部位不应有任何缺陷，如气泡、边缘缺损等。

3．印模应正确反映牙体、牙列及其周围软硬组织的解剖情况。

4．印模不能有变形及松脱现象。

三、印模的覆盖范围

（一）工作印模覆盖范围（图3-1）

1．预备体的各轴面（唇／颊面、近／远中面）、𬌗面、肩台、龈沟。

2．预备体邻近牙的各轴面（唇／颊面、近／远中面）和𬌗面。

3．预备体及邻牙牙槽嵴的边缘要达到颈缘以上5mm，以使所灌注的模型在预备体边缘及余牙颈缘下人造石至少有10mm厚，从而保证代型和工作模型的强度。

4．固定桥缺隙区牙槽嵴各面（牙槽嵴顶、唇／颊侧、腭侧）。

5．其余牙牙冠部分必须完整、准确，保证模型咬合时的精确。

（二）对𬌗印模覆盖范围（图3-2）

全牙列的牙冠部分，尤其是咬合面完整、准确，保证模型咬合时的精确。

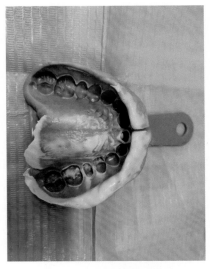

图3-1 工作印模覆盖范围

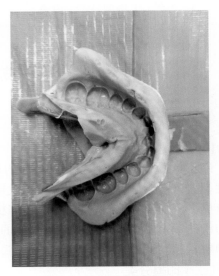

图3-2 对𬌗印模覆盖范围

四、印模与托盘的接触情况

印模与托盘的任何接触区都应紧密接触，不能有脱模现象，尤其是托盘中间的脱模常被忽视。

第二节 印模的消毒

口腔是一个有菌环境，在唾液和血液中细菌和病原体都能生存，其中约50%具有致病性。这些微生物通过唾液、血液、牙垢等玷污印模表面。由于近几年乙肝、艾滋病的患病率逐年提高,印模和模型的消毒也受到医务工作者和患者的重视,它已成为修复治疗过程中预防交叉感染、保护医护人员的重要措施之一。

目前国内传统的印模清洁方法是用流动水冲洗,虽然流水冲洗是必需的清洁步骤,但是大量实验已经证明单纯的冲洗只能冲掉大部分有机物、污渍,不能去除表面的微生物,要想达到消除微生物的效果,还必须结合使用其他消毒手段。

一、化学消毒法

(一)浸泡消毒法

浸泡消毒是目前最常用的印模消毒方法(表 3-1)。常用的浸泡消毒液主要有 2% 戊二醛、10% 次氯酸钠、2% 碘伏等。浸泡时间一般在 10 分钟左右,浸泡法的消毒效果较好,通过改变消毒液的浓度和浸泡时间,可以达到完全灭菌的效果。但该法对印模的尺寸稳定性、表面湿润性、细微结构再现等会造成影响。

除了传统的消毒液,中性氧化电位水近年来逐渐应用于口腔印模消毒,它是一种高氧化还原电位(ORP)、中性 pH 值、含有效氯的新型消毒剂,具有迅速强大、持久的杀菌作用,同时具有对金属托盘无腐蚀性、杀菌后无残留等优势。

表 3-1 印模材料的浸泡消毒法

消毒液	藻酸盐水胶体	琼脂水胶体	聚硫橡胶	缩合型和加成型硅橡胶	聚醚橡胶
2% 戊二醛(浸泡时间 10 分钟)	不推荐	不推荐	推荐	推荐	不推荐
碘剂(1:213 稀释)	推荐	推荐	推荐	推荐	不推荐
含氯复合物(商业漂白剂 1:10 稀释浓度)	推荐	推荐	推荐	推荐	推荐
复合酚类化合物	不推荐	有限的资料推荐	推荐	推荐	不推荐
戊二醛酚	不推荐	推荐	推荐	推荐	不推荐

(二)喷雾消毒法

喷雾法是指印模从患者口中取出后立即在流水下冲洗吸干,然后将其表面均匀喷涂上消毒剂,再用流水冲洗吸干,再次喷上消毒剂后放入相对湿度为 100% 的密闭容器中达到规定的消毒时间,取出后再用流水冲洗,除去残余的消毒剂和水分,再灌制石膏模型。目前以碘伏喷雾最多见。

(三)自身消毒法

自身消毒法适用于藻酸盐印模材料,是将消毒液与印模材料混合制取印模从而达到消毒抗菌效果,其使用的消毒液包括 0.1% 氯己定、0.525% NaClO 消毒液、二氧化氯消毒液、0.01% 碘伏消毒液、壳聚糖等。

二、物理消毒法

(一)臭氧消毒法

臭氧(O_3)是一种光谱杀菌剂,可杀灭细菌繁殖体、芽孢、病毒和真菌等。目前应用的臭氧消毒杀菌机运用电晕放电法，以空气为原料，制备臭氧。采用臭氧消毒杀菌机对印模消毒必须有足够的消毒时间，在有效的杀菌时间之内，对口腔印模的精度不会产生明显影响。

（二）微波消毒法

微波是一种独特的加热新技术，利用微波的热效应、场效应、量子效应等综合效应达到消毒目的。高频电场使介质内部的分子方向发生改变形成偶极子，偶极子沿外加电场的方向排列，高速运动引起分子相互摩擦，使介质温度迅速升高，联合微波其他效应可改变微生物细胞膜的通透性、破坏酶活性并使蛋白变性失活杀灭微生物。

（三）紫外线消毒法

紫外线消毒是一种常规消毒方法，尤其是对一些不能进行高温高压灭菌的材料。研究显示紫外线对口腔中存在的多数细菌、真菌都有消毒效果，且可以使乙型肝炎病毒、HIV 病毒等一些对人体有极大危害的病毒活力减退。该方法对操作者无损坏、清洁、无污染，而且不会产生耐药性。但由于印模外形不规则，表面结构较复杂，因此常常照射不全，影响消毒效果。另外，传统的紫外线消毒方法耗时较长，不利于提高实际工作效率。

三、消毒对印模质量的影响

目前，印模消毒的重要性已经受到广泛重视，但是至今为止，对于印模的消毒还没有一个公认的能满足临床常规使用的消毒方案。由于印模材料多是亲水性材料，而消毒剂又多为水溶液，所以在对印模进行消毒的过程中，可能对印模的尺寸稳定性、表面润湿性、细微结构再现等造成影响；而物理消毒法的消毒效果尚存在不足。所以，要形成一个切实可行的印模消毒方案还有待进一步研究。

第三节　印模的修整与存放

一、印模的修整

1. 为了防止印模变形，在灌模型前应用剪子或刀去除多余的印模材料，包括：切除上颌腭部后份过长的印模材料、下颌磨牙后垫后部过长的印模材料、边缘的菲边、在不影响咬合的情况下，切除牙列后方没有托盘支持的印模。

2. 对印模薄弱部位应进行加固，如孤立基牙可插钉加固，防止模型折断。

3. 印模上的气泡或其他缺陷应进行修补，保持印模的完整性。

二、印模的存放

印模材料不同，存放要求不同。藻酸盐印模材料取模后很难完好保存，应在 15 分钟之内进行模型灌注；如果不能及时灌注，应保存在 100% 湿度下。聚醚硅橡胶应存放于干燥处，特别注意避免与藻酸盐印模材料一起密闭放置。加成型硅橡胶存放条件低，可于常温长期存放。

小　结

固定义齿印模的精细、准确是固定修复体成功的关键,按用途分为工作印模和对颌印模,制备要求不同。为了预防交叉感染,需要对印模进行消毒处理,消毒方法多样,但尚未形成公认的常规消毒方案,还有待进一步研究。

思考题

1. 简述工作印模的覆盖范围。
2. 简述口腔印模的化学消毒方法。
3. 灌注模型前对印模应做哪些修整。

（曾　东　左恩俊）

第四章　模型与代型技术

 学习目标

　　1. 掌握：技师基本工作位置；模型灌注、修整和消毒方法；双钉代型技术和Di-Lok技术；代型修整方法；固定修复体制作中模型相关常见问题及处理方法。

　　2. 熟悉：暂时冠桥的制作方法。

　　3. 了解：暂时冠桥的作用及要求。

第一节　技师的工作位置

一、工作台高度

　　技师的位置控制非常重要，不仅需要从人体工程测量学的角度看问题，而且必须满足以下要求：

　　1. 工作舒适、自在。

　　2. 精确执行技工室工作。

　　3. 创造绝对舒适的环境，避免疲劳。

　　为满足这些要求，技师应考虑：工作台的高度；工作台能承载的设备；照明系统的数量、范围和类型等。其中最主要的是工作台高度。工作台高度应与技师的身高相适应，可借助相应椅子高度的调整来实现，椅子的脚靠也应可调，以使腿能舒适放置。最佳工作台必须允许技师舒适地坐在椅子中，距任一工作目标最大不超过25cm，边缘应为技师腕部提供轻微的支撑，高度由技师身高决定。如果工作台过低，技师就可能将肘或前臂的某一部位放成干扰工作的姿势。

二、技师基本工作位置

　　1. 手支点　躯干与下肢呈90°位置坐姿，头轻微前倾且弯曲，右手外缘（有时为左手指尖）放在工作台手靠上形成支点，技师可双手工作（图4-1）。

　　2. 前臂支点　躯干与下肢呈90°位置坐姿，颏部轻微收回，前臂轻放在工作台上形成支点,腕部稍离开工作台缘,也能舒适地完成工作(图4-2)。

3. 腕支点　躯干与四肢呈90°位置坐姿,手腕放在工作台边缘上形成支点,右手持工具,左手持工作模型,利于执行细致操作(图4-3)。

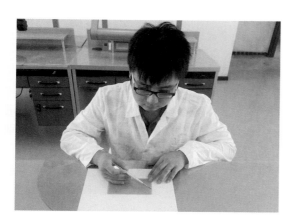

图4-1　技师基本工作位置1

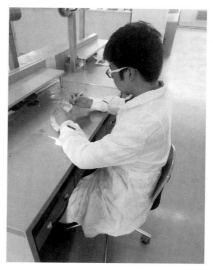

图4-2　技师基本工作位置2

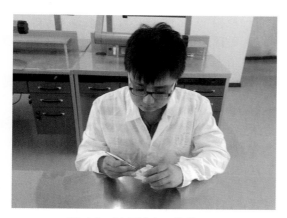

图4-3　技师基本工作位置3

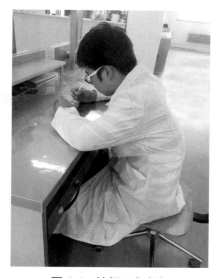

图4-4　技师不良坐姿

虽然有些工作需要技师站立操作,但只要根据工作目标的大小和类型进行调整,多数修复体制作都能用以上三种基本工作位置来完成。若颈部不过度前倾,颈、背部则不必用力,不会过度紧张,工作效率就会大大提高。90°位置的坐姿非常重要,符合人体工程学理论,利于避免紧张和疲劳、提高工作效率。除此之外的其他位置(图4-4)都会影响技师工作时的注意力。

第二节　模型的灌注与修整

口腔模型是指将调拌好的模型材料灌注到制取的口腔印模中，待模型材料凝固脱出后得到的阳模。目前，除了口内直接法修复、计算机辅助设计与制作和预成的修复体以外，各种固定修复体的制作都要在工作模型上完成。模型的制取及其准确性是保证高质量修复体的关键。

一、模型的类型

根据口腔模型的用途、组成材料等不同有以下分类。

（一）按用途分类

1. 工作模型　直接用于制作修复体的模型称为工作模型。由于需要在工作模型上进行模型处理、修复体设计及制作等重要工序，因此，对其精密度、强度等性能的要求亦特别高。临床上常用硬质石膏或超硬石膏来制作工作模型。

2. 对颌模型　对颌模型又称非工作模型，是指和工作模型相对应并与之恢复咬合关系的模型。它用于上下颌位关系的确定，并在正确的咬合关系下进行修复体制作。

3. 研究模型　为了研究设计口腔修复或正畸治疗方案及检查、评价治疗效果而制取的口腔模型称为研究模型。对于较复杂的修复及正畸治疗的患者，常规要制取研究模型，这样便于治疗前的设计及治疗中的观察疗效。

（二）按模型材料的种类分类

1. 石膏模型　石膏模型是指用石膏制作的口腔模型。常用的石膏目前主要有三种，即普通石膏、硬质石膏及超硬石膏。普通石膏临床上常用来制作研究模型、对颌模型及工作模型的底座部分。硬质石膏又称人造石，与普通石膏相比，它的密度大、固化膨胀小、强度与硬度高，因此，常用来制作工作模型。超硬石膏又称超硬人造石，它是一种改良的人造石，其性能比人造石又有所提高，目前常用于制作工作模型。

2. 耐火材料模型　耐火材料模型是指用耐高温材料制作的口腔模型。常用的材料是磷酸盐耐高温包埋材料，主要用于带模铸造。

3. 树脂模型　树脂模型是指用树脂材料制作的口腔模型。树脂模型不易损伤，便于保存，主要用于教学、实验研究及个别情况下的代型。

二、调拌石膏模型材料

调拌模型材料的方法分为手工调拌和机器调拌两种。手工调拌简单易行，但往往调拌不匀，易产生气泡，并且容易污染；真空机器调拌则具有调拌均匀、气泡少、无污染以及强度高的优点。无论采用哪种方法，一定要严格按厂家提供的产品说明中的水粉比例和调和时间进行操作。

（一）手工调拌

1. 按照先水后粉的步骤向调拌碗内加入需要的水和粉。

2. 待石膏粉完全被水浸湿后，用调拌刀进行快速均匀的调拌，调拌时间1分钟左右。

3. 调拌完毕后，将石膏碗放在振荡器上，排出气泡，准备灌模。

（二）机器调拌

借助真空调拌机调拌。

1. 按照先水后粉的步骤往搅拌杯里加入量取好的水和粉。

2. 经调拌刀初步调拌后，用真空调拌机调拌 30～60 秒。

3. 取下真空搅拌杯，准备灌注模型。

（三）调拌过程中的注意事项

1. 严格按厂家提供的产品说明中水粉比例和调和时间进行操作。

2. 调拌时应先水后粉的顺序，调拌时间严格按照材料的要求进行，不能在调拌过程中再加粉或水。

3. 调拌的方向，要沿一个方向进行。

4. 操作中，要注意器械的清洁，并防止污染模型。

三、模型的基本要求

1. 模型要能准确反映口腔组织解剖的精细结构，即要求尺寸稳定，精确度高，模型清晰，无表面缺陷，如气泡、石膏瘤等。

2. 模型要有一定的形状和厚度以保证修复体的制作，即模型的最薄厚度应在 10mm 以上（图 4-5），模型的基底面要修整成与牙合平面相平行，模型的边缘宽度以 3～5mm 为宜。

3. 模型表面应光滑，易脱模。表面硬度高，能经受修复体制作时的磨损。

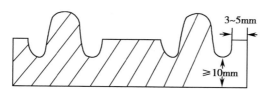

图 4-5　模型形状和厚度的要求

四、模型的灌注方法

1. 一般灌注法　将调好的石膏浆从印模的高点处开始灌注，手持托盘手柄轻敲或将托盘置于振荡器上，石膏浆逐渐从高处流向四周，这种方法可使模型灌注完全，减少气泡形成，使模型材料充满印模的每个细微部分。也可以采用从一侧向另一侧灌注的方法。

上颌印模从腭侧灌入，下颌印模则从舌缘侧灌入。此外灌注过程中要用手工或利用振荡器进行振荡以减少气泡。牙列模型灌注后，稍微静置，继续添加石膏，一直到牙列颈缘至底座的厚度为 1.0～1.5cm 为止。灌注时切忌一次将大量石膏直接倾注在印模低凹处，否则空气将无法排出而形成气泡。注意模型远中部分石膏量一定要加够，直至所需厚度。

2. 围模灌注法　首先在印模边缘下约 2mm 处，用直径 5mm 的黏蜡条将印模包绕，如果是下颌印模则需在下颌舌侧口底用蜡片封闭空隙。然后用蜡片沿蜡条外缘围绕一周，并使蜡片高于印模最高点以上 10mm。用蜡封闭蜡片与黏蜡条间的间隙。然后置于振荡器上，用调和好的模型材料灌注于印模内。此方法灌注制成的模型厚度适宜、外观整齐、方便义齿制作。但此方法操作复杂，耗费时间（图 4-6）。

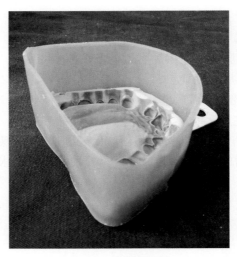

图4-6　围模灌注法

3．分段灌注法　分段灌注法是指在灌注模型时在印模组织面灌注超硬石膏,其他部位用普通石膏。这种方法既可以保证模型工作区的强度和硬度,防止模型在义齿制作中发生磨损或损坏,又可以节约材料,降低成本。操作中注意,要在超硬石膏未完全凝固前灌注普通石膏,以免脱模时两种模型材料分离。

五、模型的消毒

（一）脱模

不同的模型材料灌注模型后所要求的模型分离时间是不同的,过早地从印模中分离模型可导致模型的薄弱部分折断。一般而言,普通石膏应在灌模 1 小时后再分离模型;硬石膏和超硬石膏分离模型时间应更长一些,灌模 6 小时后再分离模型最好。

弹性印模材料的脱模方法:模型灌注完成待石膏凝固、发热、冷却后,用小刀去除托盘周围多余的石膏,使托盘和印模的边缘不被石膏包埋。一手握住模型底座,一手持托盘,小心地顺着牙长轴的方向轻轻将印模松动后取下,分离出模型。如遇有牙齿倾斜、缺牙多或有孤立牙等,可以适当延长脱模时间,以增强石膏强度,脱模时先去掉托盘,将弹性印模材料破成碎片,再完整取出模型。若石膏凝固后未能及时脱模,印模可能会与模型材料发生粘接,造成脱模困难。此时应采用的脱模方法是将模型和印模托盘一起放在热水中浸泡15~20 分钟,再脱模。

（二）模型的消毒

模型消毒的方法包括化学试剂浸泡法、喷雾法、熏蒸法、微波、紫外线消毒法以及臭氧消毒法和模型材料添加消毒剂的方法。由于石膏模型和代型须保持精确的形状和强度,因而对于模型消毒方法的选择,不仅要考虑消毒方法的杀菌效果,还要考虑其对模型的精度和表面物理性能的影响。这为模型的消毒带来了一定的困难。

1．浸泡 / 喷雾消毒法　使用消毒剂喷雾或浸泡石膏模型进行消毒是目前应用较为广泛的方法。美国牙科协会建议石膏模型采用消毒剂喷雾到足够湿度,或者用 1∶10 的次氯酸钠或碘伏浸泡的方法。常规流程是流水冲洗→浸泡 / 喷雾→流水冲洗。

但是，不论喷雾还是浸泡法都有一些缺陷，近年来研究表明，浸泡消毒可导致模型变形，并且使模型的表面侵蚀，强度降低，最终影响修复体的制作。而喷雾的方法虽然一定程度上降低了浸泡法对模型精度和强度的影响，但是由于模型表面结构非常复杂，很难消毒完全。

2. 熏蒸消毒法　常用的熏蒸消毒剂有甲醛和戊二醛，因为醛类消毒剂容易气化，穿透力强，杀菌效率高，不仅能杀灭一般细菌，对芽孢亦有杀灭作用，属于高效杀菌剂，而且对模型影响极小。但是，醛类消毒剂的组织毒性和刺激性都较大，操作时应做好个人防护。

3. 微波消毒法　微波是一种独特的加热新技术，受高频电的作用，分子被激发旋转振动，被消毒的物质里外一起加热。其特点是快速而均匀地升温，瞬间可达到高温，从而达到消毒灭菌的目的。应用微波对石膏模型进行消毒是一种简便、实用的方法，并且还可加快石膏模型的凝固和干燥，不易出现创伤和缺损，缩短了干燥时间，提高了工作效率。但是微波加热对模型的精度和物理性能的影响还有待于进一步的研究。

4. 臭氧消毒法　臭氧（O_3）是一种广谱杀菌剂，可杀灭细菌繁殖体、芽孢、病毒和真菌等。目前应用的臭氧消毒杀菌机运用电晕放电法，以空气为原料，制备臭氧。采用臭氧消毒杀菌机对石膏模型消毒必须有足够的消毒时间。研究表明，30分钟的消毒处理可以达到可靠的消毒效果。而且在有效的杀菌时间之内，不会对模型的精度和强度产生影响。

5. 紫外线消毒法　利用紫外灯产生紫外线来消毒，具有广谱、便捷、有效的灭菌特点，对模型的精度和物理性能没有影响，而且该方法对操作者无损害、清洁、无污染。但是，由于模型的外形不规则，表面结构较复杂，因此常常照射不全，影响消毒效果。另外，传统的紫外线消毒方法耗时较长，不利于提高实际工作效率。

上述方法是目前石膏消毒中较常用的几种方法，现在不少的义齿加工厂在实际操作中，为了达到更好的消毒效果却又不影响模型精度，采取几种方法联合应用的办法：定制专用的消毒柜，在臭氧环境下进行紫外线照射，消毒效果好，又可根据需要选择消毒时间。这是一种值得推广的方法，但要注意操作安全，必须严格按照标准的操作规程进行操作。

六、模型的修整

模型刚脱出时，石膏未达到最大强度，有利于修整。模型修整的目的是使其整齐、美观、利于义齿制作，并便于观察保存。

模型修整常规是利用模型修整机进行（图4-7）。

1. 底面　先修整模型底面使其与𬌗平面平行，并且模型底座的厚度应不小于10mm。

2. 后壁、侧壁及后侧壁　修整模型的后壁、侧壁及后侧壁，使模型的后壁与底面及牙弓中线垂直，使两边的侧壁与前磨牙、磨牙颊尖的连线平行，后壁与侧壁所形成的夹角磨去一段形成后侧壁，并使其与原夹角的平分线垂直。

3. 前壁　修整模型的前壁，使上颌模型的前壁成等腰三角形，其顶角正对中线；下颌模型的前壁修成弧形，约与牙弓前部弓形一致。

4. 模型前壁及侧壁应距黏膜反折处3～5mm。

5. 最后，用工作刀修去工作模型和对颌模型上的瘤子等影响咬合的部分，但必须保持原有解剖形态，以恢复正常咬合关系，并使下颌舌侧平展，以利于修复体的制作。

在修整过程中要注意保护模型，特别是不要损伤预备体（图4-8）。

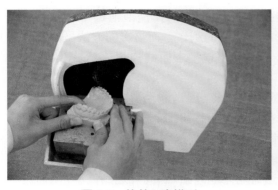

图4-7　修整石膏模型

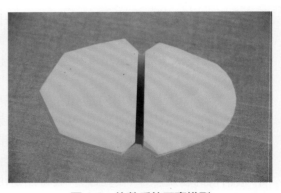

图4-8　修整后的石膏模型

第三节　可卸式模型的制作

可卸式模型是指将需要制作蜡型的代型能从整体的牙列模型上分离取下并能回复到原位的模型，代型即能分离取下的预备牙模型（图4-9）。利用可卸式模型制作蜡型视野清楚，操作方便，能较好地恢复邻接关系及龈缘密合度。

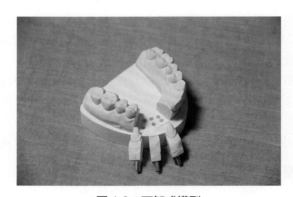

图4-9　可卸式模型

制作可卸式模型的方法有多种，其中最具代表性的是钉代型技术和 Di-Lok 技术。

1. 钉代型技术　钉代型技术是目前最常使用的代型制作技术，根据钉的数目可分为单钉固位技术和双钉固位技术。该技术的优点在于代型复位的准确性，这种准确性是通过代型钉洞的准确嵌合实现的。但是，单钉法由于具有一定的旋转性，已经逐渐被双钉法所取代。

2. Di-Lok 技术　Di-Lok 技术是利用代型锁盒进行代型分离和复位的技术。在第一次灌注模型之后将模型修整成与代型盒相适应的形状，然后灌注模型的底座。待石膏固化后，进行切割修整代型。代型通过代型锁盒取出和复位。

一、双钉代型技术

（一）检查模型

1. 工作模型检查　灌注的工作模型应清晰完整，有足够厚度，光洁度好；预备牙应符合所设计修复体的牙体预备要求,肩台连续完整、宽度合适,龈缘清晰;预备牙相邻牙的近预备牙侧不应存在有影响修复体就位的较大倒凹。

2. 对颌模型检查　检查牙冠𬌗面形态,应清晰完整。

3. 咬合关系检查　用雕刻刀修去𬌗面的石膏瘤,检查上下颌模型咬合关系及蜡记录是否准确。

(二)模型修整

用石膏模型修整机将模型底部磨平并与𬌗平面平行,工作模型底部到预备牙颈缘的高度为7~8mm。再依照牙列形态用舌侧模型修整机修整模型舌侧,使其成一马蹄形(图4-10)。

(三)工作模型打孔

使用铅笔或标记笔在工作模型牙齿的𬌗面标记出代型钉孔的位置。注意要保证唇侧和舌侧钉洞之间有足够的间距,从而使代型钉和钉鞘在空间位置上互不干扰。

如采用激光打孔机打孔,则打开电源开关,工作模型置于打孔机的平台上,将红色指示光点对准打孔标记点,两手握紧工作模型,将工作平台平稳向下按,模型在随工作台面下按时,接触快速转动的打孔钻,形成所需的孔。按上述方法形成其他预备牙及需要固定部位的复位钉孔(图4-11)。

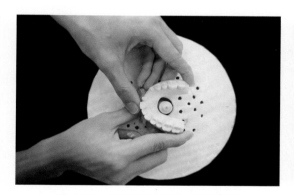

图4-10　舌侧模型修整机修整模型

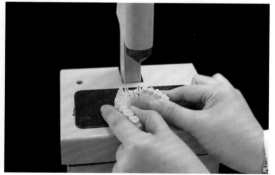

图4-11　激光打孔机打孔

(四)粘固代型钉及固定装置

所有孔打好后,用气枪吹净孔内的粉末,用502胶将代型钉粘固于孔内,孔内胶水不宜过多,防止过多渗出模型底部表面形成薄膜,影响密合度(图4-12)。

为确保代型插卸方便和防止代型钉对底座石膏的磨损影响代型复位准确性,采用配套的树脂钉鞘套入金属代型钉(图4-13)。

(五)加模型底座

在复位钉尾端粘固直径2~3mm的黏蜡球或蜡条,作为钉的标志。在模型底面涂分离剂,以便于分离。

根据工作模型基底面的大小选择成品橡胶底座。将调拌好的适量硬质石膏,在振荡器振荡下注入橡胶底座中,再取少许石膏,加到需形成可卸代型部分的底部(图4-14),确保可卸代型部分的底部与后加入的石膏之间无间隙或气泡存在。然后将工作模型压入橡胶底座中,使复位钉接触底部,去除溢出的底座石膏(图4-15)。

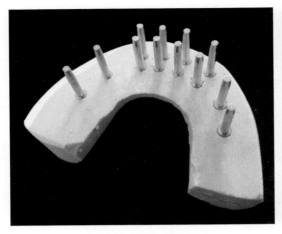

图 4-12　粘固代型钉

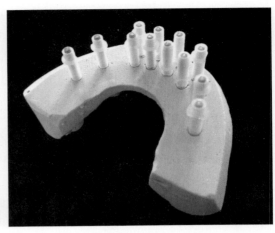

图 4-13　树脂钉鞘套入代型钉

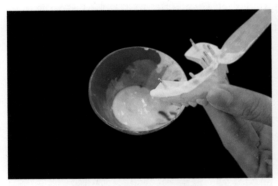

图 4-14　取少量石膏加到模型底面

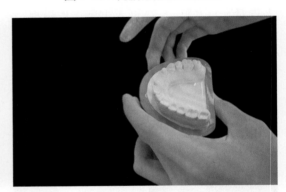

图 4-15　加模型底座

（六）代型切割

待模型底座石膏完全凝固后，从底座成型器中脱出模型，用 0.2mm 厚的"U"形石膏分离锯分别沿预备牙近远中邻面向龈方以与预备牙牙长轴平行的方向向下锯开，锯至两层石膏的交界线为止（图 4-16）。锯时应注意模型不可太湿，以免粘锯；锯缝要窄，切割线应互相平行或轻微向钉末端聚合，如果代型的底部大于𬌗方，将导致代型锁住；避免伤及预备牙及邻牙；可事先用铅笔画好切割线，按线切割。

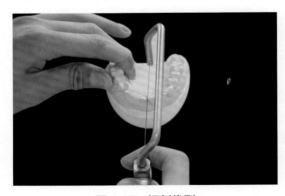

图 4-16　切割代型

（七）代型分离

先用蜡刀去除复位钉末端的蜡球，使复位钉末端暴露清晰，再施压力于复位钉的末端，将代型连同复位钉从模型上分离下来。

二、Di-Lok 技术

1. 检查模型 与双钉代型技术相同。

2. 修整模型 要求同上，但需注意模型与牙托内壁间应有一定间隙，并不可影响舌侧插销就位。也可在模型内外侧面磨出几个沟槽，以利于模型的固定（图4-17）。

3. 固定模型 将模型于水中浸泡5分钟，以利于与新石膏结合。调和超硬石膏灌入代型盒内约2/3的高度。将模型压入上述代型盒内，趁石膏尚未凝固将舌侧插销插入，修去多余石膏（图4-18）。注意不要使石膏沾在预备牙上。

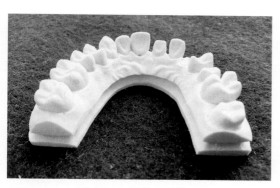

图4-17 修整后的模型

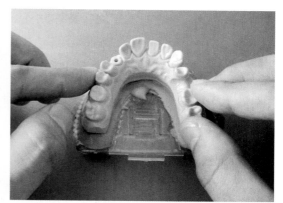

图4-18 固定工作模型

4. 分割模型 固定模型的石膏硬固后，从代型盒内取出模型。画线、切割，方法与前述相同，所不同的是将固定模型的底座石膏与工作模型一同切开，在切至剩余1mm左右，用手掰开使代型与邻牙及模型其他部分彻底分开，以便更准确地记录代型与模型的关系。分割后的模型在代型盒内复位，检查复位情况（图4-19）。

与钉代型技术相比，Di-Lok 技术成本较低，操作步骤较少，但如果代型盒的制作质量较差或在向代型盒内灌注石膏时稍有不慎，容易出现复位困难的问题。该技术的另一个缺点是制作出来的代型柄部体积较大，不利于技师操作。

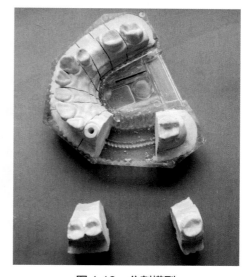

图4-19 分割模型

三、代型修整

（一）修整代型

模型分割后代型颈部周围仍留有牙龈组织，颈部边缘线暴露不彻底，这样会影响蜡型的制作，影响修复体的精度和密合性。因此，必须修整代型，完全显示出准确的预备体颈部边缘形态。

代型颈部边缘修整的器械包括各类钨钢磨头、粗不锈钢钻头、粗金刚砂球钻以及硬质合金磨头。此外，由于边缘线的重要性和技术要求，所有相关操作都必须在放大镜下完成。代型修整的操作可以分为三个阶段：

1. 边缘线龈方的修整　标记预备体代型颈部边缘线，在放大镜下用细头有色笔标记边缘线，在修整过程中不破坏该线。在放大镜下，用粗粒的球形钨钢磨头，在游离龈缘根方约 5mm 的位置处，由外向内对模型进行修整，在颈部边缘线龈方形成一圈环状浅凹。在靠近边缘线的区域，换用更精细的钻头（减小钻头的直径或粒度）进行修整，并提高放大镜的放大倍数（图 4-20～图 4-22）。

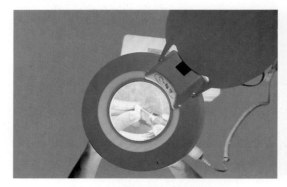

图 4-20　放大镜下修整代型

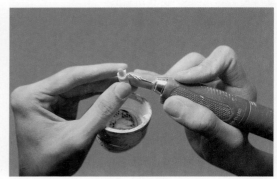

图 4-21　代型粗修整

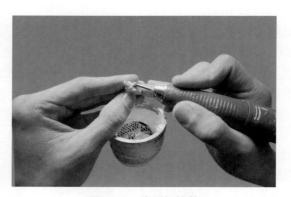

图 4-22　代型细修整

2. 边缘线的分离　将球形车针置于代型的近边缘线处，在标记的代型边缘线外围修整，使边缘线暴露清晰。再用 11# 手术刀对边缘线外的石膏进行清理，使边缘线更加清晰（图 4-23）。边缘线的分离是代型修整阶段的重中之重，操作者必须全神贯注，要使用放大镜和更加精细的手机修整，操作时要有稳定的支点；同时还需使用高速吸尘器，以保证操作区视野清晰，使用高压空气喷吹边缘区的杂质和磨屑，不要用手或者其他器械清除，以免损伤边缘区。

3. 边缘区的确认和边缘线的标记 根据上面两个阶段的精细操作，预备体代型的边缘区清晰可见。通过放大镜观察可以发现，修整区表面粗糙度大于未预备的牙根表面，而且有很多细小的磨痕。从而可以确定边缘区的界限。然后使用红色蜡笔，在放大镜下轻轻标记出边缘线的位置。在蜡型制作以及修复体试戴时，边缘要与该红色标记线吻合（图4-24）。

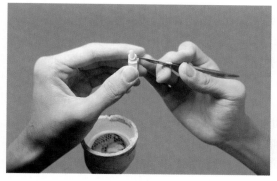

图4-23 边缘线的分离

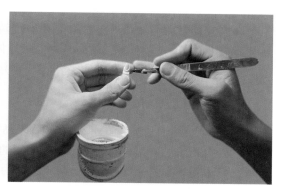

图4-24 标记边缘线

（二）涂布间隙涂料

首先，在颈缘线区涂布模型强化剂以保护颈缘。然后在代型表面涂一层间隙涂料，其目的是补偿铸造合金的凝固收缩，利于修复体完成后能顺利就位，同时给粘固剂预留一定间隙。

1. 涂布方法 涂布前先将涂料瓶摇匀，然后用小毛笔蘸取少量涂料，从距代型颈缘线1mm处开始向𬌗面方向均匀涂布，在整个牙冠表面涂上一层光滑、均匀、完整的间隙涂料。

2. 涂布要求 涂布过程中，切忌反复涂擦，以免间隙涂料厚薄不均匀或在沟隙和转角处堆积，影响修复体的质量。理想厚度为20～30μm，一般涂布2次即可获得，如果涂料较黏稠，也可只涂一次。为保证固定修复体边缘的密合，在代型颈缘线0.5～1.0mm以内不涂布间隙涂料（图4-25）。待间隙涂料干燥后，即可将可卸代型准确复位。

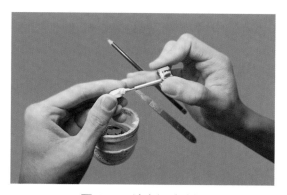

图4-25 涂布间隙涂料

代型修整是一项需要实践经验的工作，技师的能力在一定程度上可以弥补临床工作的不足，例如个别区域印模边缘不够清晰等。但预备体边缘毕竟是出自临床医师之手，不能依靠技师修整出来。技师应该理解预备体边缘形态受到基牙（或患牙）自身条件、开口度和手机车针等工具的限制，有时会出现一些缺陷（常见者如：肩台边缘无法辨认、预备体上存在倒凹、多预备体无共同就位道等）。此时，应该及时与医师联系，重新进行牙体预备和制取印模，因为试图用模型修整方法弥补这些缺陷无法收到良好的临床效果。

第四节　暂时冠桥的制作

在固定修复治疗过程中，通常需要磨削较多的牙体硬组织，特别是预备牙为活髓牙时，牙体预备后会引起牙本质过敏。同时，修复体的制作需要一定的时间，在永久性冠桥完成前，为了保护牙髓组织，减少患者的痛苦，需用暂时冠桥（又称临时冠桥）保护预备牙。

一、暂时冠桥的作用

1. 保护牙髓　活髓牙在牙体预备后牙髓处于激惹状态，易引起牙本质过敏症状或牙髓炎症，暂时性冠桥可以隔离口腔环境对牙髓的刺激。

2. 保护牙体，尤其是死髓牙，避免咀嚼力造成部分牙体或充填物折裂。

3. 维持牙周组织的健康，避免预备牙与邻牙间的食物嵌塞、滞留，维持牙周组织的健康。但暂时性冠桥的边缘不能压迫牙龈，否则会引起牙龈出血、增生或萎缩。

4. 维持咬合状态，保持预备间隙，防止邻牙移位及对颌牙伸长。

5. 恢复功能　多个后牙缺失时，可暂时性恢复咀嚼功能，预防颞下颌关节及神经肌肉功能紊乱的发生。

6. 保持美观　恢复预备牙的牙冠外形，维持患者在治疗等待期的美观。

二、暂时冠桥的要求

1. 能有效保护牙髓　要求修复体具备良好的边缘封闭性，以避免微漏，形成微生物的附着，隔绝唾液及口腔内各种液体的化学及微生物刺激。

2. 足够强度　暂时修复体要能够承受一定的咬合力而不发生破损。

3. 足够的固位力　在功能状况下不脱位。

4. 边缘的密合性　边缘过长、过厚会导致龈缘炎、出血水肿、龈缘的退缩等问题；相反，如果边缘过薄、过短或存在间隙，则会在短时间内出现明显的牙龈组织增生，都会影响最终修复体的戴入和修复效果。

5. 咬合关系　暂时修复体应具备良好的咬合关系，有利于患者的功能和舒适感，还对修复效果产生影响。

6. 恢复适当的功能　一般情况下，要求暂时修复体恢复适当的咀嚼发音功能，这样可以评估修复体功能状况下的反应以及修复体对发音等功能的影响。

三、暂时冠桥的制作方法

（一）成品暂时冠法

成品暂时冠又有软金属冠（如铝质成品金属冠）和非金属冠（如成品硬质树脂冠）等类型，有各种大小、不同牙位的成品冠可供选择。

1．金属成品冠和赛璐珞成品冠的选择　这类成品冠的选择和应用比较简单，按牙位、大小等，根据预备牙的具体情况修整冠的长度及颈缘，至合适后用氧化锌丁香油粘固剂粘固即可。

2．成品硬质树脂冠的选择　成品硬质树脂冠有数十种不同大小、形态、颜色可供选择，根据邻牙的大小、形态、颜色及患者的面形，选择合适的成品冠，并适当磨改冠边缘，使之与患牙颈缘适合、与邻牙有正常的邻接关系后粘固到患牙上。也可常规制取患牙印模，灌注工作模型，间接法在模型上试合成品树脂冠，修改冠边缘及邻面，至合适后，再在口内试戴、调𬌗、抛光后粘固。

（二）成形模片法

1．术前用暂时冠成形膜片浸入80℃热水中3～5分钟，软化膜片后，用其取牙冠印模。

2．基牙预备完毕后，于牙冠印模内注入暂时冠材料。

3．口内就位、固化成形。

4．调𬌗、抛光、粘固。

（三）印模法

藻酸盐印模法价格便宜，使用方便，多用于暂时固定桥的制作。

1．在牙体预备前先取印模，如果基牙有缺损可用蜡暂时将牙冠形态恢复后再取模。后牙固定桥修复，可在缺牙区咬一块软蜡，待蜡块硬固后稍加修整，然后再取印模，印模从口内取出后，如是作暂时固定桥可在印模上用刀片去除缺牙与基牙间间隔以使树脂有足够空间流入增加与桥体连接强度。在印模内任何影响印模重新就位的悬突、倒凹都必须修去（图4-26）。

2．选择所需颜色的自凝树脂，将催化剂和基质按比例调拌均匀，放入专用针筒内，在印模所需的牙位自𬌗面向龈缘部分缓慢注入，逐渐注满并保持注射头浸没于树脂材料中，以避免出现气泡。冲洗牙面并干燥，然后将印模复位于口内，稍用压力。

3．口内保持约2.5～3.0分钟，并通过口内溢出树脂材料观察硬化过程，树脂硬化后，取出印模。

4．修整暂时冠飞边，然后可放在温水中，使其完全固化。

5．暂时性冠的粘接　将暂时性修复体在口腔内的预备牙上就位，用咬合纸检查咬合，调磨早接触点，最后抛光，粘固（图4-27）。

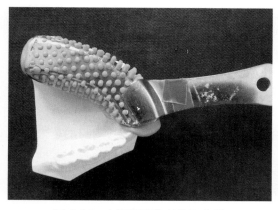

图4-26　在牙体预备前先取印模

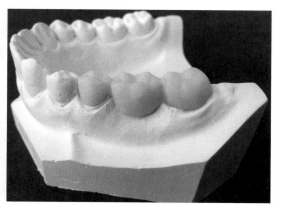

图4-27　印模法制作的暂时固定桥

（四）间接法

间接法的具体制作方法是：在牙体预备后用弹性印模材料制取两副工作印模，一副灌注人造石模型，作为工作模型；一副灌注普通石膏模型，作为制作暂时冠桥的模型。暂时冠桥模型脱模后检查是否完整，如患牙有缺损可用蜡暂时恢复外形，涂布分离剂，待其干燥后，调和适量的自凝造牙树脂，至粘丝期根据预备牙、缺失牙的大小、形态、咬合、楔状间隙、邻接关系进行堆塑，待树脂到橡胶期，从模型上轻轻取下树脂暂时冠桥，在温水中浸泡约5分钟，待其完全聚合后再修改、打磨。前牙唇面可贴成品牙片，以利美观。然后，口内试合，调改合适后抛光，粘固。

 知识拓展

模板法制作暂时冠桥

1. 石膏模型预备　牙体预备前先取印模，灌注石膏模型，要求模型底座光滑、平整，厚约4mm，模型边缘无气泡、无倒凹及尖锐区域，如果有缺牙间隙，可用成品树脂牙或自凝树脂在模型上缺牙区恢复牙的形态，而不能用加热成形时会变形的蜡。

2. 预备薄膜印模　将一片树脂薄膜固定在真空压缩成形机的机架上，并逐渐加热烘软，然后把石膏放在成形机圆盘中，再将烘软的薄膜移至模型上，抽真空压缩成形，制成薄膜印模。

3. 修整薄膜印模　通常应使印模覆盖全部牙弓，如果桥基牙远中没有邻牙，薄膜印模必须超过基牙远中2～5mm，这样便于薄膜印模在口腔内正确就位，印模应超出牙龈边缘2～3mm。

4. 薄膜印模试戴　牙体预备完成后，将薄膜印模戴入口腔内，检查是否合适，由于此薄膜为透明材料，因此亦可检查牙体预备是否足够。

5. 预备自凝树脂暂时修复体　将调拌好的自凝树脂注入薄膜印模所需牙位中，注意避免气泡。然后将印模置入口内就位，树脂固化后取出、修整、调𬌗、最后抛光、粘固。

第五节　固定修复模型常见问题及处理

固定修复体的制作是在以口腔为原型翻制的工作模型上完成的，因此工作模型的精确度对修复体制作极为重要。正确制取模型，避免各种可能出现的问题，是获得高质量修复体的必要条件。

一、模型变形

模型变形是修复体制作过程中的常见问题。引起模型变形的原因很多，归纳起来大致可分为两种。

（一）印模变形

1. 印模与托盘分离　主要是因为印模在口内取出时方法不当所致。由于印模材料在口内固化后与口腔黏膜有很强的吸附力，如果强行取出很容易出现印模与托盘分离的现象，由此灌制的模型就会出现变形。此外,印模灌注时震动过猛亦可导致印模与托盘不同程度的分离,从而导致模型变形。在临床上,较常见的是印模后部与托盘分离。

2. 印模收缩 水胶体弹性印模材料制取的印模,若不及时灌注易在空气中失去水分而引起体积收缩,从而导致模型变形。因此在印模取出后应立即灌模,以避免印模收缩。

3. 印模消毒不当 藻酸盐印模材料长时间浸泡于消毒液中会发生渗润,造成印模变形。

（二）印模灌注和脱模方法不当

1. 模型材料尚未完全凝固即脱模亦可引起模型变形。不同的模型材料有不同的固化时间,因此掌握好脱模时机也是防止模型变形的重要一环。

2. 模型放置过久,也可能因脱水或受潮而变形。

 知识拓展

模型固化过程中发生过度膨胀

模型材料,即石膏制品,具有固化膨胀的性质。这在牙科使用的某些情况下是需要的,如灌模过程中一定量的固化膨胀可以补偿印模收缩对模型精度的影响。但是,过大的固化膨胀也会使模型精度下降。

从固化的过程来看,石膏材料调和早期先发生体积的收缩,当混合物获得刚性之后则在各个方向上发生膨胀。这种膨胀来源于晶体簇中晶体彼此碰撞形成的微观孔隙的宏观累积。低水粉比、在限定范围内延长混合时间可使固化膨胀增大。粉多时,由于结晶体迅速相遇而使凝固的石膏膨胀;水多时,结晶间的距离较大,互相间的推动力减小而降低膨胀。因此,可以通过适当增大水粉比及缩短调和时间来控制石膏材料的过度膨胀。

精确的模型是制作合格固定修复体的先决条件,因此如果出现模型变形,不论何种原因,原则上均应予重新制取。

二、模型出现气泡

在翻制模型过程中出现气泡,其主要原因有:

1. 模型材料的水粉比例不当或调拌不匀。

2. 灌模前印模内的唾液及食物残渣没有冲洗干净。

3. 灌注印模时操作不当,没有按由一端向另一端推进灌模原则操作或者是震动强度不够,印模与模型材料间的气泡没有被排出所致。

4. 一次堆放的石膏量太多,以致不能流满细小的转角处,如牙尖、切角、颈部及肩台等部位。

5. 加成型硅橡胶印模未经放置即行灌模,造成印模材料表面与水发生反应产生的氢气储留于模型中或模型表面。

模型出现气泡的处理原则是:非工作区的气泡可以通过填补的方法解决,如工作区出现大气泡,组织解剖形态受到破坏,则应予重新制取模型。

三、模型强度低

模型强度低，主要表现为用蜡刀较轻地划刻模型表面即有模型材料脱落。在强度降低的模型上制作熔模时常有模型材料碎屑脱落，直接影响修复体的制作质量。该问题出现的可能原因有：

1. 模型材料本身强度较低　不同的材料有不同的抗压强度和抗弯强度，如煅石膏的抗压强度只有 12MPa，而超硬质石膏最大可达 110MPa。这主要是由于石膏处理条件不同而导致其内部晶体的排列不同，因此应根据不同的修复方法要求选择合适的具有必要强度的模型材料，并要保证所使用的模型材料质量合格。

2. 调拌模型材料时用水过多　不同的模型材料有各自的混水率，调拌模型材料时要严格控制水粉比，调和水量过多，则表面强度明显降低。

3. 在调拌模型材料过程中加水或石膏粉　在石膏粉与水调和后发现水粉比例不合适，此时再加入石膏粉或水，会造成凝固反应形成结晶中心的时间和数量不一致，形成不均匀的块状物，导致模型强度下降。正确的做法是重新取量调和。

4. 搅拌速度过快、时间过长　搅拌速度不宜过快，否则会形成过多的结晶中心而导致石膏膨胀，造成强度下降。

5. 模型长期置于潮湿环境中使其表面潮解　超硬石膏容易吸潮，吸潮后强度和硬度降低，因此要避免模型在空气中放置过久，尤其是在南方气候潮湿的地区应特别注意，或者可以把模型储存在封闭良好的容器中。另外，为避免模型材料碎屑脱落，应在制作熔模前在模型表面涂硬化剂。

在修复体制作过程中如发现模型强度低，原则上应重新制取模型。

四、模型表面不清晰

模型表面不清晰主要表现为模型表面不光滑、粗糙、基牙颈缘及解剖形态不清楚、并常伴有小气泡、石膏瘤等。其可能的原因有：

1. 印模制取不当　制取印模前未经有效的牙龈收缩，龈缘处渗出液或口内唾液没有清洗干净。因此在取模时应尽量把口内的唾液和龈缘的渗出液清洗干净，对固定修复体的基牙应在取模前收缩牙龈使颈缘清晰。另外，牙体预备过程中存在倒凹、未抛光，印模材料放入口内过迟流动性变差，脱模过早，也会造成模型表面粗糙、不光滑。

2. 印模质量不合格或材料选用不当　不同的印模材料性能不同，应该依不同的修复方法选择合适的材料及印模方法，并要保证所使用的印模材料质量合格。如硅橡胶印模材料的性能明显优于藻酸盐印模材料，其制取的印模表面清晰度较好。故制取如颈缘、根管等精细结构的印模时最好选用硅橡胶印模材料。

3. 材料使用不当　如水粉比不合适，搅拌方法不正确、硅橡胶印模材料调和比例不当、灌模时机不当等。应按所用材料规定的水粉比、调和比进行均匀调拌，并排出气泡，同时注意硅橡胶印模材料使用中的特殊要求。

4. 在调拌模型材料时水量偏少　水粉比例过低则石膏流动性小，难以复制口腔组织细微的解剖结构，制作出的模型脆性增大，表面粗糙。故调拌模型材料时应严格控制水粉比。

5. 模型材料质量不合格。

6. 印模材料黏附于模型　常见于水胶体弹性印模材料印模在灌注模型材料后，没有及时脱模所致，所以印模灌注后应按要求及时脱模。

如出现模型表面清晰度不够的情况，应仔细分析原因后予以重新制取模型。

五、模型损伤

模型损伤主要是人为损伤。模型损伤常由以下原因造成：

1. 脱模方法不当　脱模方法不当会造成基牙折裂，因此，脱模时机应适宜且动作不宜粗暴，脱模时对不同的印模材料应采取不同的方法，如水胶体弹性印模材料可先将托盘去除，然后将弹性印模材料破成碎块，取出模型。印模膏印模脱模时应先去掉托盘，然后将带印模的模型放入 55～60℃的热水中浸泡，使印模膏中的淀粉成分溶胀、印模膏软化后再脱模。

2. 孤立牙折裂　对于存在孤立牙的印模在灌注前应用木签等物插入孤立牙的阴模内，以加强其在脱模过程中的抗折能力。

3. 修剪模型时操作不规范造成模型工作区断裂　去除下颌舌侧多余模型材料时常会因纵向使用石膏剪剪切模型而造成模型正中断裂，因此应注意使用石膏剪时的角度、方向，尽量避免使用石膏剪修整下颌舌侧部位。模型最好用修整机进行修整，防止石膏剪损伤模型。但在修整机上打磨时也要小心谨慎，避免损伤到基牙或过度切磨。

4. 制作熔模时损伤基牙　制作熔模时应注意蜡刀的力度，防止蜡刀划刻模型表面。

5. 制作代型时损伤患牙和邻牙　在制作可卸代型时，如采取打孔加钉技术，就应注意打孔的位置、方向及力度。在使代型和底座分离时，应采用手锯从患牙近远中由𬌗龈方向平行锯下，同时注意不能伤及患牙和邻牙。

若模型损伤发生在关键部位，判断其将影响义齿制作，则应重新制取模型。

 小　结

　　模型与代型技术是制作口腔固定修复体最基本的技术。技师应根据自己的实际情况选择适宜高度的工作台和正确的工作位置，避免疲劳。调拌石膏模型材料的方法有手工调拌和机器调拌两种方法，灌注模型的方法有一般法和围模法，模型的消毒方法有浸泡（喷雾）、熏蒸、微波等多种方法。灌注后的模型应该通过模型修整机修整以达到模型的基本要求。双钉代型技术的基本步骤是检查模型、模型修整、工作模型打孔、粘固复位钉及固定装置、加模型底座、代型切割、代型分离。与钉代型技术相比，Di-Lok 技术成本较低，操作步骤较少，但容易出现代型复位困难。切割代型后，必须对代型进行修整，从而显示出准确的预备体颈部边缘形态，最后还要在代型颈缘线0.5～1.0mm 以外区域涂布间隙涂料。暂时冠桥的制作方法有成品暂时冠法、成形模片法、印模法和间接法等。

思考题

1. 简述调拌石膏过程中的注意事项。
2. 何谓可卸式模型？试述双钉代型技术的操作流程、方法及注意事项。
3. 试述代型修整的操作过程及注意事项。
4. 试述涂布间隙涂料的意义、方法及注意事项。
5. 固定修复模型变形的原因有哪些？如何预防及处理？

（刘华英　左恩俊）

第五章 熔模技术

学习目标

1. 掌握：各种固定修复体熔模的制作；固定修复体熔模铸道的设置。

2. 熟悉：熔模材料的使用；烤瓷熔附金属修复体金属基底熔模的设计要求；固定桥桥体熔模的类型和制作要求。

3. 了解：常用熔模材料的性能。

熔模是用蜡或树脂等可熔性物质制作的铸件雏形，用蜡制作的也称蜡型，用树脂制作的称为树脂熔模，统称熔模。熔模质量优劣直接影响铸件的质量。

第一节 熔 模 材 料

常用的熔模材料有铸造蜡、自凝树脂及光固化树脂。

一、铸造蜡

用来制作固定修复体熔模的蜡包括嵌体蜡和冠桥用蜡。铸造蜡的主要组成成分是石蜡，加入一定比例的棕榈蜡、地蜡、蜂蜡以及适量色素。

（一）嵌体蜡

嵌体蜡主要用于制作各种嵌体的熔模。Ⅰ型直接在口内制作嵌体熔模；Ⅱ型用于间接法，在工作模型上制作熔模。

1. 嵌体蜡应具备的条件

（1）加热后变软，可塑成均匀整体而不产生片状或鳞状现象。

（2）在适当的温度时，应具有良好的可塑性，可压入窝洞进入微细的点线角内，在温度降低时又可变硬，能够被雕刻，从代型上取下时不变形。

（3）在烘烤焙烧时能够气化挥发，不留残渣。

2. 用法　使用时将嵌体蜡放在火焰上方，不断转动蜡块或蜡条，使之均匀加热软化，成为均匀一致的可塑体。切忌放入热水中软化，以免因蜡内某些可溶性物质溶于水中而影响其性能，也可避免因水渗入蜡中导致雕刻时蜡产生片落现象。理想的软化方法是将蜡放入恒温箱中,使蜡在恒温下软化备用。

Ⅰ型嵌体蜡可在软化后直接压入窝洞内,待其冷却至口腔温度时雕刻成形。Ⅱ型嵌体蜡可直接滴蜡成型。

(二)冠桥用蜡

冠桥用蜡包括用于冠桥修复体熔模制作的各种铸造蜡及用于研磨加工的特殊用蜡。

1. 颈部蜡 特点是具有良好的可塑性且无应力,柔韧性好,体积稳定,用于修复体颈缘部分熔模的制作不会断裂和脱落,能够确保颈缘的精确性。

2. 牙冠蜡 牙冠蜡可分为内冠蜡和外冠蜡。内冠蜡质软,流动性好,富有弹性;外冠蜡质硬,堆筑后可快速硬化,具有良好的雕刻性能,适宜牙冠造型。

3. 桥体蜡 桥体蜡为成品的桥体蜡熔模,有各个牙位、各种形状、各种规格的熔模备选(图5-1)。

4. 研磨蜡 研磨蜡又称铣削蜡,为中硬型蜡,专为用铣具和刮具进行机械加工而制。在平行研磨仪上加工时产生的蜡屑少,不易粘着器械。主要用于附着体及套筒冠熔模的研磨加工。

5. 浸渍蜡 浸渍蜡适用于电热浸蜡仪器,通过浸蜡的方法制作牙冠熔模的专用蜡。硬度高,弹性大,成型性好,在90℃的条件下,蜡浸渍层的厚度在0.3~0.5mm之间,这一厚度可重复再现,可以帮助快速完成金属基底熔模的制作。产品为不同颜色的蜡颗粒,便于添加到熔蜡池中(图5-2)。

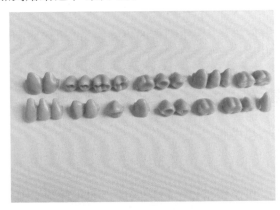

图5-1 桥体蜡

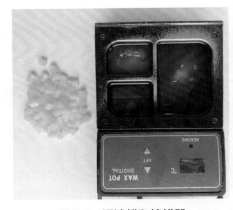

图5-2 浸渍蜡和熔蜡器

(三)蜡线条

蜡线条主要用于制作熔模的铸道,也可用来安插排气导线或形成固位钉、夹持柄等。有不同规格供选择,可根据熔模的大小选用合适的规格(图5-3)。

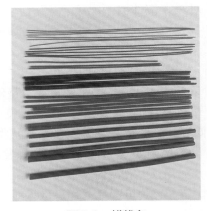

图5-3 蜡线条

失蜡铸造法

失蜡法是一种青铜等金属器物的精密铸造方法。先用蜂蜡做成铸件的模型，再用耐火材料填充泥芯和敷成外范。加热烘烤后，蜡模全部熔化流出，使整个铸件模型变成空壳。再往内浇灌熔融的金属液体，铸成器物。失蜡法在我国有悠久的历史。湖北省随县曾侯乙墓出土的青铜尊、盘是我国目前所知最早的失蜡铸件，制于公元前 5 世纪。失蜡法也称"熔模法"。

口腔修复体的铸造技术也是采用这种失蜡技术，先制作熔模，再用耐高温材料包埋，烘烤焙烧去除熔模材料，形成铸模腔，再向铸模腔内浇注熔融的金属或陶瓷，冷却后获得修复体。

二、自凝树脂

自凝树脂即室温化学固化型聚甲基丙烯酸甲酯树脂。

（一）组成

自凝树脂由粉剂和液剂组成。

1. 粉剂　粉剂又称自凝牙托粉。主要是聚甲基丙烯酸甲酯（PMMA）的均聚粉或共聚粉，少量引发剂和着色剂。

2. 液剂　液剂又称自凝牙托水。主要成分是甲基丙烯酸甲酯（MMA）单体，少量的促进剂、阻聚剂和紫外线吸收剂。

（二）性能

该材料有一定的硬度和耐热性，较易抛光，具有良好的操作成型性且便于修补。

（三）用法

先将适量的液剂置于调和杯内，再以一定的比例将粉剂加入其中，稍加调和，振荡，尽可能排除气泡，调和均匀，加盖。在 2.5 分钟内塑形。

三、光固化树脂

光固化树脂是随着光固化技术的发展而产生的一种新材料。该材料在使用前为面团状可塑物，在工作模型上或口内塑型之后，经过光照而固化。制作工艺简单，使用方便。

（一）组成

光固化树脂由树脂基质、稀释剂、无机填料及光引发剂等组成。

（二）性能

1. 固化特性　一般采用波长为 430～510nm 的蓝色光固化。材料对光照固化深度有一定限度，一般为 3～5mm。

2. 聚合收缩　聚合体积收缩率为 1.82%～2.77%，比化学固化树脂的聚合体积收缩率小。

（三）用法

在工作模型相应位置涂布模型表面硬化剂。然后分层填塞光固化树脂塑形，分次光照固化。

第二节　熔模的制作

本节以目前最常用的间接法制作蜡熔模为例讲解各种固定修复体的熔模制作。

一、熔模制作前的准备

（一）检查修整代型

在制作熔模之前，要对代型进行检查和修整（图5-4）。首先要检查代型表面，不能有气泡、小瘤或小倒凹等，以免导致制作好的熔模无法取下；其次检查代型的边缘是否清晰、完整、有无飞边和悬突，如果代型边缘处有缺陷，就必须重新制取模型。

（二）涂布间隙涂料（图5-5）

该部分内容参照第四章涂布间隙涂料部分。

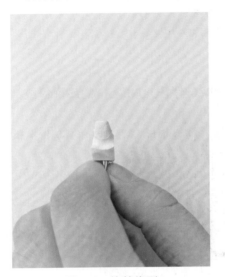

图5-4　修整代型

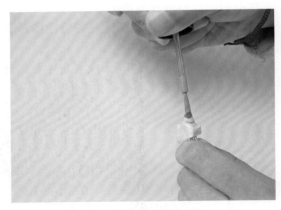

图5-5　涂布间隙涂料

（三）标记边缘

用彩色铅笔标记出代型的边缘，并用稀薄的502胶水封闭边缘线。这样使技师能清晰地辨认代型边缘，有助于塑造理想的熔模边缘形态。封闭边缘线的目的是避免在操作过程中磨损边缘线，导致边缘位置不清楚。标记时不要使用笔尖，而应使用笔芯的侧面在肩台边缘描记；另外，笔的颜色要与所用蜡的颜色形成鲜明对比，以利于确认熔模边缘是否密合（图5-6）。

（四）涂布分离剂

如果直接在干燥的代型上加蜡，熔融的蜡液会渗入到代型石膏内，这将影响熔模的顺利取下。因此，为了方便熔模和代型的分离，上蜡前必须在代型上均匀涂布一层分离剂，使之在代型表面形成一层薄膜，从而有利于熔模和代型的分离。涂布分离剂时应注意均匀一致，尽量薄，同时在邻牙和对颌牙的表面也要涂布分离剂，以免熔模在模型上复位和确定咬合关系时粘接在邻牙和对颌牙上（图5-7）。

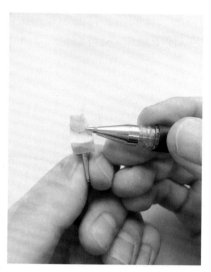

图5-6　标记代型边缘

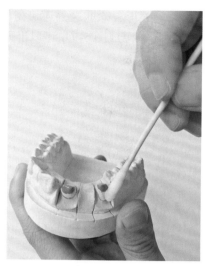

图5-7　涂布分离剂

二、熔模制作的基本方法和器材

（一）熔模制作的基本方法

1. 直接法　直接法是指在患者口内预备后的患牙上直接制作熔模的方法。其优点是熔模准确，省略了取印模、灌注工作模型、制作可卸式模型等操作步骤，同时又避免了因这些操作所带来的材料性和技术性误差对铸件精度的影响。缺点是在患者口内操作，就诊时间延长，患者不适，技术难度较大。适用于简单的嵌体及前牙桩核熔模的制作，由修复医师在临床直接完成。

2. 间接法　此法是通过取印模和灌注模型，将预备后的患牙和它的咬合关系、邻接关系，通过记录转移至口外，在模型或代型上制作熔模。其优点是：操作方便，不受时间及空间限制；减少了患者就诊的时间；减少操作时患者的不适感；技术操作难度相对降低；便于建立正确的邻接关系；便于边缘修整；即使铸造失败，也不需患者再次就诊。铸件完成后，还可以在可卸式模型上校正、磨光。缺点是增加了取印模、制备工作模型等中间环节，可能会因为材料及技术操作引起的误差，使熔模的精度受到影响。但随着印模及模型材料性能的提高，只要操作者能正确操作，间接法完全能够制作出高质量的熔模。间接法制作熔模一般在技工室完成，适用于各类固定修复体熔模的制作，是目前最常用的方法。

3. 间接直接法　此法是间接法和直接法结合的制作方法。即先在模型或代型上制作熔模，然后在患者口内试验，检查熔模与患牙的密合程度、边缘完整性、咬合关系及邻接关系。一般间接直接法多采用树脂类材料制作，其强度大，在口内试验时不会发生破裂和变形，便于取戴。

（二）熔模制作的常用器材

1. 酒精灯（喷灯、煤气灯或熔蜡器）。

2. 各种雕蜡器械　根据用途分为加蜡器、雕刻器和抛光器。目前最常用的是 P.K.Thomas 设计的 PKT 系列雕蜡工具（图5-8）。其中 1 号和 2 号是加蜡器，1 号较粗，用于加蜡量多时，2 号较细，加蜡量少时使用；3 号是抛光器，可用于咬合面的修整；4 号和 5 号是雕刻器，用于熔模的雕刻成形。除此之外还可用较大的 7 号蜡勺添加大量的蜡。目前还有一类电热熔模器械，俗称电蜡刀（图 5-9），可以准确地控制蜡的温度，便于操作，又可避免火焰加热温度过高导致的蜡炭化。

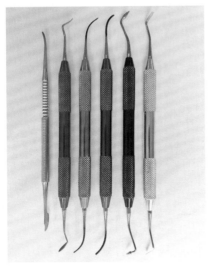

图 5-8　PKT 系列雕蜡工具

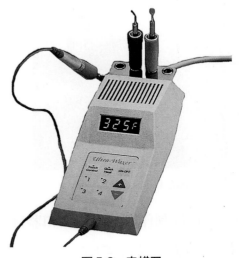

图 5-9　电蜡刀

3. 铸造蜡。

4. 分离剂　可用液状石蜡。

5. 调𬌗指示粉　用于检查咬合高点和就位障碍点。

6. 软毛刷　用于清理熔模表面的蜡屑。

三、制作蜡熔模的注意事项

1. 用于制作熔模的蜡应该按要求使用嵌体蜡或铸造专用蜡。

2. 所使用的蜡不能污染，不能与其他蜡混合使用。

3. 加蜡温度不宜过高，以恰好熔融为准；修改时雕刻器的温度也不宜高，以免产生内应力导致静蠕变加大。

4. 蜡熔模应与基牙或患牙代型完全密合，没有空隙，没有缺陷。

5. 熔模应有一定厚度并且厚度要均匀，避免局部过薄或出现飞边，以免冷却后收缩不一致，导致熔模变形或铸造不全。

6. 熔模取下检查完整无缺陷后，必须重新复位于代型上，并将代型就位于牙列模型上，再次检查咬合、边缘、邻面接触关系等是否制作完好。

四、各种固定修复体熔模的制作

（一）嵌体熔模的制作

1. 代型准备　在嵌体洞型内涂布分离剂，干燥后再涂第二层，并把多余的分离剂吸干。

2. 滴蜡塑形　将滴蜡器加热到适当温度蘸取适量的嵌体蜡，加热使之有适当的流动性，滴加到洞型内，逐渐充满洞型的各个点线角处，再逐步滴加直到整个洞型内充满嵌体蜡，然后根据咬合关系雕刻修整殆面的解剖形态。若为邻殆嵌体，则必须修整出正确的颊舌外展隙和邻间隙，并且要正确恢复与邻牙的邻接关系。可以在制作熔模之前，将邻牙与嵌体相邻的邻面模型石膏均匀刮除一薄层，以补偿铸造金属的收缩。

3．检查修整　修整熔模各个面，检查熔模边缘、邻接关系、咬合关系以及解剖外形准确无误后，将熔模小心地从代型上取下，检查组织面是否清晰完整，有无缺陷，若有则仔细修复直至完好。

4．安插铸道　将熔模准确复位于洞型内，保证边缘的密合。安插铸道准备包埋（图5-10）。

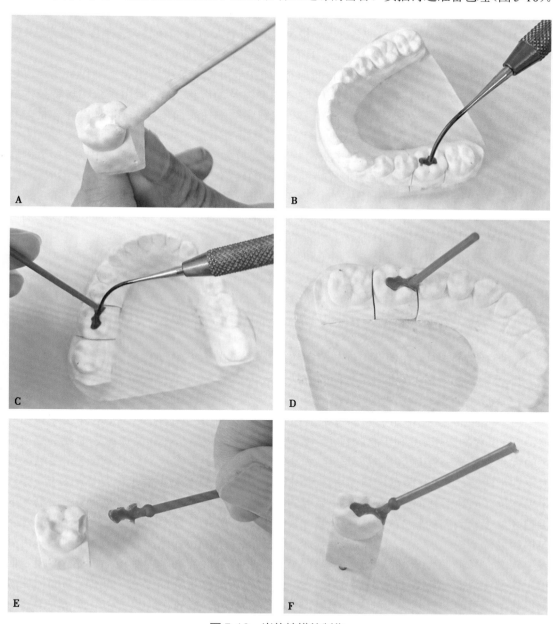

图5-10　嵌体熔模的制作

A. 涂布分离剂　B. 滴蜡塑形　C. 安插铸道　D. 铸道完成　E. 取下检查　F. 完成熔模

（二）铸造全冠熔模的制作

1. 铸造全冠熔模的要求

（1）正确地恢复预备牙的解剖外形、邻接点，建立良好的咬合关系。

（2）龈边缘伸展要适当，要求整个熔模与预备牙完全密合。

（3）熔模表面要高度光洁，雕刻完成后从代型上取下及包埋过程中不能变形。

2. 制作步骤　下面以磨牙为例介绍铸造全冠熔模的制作步骤。

（1）代型准备：在预备牙代型牙冠表面和邻牙表面涂布分离剂，以便熔模能够顺利地从代型上取下。

（2）形成基底蜡层：代型准备之后，根据技师的个人习惯和条件，选择合适的方法（滴蜡法或浸蜡法），形成厚度 0.5～1.0mm，具有良好适合性的基底蜡层。

（3）𬌗面加蜡：主要是形成牙冠𬌗面形态，如在半可调或全可调𬌗架上制作金属全冠熔模，尤其是在进行咬合重建的病例，应同时考虑静态及动态𬌗关系，运用系统的堆塑技术恢复𬌗面（详见第二章第七节内容）。而在生产实践中往往使用简单𬌗架，此时以静态𬌗关系为恢复咬合的标准，使修复后的全冠能够充分恢复咀嚼功能。具体步骤如下：

1）确定支持牙尖：①首先确定中央窝相对的支持牙尖，下颌磨牙应为远中颊尖，上颌磨牙为近中舌尖，确定其位置，滴蜡形成蜡锥；②再确定第二支持尖，用同样的方法形成蜡锥。

2）确定中央窝位置：加蜡形成与对颌牙功能尖的接触关系，中央窝应包围对颌牙功能尖。

3）构筑非支持尖：根据邻牙和对颌牙的解剖形态先确定位置，再加蜡塑形，完成之后确认与对颌牙有功能接触。此时确立了所有的尖窝关系。

4）完成𬌗面形态：加蜡形成三角嵴和牙尖嵴，最后形成边缘嵴，完成𬌗面形态。

（4）轴面加蜡：恢复牙冠的外形高点、突度和牙冠轴面长度，使修复体具有自洁作用，有利于食物对牙龈产生生理性刺激，促进牙龈健康。颊舌面外形应与邻牙一致，上颌磨牙颊侧外形高点在颈 1/3 处，舌侧在中 1/3 处；下颌磨牙外形高点颊侧在颈 1/3 处，舌侧在中 1/3 处。

1）颊轴嵴的形成：在颊面根据牙位在相应位置滴蜡形成颊轴嵴，确定颊侧外形高点。

2）舌轴嵴的形成：在舌面用相同的方法形成舌轴嵴，确定舌侧外形高点。

3）完成轴面形态：在颊舌侧其他部位加蜡，形成颊舌沟和颊舌外展隙，完成轴面外形。

（5）邻面加蜡：在轴面加蜡的基础上恢复接触区，形成正确的颊、舌、𬌗外展隙和邻间隙，以防止食物嵌塞，有利于食物排溢，维护牙龈乳头的健康。在邻面加蜡之前要确定接触区的大小和位置。接触区位置要适当，大小合适。位置不当常常导致食物嵌塞；接触区过大不利于清洁，易导致菌斑堆积而引起牙周疾病；接触区过小则不利于修复体的稳定，导致牙齿移位。多数后牙的接触区都位于牙冠的𬌗龈向的𬌗 1/3，而上颌第一磨牙与第二磨牙的接触区位于𬌗龈向的𬌗 1/3 与中 1/3、舌 1/3 交界处。多数下颌牙齿以及上颌磨牙间的颊舌向接触区位于中 1/3，只有上颌前磨牙与磨牙之间的接触区位于𬌗 1/3 偏颊侧，因此其舌外展隙较大。邻间隙位于邻接点以下，此区域的修复体邻面应为平面形或微凹形，熔模表面和牙体颈缘以及牙根表面形态应连续一致，为游离龈提供足够的空间。此外，邻面加蜡时应将邻牙相对应的部分均匀刮去一薄层，以补偿金属铸造后的收缩。

（6）颈缘重塑：上述各面加蜡塑形完成后，将熔模取下，检查组织面是否完好无缺陷，准确无误后，将熔模重新在代型上复位，然后用大的加蜡器（如 1 号加蜡器）将熔模颈部边缘 1～2mm 的蜡完全熔化，反复几次以上操作以消除熔模内部的皱褶、缺陷和气泡，此时整个颈部边缘均被熔化呈现一环状塌陷区。重新往此塌陷区加蜡，并向根方适当延伸 0.5～1.0mm。待其凝固后除去多余的蜡，修整颈部边缘，修整时雕刻器械的尖端应朝向根方，使修复体熔模边缘与代型边缘线一致。

（7）表面修饰：颈缘重塑后，将完成的熔模从代型上小心取下，再次检查其组织面是否完整，薄厚是否合适，再把熔模复位于代型上，检查边缘长短、密合程度、咬合关系以及邻接关系。检查边缘密合程度应从根方向𬌗方观察，有条件最好在放大镜下完成。最后，一切都符合要求之后，将整个熔模表面修饰光滑。𬌗面可先用小毛刷清除蜡屑，再用小棉球蘸水擦光；轴面可用绸布轻轻擦拭，邻面擦拭不可过度，以免铸造后邻接不良。

（8）安插铸道：常规安插铸道准备包埋（图 5-11）。

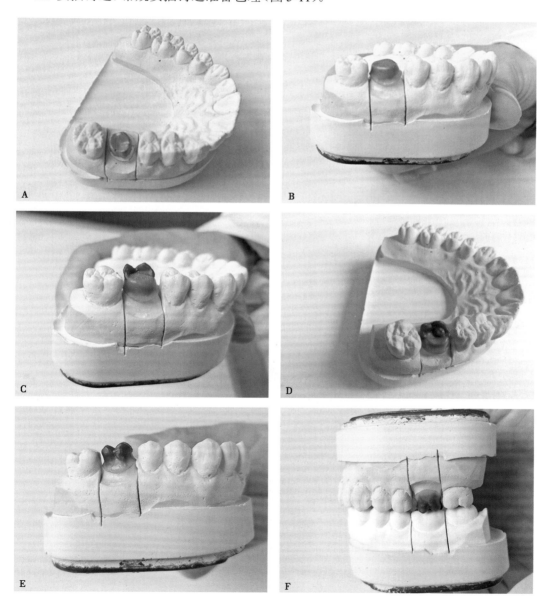

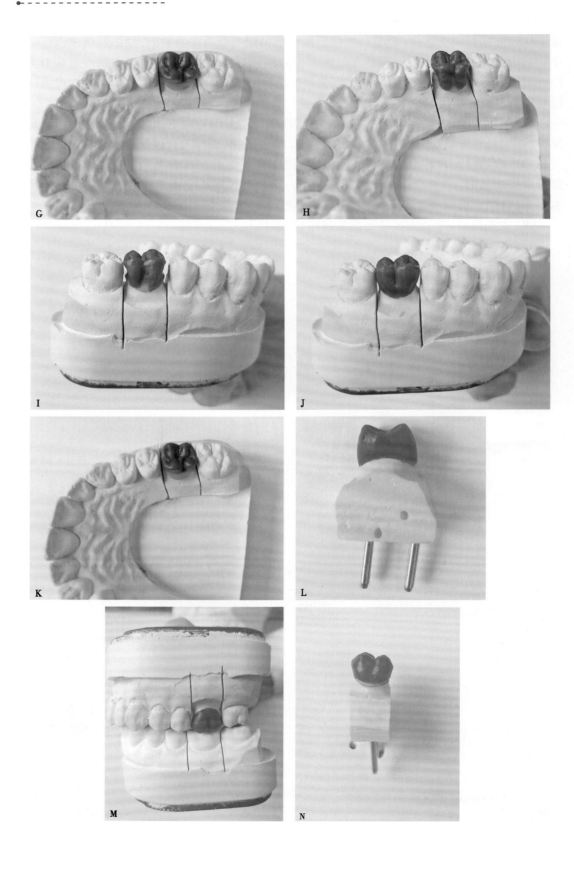

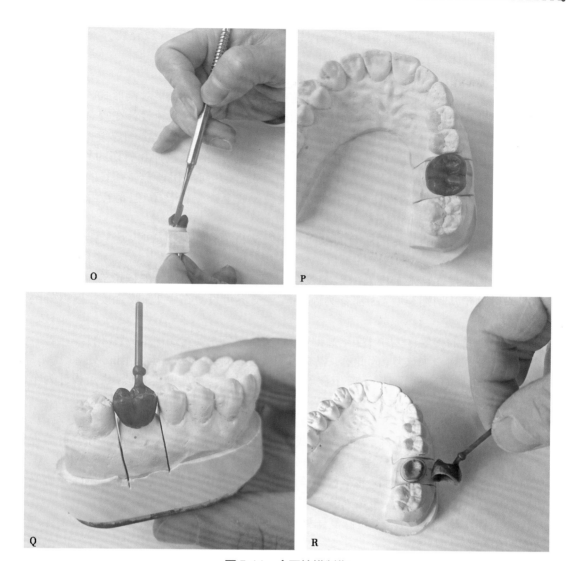

图 5-11　全冠熔模制作

A. 模型准备　B. 基底层蜡成型　C. 确定支持牙尖　D. 确定中央窝　E. 确定非支持牙尖　F. 检查咬合
G. 𬌗面初步成型　H. 形成舌轴嵴　I. 形成颊轴嵴　J. 完成颊面　K. 完成舌面　L. 完成邻面　M. 再次
检查咬合　N. 烫熔颈缘蜡　O. 颈缘重新上蜡，修整　P. 完成熔模　Q. 安插铸道　R. 脱模、检查

（三）烤瓷熔附金属修复体金属基底熔模的制作

1. 金属基底的设计　临床设计烤瓷熔附金属修复体有两种形式：全瓷覆盖和部分瓷覆盖。全瓷覆盖型为瓷层覆盖全部金属基底表面；部分瓷覆盖型为瓷层覆盖金属基底唇颊面，仅少量覆盖𬌗面或舌面，暴露出大部分金属。在具体的设计中，无论哪种覆盖类型，都要以再现色彩和防止复合应力的发生为主要参考依据。

（1）金属基底的基本要求：金属基底是用精密铸造的方法制成的金属基底冠或金属桥架。其作用是帮助瓷层承受咬合压力，防止在受力时发生碎裂。但是金属基底同时也带来了颈部美观和金 - 瓷结合等多方面的问题，因此金属基底的设计必须符合以下条件：

1）金属表面呈光滑曲面，不能有锐角、锐边，以免应力集中而导致瓷裂。

2）尽可能设计成全瓷覆盖形式。

3）保证瓷层厚度均匀一致。

4）金-瓷交界形式应保证金属具有合适的支撑面积，使金-瓷呈对接形式。

5）金-瓷交界处是修复体的薄弱区域，因此金-瓷结合部应避免设计在咬合接触区。

6）金属基底应保持一定的厚度，贵金属至少应保证有 0.3～0.5mm 的厚度，非贵金属至少应保证有 0.2～0.3mm 的厚度。由于在咀嚼过程中瓷层要承受拉伸和剪切的外力，如果金属基底过薄，在承受咬合力时就会发生复合应力，因此要尽可能保证金属基底的厚度。

（2）前牙金属基底冠的设计：设计时尽可能设计成全瓷覆盖形式，但是若舌侧无法获得足够间隙时，则只能设计为部分瓷覆盖形式。

1）当牙尖交错𬌗有一定的咬合间隙而非牙尖交错𬌗有咬合接触时，金-瓷交界可设计在非牙尖交错𬌗咬合接触区以外的部位。

2）当前伸𬌗仅在切端有接触，金-瓷交界可设置在切 1/3 至颈缘的任意部位。

3）当前伸𬌗从切端至中 1/3 都有接触，金-瓷交界可设置在中 1/3 咬合接触区以外至颈缘处。

4）当前伸𬌗的接触区为中 1/3 至颈部，可将金-瓷交界设置在中 1/3 至切端。

5）邻面一般用瓷来恢复，因此金-瓷交界应设计在邻接点舌侧至少 1mm 处。

（3）后牙金属基底冠的设计：后牙金属基底冠的设计与前牙基本相似，也可设计为全瓷覆盖型和部分瓷覆盖型。

瓷将颊、舌侧牙尖全部覆盖即为全瓷覆盖型。在全瓷覆盖设计时，如果瓷层过厚，𬌗面中央及功能尖易发生应力集中，出现裂纹或破裂，因此应避免瓷层过厚。部分瓷覆盖设计时应尽量使金属承受𬌗力，金-瓷交界要避免设计在咬合接触区。邻面一般用瓷来恢复，因此邻面金-瓷交界应避开接触区而移行至𬌗面或舌面。在全瓷覆盖设计中，邻面金-瓷交界应放在邻接点以下 1.0mm 处，形成对瓷层有利的支持肩台，以提高强度。

（4）颈缘形态：烤瓷熔附金属修复体根据颈缘是否有金属外露可分为金属边缘型、金-瓷边缘型和瓷边缘型。

1）金属边缘型：修复体唇颊侧能见到金属基底形成的颈圈称为金属边缘型，这种设计可充分保证修复体边缘的适合性，但金属暴露，影响美观（图 5-12）。

2）金-瓷边缘型：这种设计是使金属基底在颈缘形成很薄的边缘，唇颊侧见不到金属，形成所谓的三角形边缘（图 5-13）。优点是：①保证一定的强度；②防止在颈缘部分暴露遮色瓷；③防止金属颜色透过瓷修复体。

3）瓷边缘型：颈缘的唇颊侧肩台处完全没有金属基底，而是用专用的肩台瓷来恢复，避免了在颈部暴露金属和遮色瓷颜色，确保修复体的美观（图 5-14）。其不足之处在于形成瓷边缘时需要反复烧结、修改颈部边缘形态，操作烦琐。

2. 熔模制作　烤瓷熔附金属修复体的金属基底是通过铸造完成的，因此，首先要在石膏代型上制作金属基底的熔模，然后再以包埋、铸造的工艺加工完成。熔模的合理设计与精确制作是烤瓷熔附金属修复体成功的重要因素之一。

（1）熔模的要求：应根据事先设计的全瓷覆盖或部分瓷覆盖形式，决定熔模设计的形态。熔模应符合以下要求。

1）熔模表面应光滑圆钝。

2）熔模的厚度应均匀一致，不能过厚或过薄，尤其是轴面角和颈缘处。过薄会因收缩而变形，造成修复体就位困难；过厚会因金-瓷交界面上的温度效应不一致而造成瓷裂，同时也会使金属过多占据瓷的空间而影响修复体的色泽。

3）如果牙体有较大缺损，应在设计与制作熔模时恢复缺损，并预留出 1.0～1.5mm 均匀的瓷层空间，不宜使瓷层过厚，否则会因瓷体中心区排气不良而产生气泡。

4）在金属与瓷衔接处应有明显的凹形肩台，肩台的内交界线应圆钝，避免出现直角或锐角。外交界线应呈锐角，以防止遮色瓷显露（图 5-15）。其位置应避开咬合接触区，以防止瓷裂。

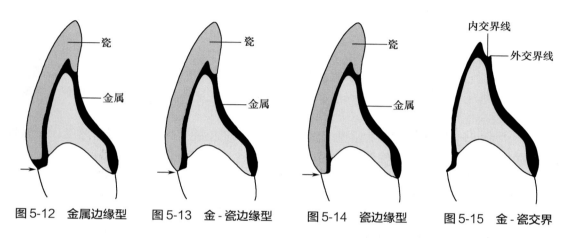

图 5-12　金属边缘型　　图 5-13　金-瓷边缘型　　图 5-14　瓷边缘型　　图 5-15　金-瓷交界

（2）熔模的制作方法：熔模的制作可用滴蜡法、回切法、压接法和浸蜡法完成。

1）滴蜡法：用热的加蜡器蘸铸造蜡，在涂好分离剂的代型上逐步滴蜡，制作金属基底的熔模。应注意在金-瓷交界处形成明显的凹形肩台，邻面的金-瓷交界肩台应位于邻接点舌侧 1.0mm 处；舌面应根据咬合情况将金-瓷交界肩台放置在合适的位置，避开咬合接触区。同时要注意熔模的厚度应均匀。

2）回切法（也称开窗法）：首先用铸造蜡恢复要修复牙冠的解剖形态，再按照金属基底冠的要求，切除相当于瓷层厚度的蜡，最后完成熔模的制作。在回切时，应根据牙冠各面的要求做回切引导沟，沿金-瓷交界位置逐渐推进，使熔模表面成为均匀一致的圆缓曲面。

3）压接法：将薄的铸造蜡片稍微加热烤软，均匀压贴在代型牙冠上，用加热的加蜡器将牙颈部蜡片烫合，用熔蜡封闭颈缘部及蜡片对接处，将多余的蜡片切除。待熔模凝固后，小心将其取下检查，再复位。

4）浸蜡法：将石膏代型浸入蜡液中，使代型表面均匀覆盖一层蜡，厚度可控制在 0.3～0.5mm，然后再以滴蜡法形成基底冠其他部分，完成熔模的制作。

（3）熔模制作的步骤：现以滴蜡法和回切法为例介绍熔模制作的步骤。

1）滴蜡法制作熔模的步骤：

①做好熔模制作前的准备。

②用加蜡器在代型牙冠表面均匀地滴一层软蜡（此步骤也可用浸蜡法完成）。

③再用冠桥用蜡形成 0.5mm 厚的帽状熔模，要求厚度均匀，在非瓷覆盖区加厚至 0.7mm。

④形成金-瓷交界：在设计好的金-瓷交界位置，制作凹形肩台，从邻面到舌面形成连续的凹形肩台。

⑤边缘重塑、修整：取下熔模检查组织面是否完整，有无缺陷，薄厚是否合适，然后将其复位，在颈部1.0mm处以热加蜡器烫熔颈缘部分的蜡，使蜡与代型肩台密合，再蘸取熔蜡加在边缘处，以保证边缘的厚度，并向根方适当延伸；修整多余的蜡，将唇面及邻面瓷覆盖区域的金属基底熔模边缘修整为凹形，非瓷覆盖区域的边缘修整为刃状或羽状。

⑥再次检查边缘密合程度，方法与铸造金属全冠熔模边缘的检查相同。最后精修、消除锐利的棱角，光滑表面，在舌侧颈缘安放约6mm长、0.5mm直径的蜡线，作为铸造后上瓷时的夹持柄。

⑦安插铸道，准备包埋（图5-16）。

2）回切法制作熔模的步骤

①做好熔模制作前的准备。

②用加蜡器在代型牙冠表面均匀地滴一层软蜡（此步骤也可用浸蜡法完成）；然后用冠桥蜡，以滴蜡法完全恢复要修复牙冠的解剖形态，同时恢复切端长度和正确的咬合关系。方法与铸造全冠熔模的制作相同。

③根据设计的金-瓷交界的位置、瓷层及基底的厚度，确定回切的范围和厚度，并通过与对颌模型的咬合关系进行确认。

④切端和𬌗面的回切：先在距切端1.5～2.0mm处标记回切线，与切缘平行，在近远中切角处形成相应的弧度；然后使用尖锐的蜡刀或解剖刀片去除多余的蜡，并与对侧同名牙

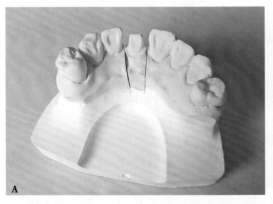
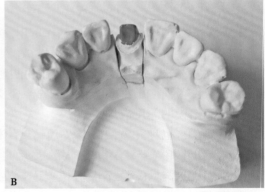
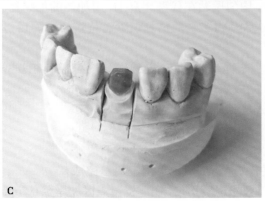
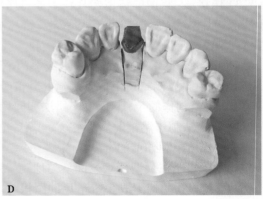

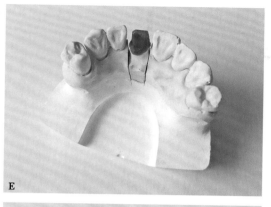
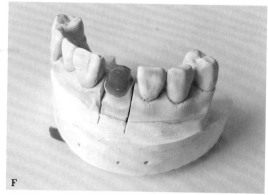
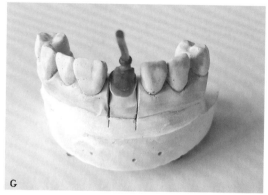
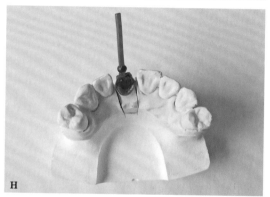

图5-16　滴蜡法制作基底冠熔模

A. 模型准备　B. 涂间隙涂料及分离剂　C. 滴蜡成型　D. 形成金-瓷交界　E. 滴塑颈缘蜡　F. 颈缘重塑完成　G. 安插铸道　H. 基底冠熔模完成

比较，确认回切量正确。对于后牙拾面的回切，首先在四个轴面上标记出回切线，并与后牙的拾缘平行，然后用同样的方法去除多余的蜡。

　　⑤唇颊面的回切：在切端或拾面标记回切线，然后沿着唇颊轴面的弧度均匀去除一定厚度的蜡。回切时一般先在唇颊面标记出几条引导沟，就像牙体预备一样，确定回切的厚度，然后以引导沟为参考均匀去除唇颊面的蜡，回切时要注意保持唇颊面原有的弧度，切不可形成平面。初学者可在回切之前制作硅橡胶罩面，以便在回切过程中随时参考与核对。

　　⑥邻面回切：在唇颊面上标记出邻面回切的标记线，然后再进行回切。回切时应注意邻面金-瓷交界的位置应在邻接点舌侧至少1mm处，回切至金-瓷交界处，要保持金-瓷交界凹形肩台的形状。

　　⑦舌面的回切：对于全瓷覆盖的设计，舌面的回切与其他牙面一样，均匀切除瓷层所需厚度的蜡即可，但要在颈部形成金-瓷交界，并与邻面的金-瓷交界相连续。对于部分瓷覆盖的设计，则根据设计确定具体的回切部位。无论回切部位在哪里，都要使回切边缘即金-瓷交界与其他牙面的金-瓷交界相连续。

　　⑧边缘重塑和修整：与滴蜡法的边缘重塑及边缘修整相同，此处不再赘述。

　　⑨熔模的修整、抛光：将回切后的点线角修整圆钝，完成金-瓷交界处凹形肩台的形状。

　　⑩安放上瓷夹持柄，安插铸道准备包埋（同第六章熔模的包埋）（图5-17）。

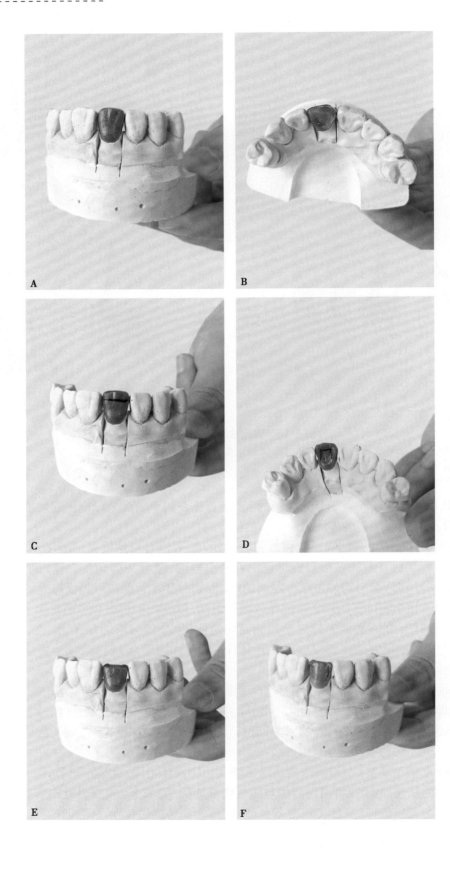

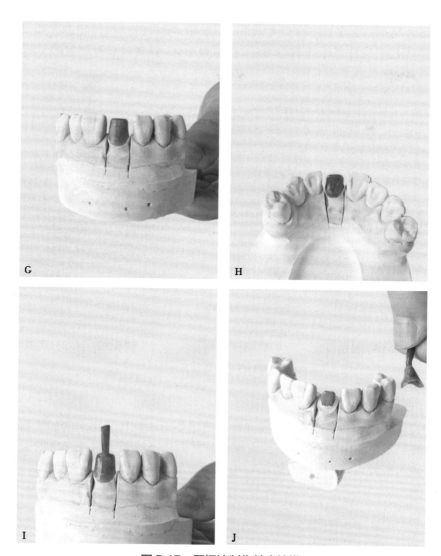

图 5-17 回切法制作基底熔模

A. 恢复牙冠形态（唇面）　B. 恢复牙冠形态（切端）　C. 标记回切线（唇面）
D. 标记回切线（舌面）　E. 切端回切　F. 唇面回切　G. 邻面回切
H. 舌面回切　I. 完成基底蜡型　J. 脱模检查

（四）桩核熔模的制作

随着口内治疗技术和修复技术的发展，有许多过去认为无法保留的残根残冠，在经过治疗后能够得以保存，以桩冠或桩核冠修复后，能够很好地恢复缺损牙的形态和功能。其中铸造桩核的应用目前已比较普遍，无论前牙还是后牙，都可以制作铸造桩核作为桩冠的固位装置。

1. 制作前的准备

（1）检查模型：制作前首先要仔细检查工作模型，看根面边缘是否清晰，有无石膏小瘤；检查根管内是否有倒凹，是否光滑平整，有无残留的印模材料等（图 5-18）。

（2）涂布分离剂：经过上述检查无误后，在根面、根管内以及邻牙上涂布分离剂，然后将多余的液体吸去。应注意涂布要均匀，可以涂布两次，以保证良好的分离效果（图5-19）。

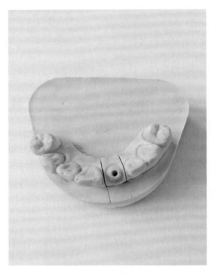

图5-18　桩核模型

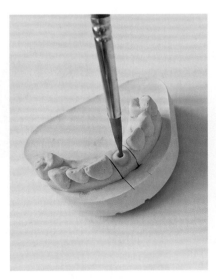

图5-19　涂布分离剂

2．制作方法和步骤

（1）前牙桩核熔模的制作

1）根内段熔模的制作：根内段熔模一般用滴蜡塑形法制作。用小的加蜡器稍加热蘸取铸造蜡逐渐滴加至根管内，直至滴满整个根管。然后以一段长于根管深度的烫热的不锈钢丝或大头钉插入根管内，将根管内的蜡烫熔使其与根管壁更加密合，以形成良好的根内段熔模（图5-20）。

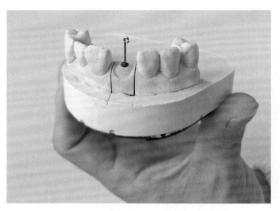

图5-20　滴蜡塑形法完成根内段熔模

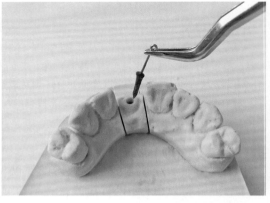

图5-21　完成的根内段熔模

当根管内的蜡再次凝固后，轻轻摇动钢丝将根内段的熔模取出，检查是否完全充满根管，若有缺损应补蜡重塑，直至满意为止（图5-21）。注意烫蜡的温度不可过高，不锈钢丝的加热温度亦不可过高，以免蜡过熔渗入石膏孔隙内，导致无法将熔模取出。还要注意，插入的不锈钢丝不可过于偏向任何一侧，应位于根管中央略偏向唇侧，不要影响咬合。若过于偏向某一侧，将会与该侧根管距离过近，甚至会暴露于熔模以外，影响熔模精度，焙烧时不利于不锈钢丝的取出，从而破坏铸模腔或影响铸造后的桩核强度。

2）根面熔模的制作：将制作好的根内段熔模在根管内复位，以滴蜡塑形法制作根面熔模。取出检查，要求熔模与模型根面密合，各部分线角清晰，无缺损，与根内段衔接完好（图5-22）。

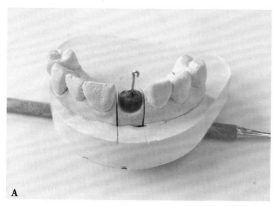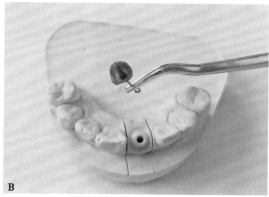

图5-22　完成的根面熔模

A．根面熔模模型观　B．根面熔模脱模观

3）根外段熔模的制作：将上述制作好的熔模在模型上复位，仍以滴蜡塑形法完成根外段冠核部分的制作（图5-23）。

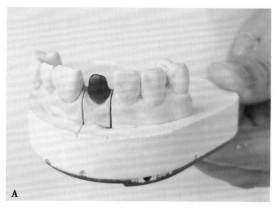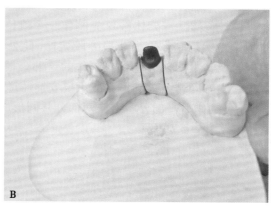

图5-23　完成的根外段熔模

A．唇面观　B．舌面观

应注意制作的冠核熔模在各个方向都要预留以后制作外冠所需要的空间；不能制作成圆柱形，应与将来要制作的修复体所要求的牙体预备外形相当，并且其在牙列中的位置也要为以后的修复做充分的考虑（图5-24）。

最后将制作好的桩核熔模取出检查，无缺陷后复位，将根外段精修，使之光滑圆钝，安插铸道，准备包埋（图5-25，图5-26）。

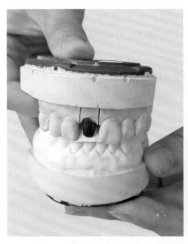

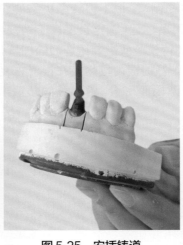

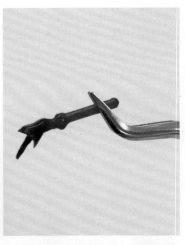

图 5-24　检查咬合面预留空间　　　图 5-25　安插铸道　　　图 5-26　最终完成的熔模

　　（2）后牙桩核熔模的制作：后牙桩核制作时通常会有 2 个或 2 个以上的根管，而各根管间往往没有共同就位道，因此后牙桩核熔模多采用分段制作的方法。而此种桩核常被称为分裂桩或组合桩。一般来讲，对于上颌磨牙而言，两个颊侧根管较细，预备的也往往较浅，较易取得共同就位道，而腭侧根管较粗长，角度也大，不易与颊侧根管取得共同就位道，常与颊侧两根管内的桩分开制作；对于下颌磨牙而言，近中可能有 1 个或 2 个根管，一般也较细短，易取得共同就位道，远中根管较粗长，不易与近中根管取得共同就位道，常与近中根管的桩分开制作。所以，无论上颌牙还是下颌牙，一般就是两个就位方向，分别制作这两部分即可。下面介绍两种常见的分裂桩熔模的制作方法。

　　1）分裂桩（或分体桩）：先制作一个就位方向的根内段桩核熔模，方法同前牙桩核熔模的制作。然后制作根面和根外段熔模，此处需要注意的是根外段只制作一部分，而将另外的根管及其上面部分空置。制作的这部分根外段熔模在与预留部分衔接面的方向，要与另一根管的方向一致。制作完成后要安插铸道，经过包埋、铸造完成之后在模型上就位，临时固定，再制作另一部分。这样两部分共同形成一个后牙铸造桩核（图 5-27）。

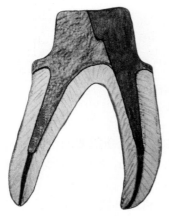

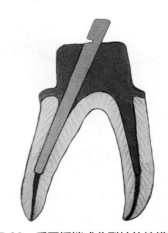

图 5-27　后牙分裂桩的熔模制作　　　　　图 5-28　后牙插销式分裂桩的熔模制作

2）插销式分裂桩：插销式分裂桩俗称"插销桩"。先制作一个根管内桩的熔模，通常是上颌腭侧根管或下颌远中根管。制作时要将根内段熔模以根管方向向根外段延伸，但不制作成根外冠核形态，只是根管形态向外的延伸，注意向外延伸时应逐渐加粗。制作完成后也要包埋铸造形成金属桩，然后将此金属桩打磨修整后复位到模型上，临时固定。再制作另外根管内的桩熔模以及整个根外冠核熔模。制作完成后，要先将金属桩取下，才能将熔模取出，此时冠核部分是完整的，只是其中有一个桩的通道（图5-28）。

知识拓展

临床常用的桩核

目前临床常用的桩核有以下三种类型：

1. 铸造金属桩核 以失蜡铸造法完成制作。首先制作熔模，再进行包埋铸造。可选用的材料包括镍铬合金、金合金、钛合金等。镍铬合金、钛合金的弹性模量高，修复体受到侧向力时易引起牙根部的应力集中，造成根折裂；金合金桩核的弹性模量与牙本质接近，但金合金的价格较贵，而且需要两次复诊。

2. 纤维桩树脂核 纤维桩是一种新型的非金属复合牙科修复材料，常与树脂核及冠修复体共同使用来修复大面积牙体缺损。因其无金属，具有良好的生物相容性、优秀的美观性、适中的弹性模量以及操作简易、不影响核磁检查等优势，得到较广泛的普及应用。目前应用较广泛的是玻璃纤维桩与石英纤维桩，呈乳白色或透明。

3. 全瓷桩核 陶瓷材料具有优越的生物相容性和美学性能，且具有较高的抗压强度、抗折性能，特别适用于全瓷冠修复，同时对核磁检查没有影响。但是弹性模量较大，易造成根折。一般采用热压铸的方式制作或 CAD/CAM 氧化锆陶瓷制作。

（五）铸瓷贴面的熔模制作

随着全瓷技术和粘接技术的发展，瓷贴面在临床上的应用也逐年增多，而目前应用较多的是铸瓷贴面。下面就简单介绍铸瓷贴面熔模的制作。

1. 检查模型 仔细检查工作模型各部分有无缺损、石膏小瘤等，各预备面是否光滑圆钝，用彩色铅笔标记贴面边缘。

2. 涂布分离剂 在预备牙以及邻牙的牙面上充分而均匀地涂布分离剂，并将多余分离剂液体吸干。

3. 熔模的制作 用滴蜡塑形法制作贴面熔模，根据具体的牙位恢复相应牙齿的唇颊面形态。注意边缘处一定要与预备牙边缘密合，厚度均匀一致（图5-29，图5-30）。

4. 安插铸道 将贴面熔模制作完成后，要取下检查组织面是否完整，再复位，检查边缘密合度、邻接面情况等。一切符合要求后，安插铸道，准备包埋（图5-31）。

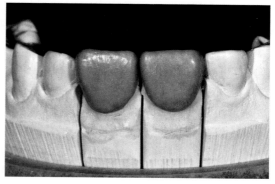

图5-29 完成的铸瓷贴面熔模（唇面观）

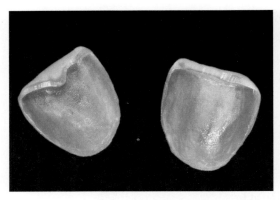

图5-30 完成的铸瓷贴面熔模（组织面观）

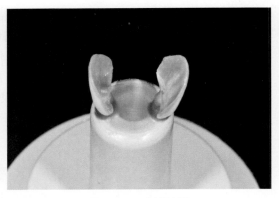

图5-31 安插铸道

（六）固定桥熔模的制作

固定桥熔模的制作包括三个部分，即固位体、桥体和连接体三部分的熔模制作。

1. 固位体熔模制作　依设计的固位体类型不同而不同。具体的制作方法可参照全冠、嵌体以及金属烤瓷全冠金属基底熔模的制作，此处从略。

2. 桥体熔模的制作

（1）桥体的类型

1）按制作材料分：金属烤瓷桥体、金属桥体、金属树脂桥体。

2）按桥体与黏膜的接触关系分：①接触式桥体：包括盖嵴式桥体、改良盖嵴式桥体、舟底式桥体等；②非接触式桥体：也称为卫生桥。

（2）桥体熔模的制作要求

1）桥体𬌗面：因桥体所承受的𬌗力要由基牙承担，所以桥体𬌗面的大小、形态，直接影响基牙的负担大小。为保护基牙，应适当减小桥体𬌗面的面积。缺一个牙的双端固定桥，桥体最多恢复到原天然牙的90%；缺两个牙的双端固定桥，桥体最多恢复到原天然牙的70%；缺三个牙的双端固定桥，桥体最多恢复到原天然牙的50%。同时还应适当降低牙尖高度，减小牙尖斜度以减小桥体的𬌗力，达到保护基牙的目的。

2）桥体龈面：桥体龈面的制作根据桥体与缺牙区牙槽嵴的接触关系不同，可制作成盖嵴式桥体、改良盖嵴式桥体、卵圆形桥体、舟底式桥体、卫生桥等不同类型。要从审美性、自洁性、是否利于牙槽嵴黏膜健康、是否利于发音以及舒适度等方面综合考虑。

①盖嵴式桥体：覆盖了缺牙区牙槽嵴黏膜的颊舌侧，呈马鞍状，也叫鞍式桥体，与黏膜呈凹形接触，接触面积大，自洁性差，适用于缺牙区牙槽嵴宽平者，现很少采用。

②改良盖嵴式桥体：其颊侧与缺牙区牙槽嵴黏膜接触并延伸至牙槽嵴顶，在延伸过程中逐渐减小与牙槽嵴的接触面积，整个接触区形态似T形，自洁性好，是目前广泛应用的类型。

③卵圆形桥体：其龈端圆钝，深入牙槽窝1/4～1/2深度，将牙槽嵴顶压成凹形，此凹形是在拔牙后戴用暂时性义齿获得的。此类桥体龈端易于用牙线清洁，自洁性较好，功能良好，外形逼真，美观性好。适用于宽而扁平的牙槽嵴。

④舟底式桥体：桥体龈端与缺牙区牙槽嵴黏膜呈小圆圈状接触，似船底形，接触面积小，自洁性好，但是舌感差，适用于牙槽嵴狭窄的情况。

⑤卫生桥：卫生桥属于悬空式或非接触式桥体，龈端与牙槽嵴黏膜之间至少有 3～5mm 间隙，自洁性较好，美观性差，舌感差。适用于后牙缺失且牙槽嵴吸收较多的情况，目前很少用（图 5-32）。

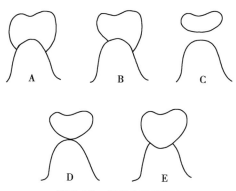

图 5-32　桥体龈面类型
A. 盖嵴式桥体　B. 改良盖嵴式桥体　C. 卵圆形桥体
D. 舟底式桥体　E. 卫生桥

（3）桥体熔模的制作要点

1）形成桥体熔模：当固位体熔模成型后，取大小合适的铸造蜡，经烤软后置于缺牙间隙内，与对颌模型进行咬合，根据缺失牙的具体形态及咬合情况进行修整，形成颊舌面及𬌗面形态。龈面根据具体设计制作成相应的形态。

2）将桥体与固位体熔模熔合成一体：用热蜡刀将制作好的桥体与固位体的熔模熔合成一体，修整桥体与固位体的邻接区，正确恢复颊舌外展隙和邻间隙。

3）检查修整：检查各部分是否符合要求，修整不良的部分，直至符合要求。

4）修饰光滑熔模：将熔模表面修饰光滑。

（4）桥体熔模的制作方法：此处以金属烤瓷固定桥为例讲解桥体熔模制作的方法。

1）将制作好的固位体熔模在代型上复位。

2）取大小合适的蜡条，用热蜡刀将其连接固定在固位体接触点略偏舌侧的位置。

3）根据咬合关系确定桥体近远中径、颊舌径的大小。

4）形成桥体𬌗面轮廓，避免形成深凹面形，且与对颌牙之间应留出 1.5～2.0mm 的瓷层空间；若𬌗面设计为瓷部分覆盖型，则应根据设计要求恢复咬合关系。

5）形成桥体唇颊面外形，预留 1.0～1.5mm 的瓷层空间。

6）形成桥体舌腭侧外形，预留 0.5～1.0mm 的瓷层空间。

7）形成桥体龈端外形，一般设计为接触式桥体，应预留 0.5～1.0mm 的瓷层空间。

8）检查修饰熔模，安插铸道，准备包埋（图 5-33，图 5-34）。

3. 连接体熔模的制作　本节以固定连接体为例介绍连接体熔模的制作。

（1）连接体熔模的设计：这是固定桥熔模制作过程中很重要的一个环节，应满足强度、自洁性及美观的要求。

1）连接体的要求：固定连接体应位于相当于天然牙的接触区，即接近切端或𬌗方 1/2 的部位；其面积不应小于 4mm²；连接体四周外形应圆钝，不能形成狭缝，任何部位均不可形

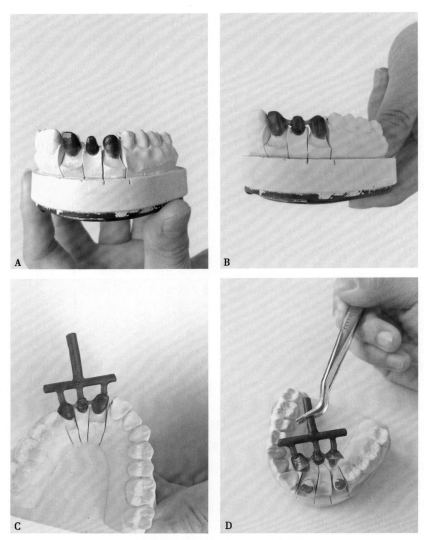

图 5-33　前牙烤瓷熔附金属固定桥基底熔模制作
A. 固位体熔模初步成形　B. 桥体熔模成形　C. 安插铸道，完成熔模　D. 脱模检查

成 V 形结构；应留出正常的唇、颊、舌外展隙和邻间隙，切忌将连接体占据整个邻间隙压迫牙龈，妨碍自洁；连接体应高度光滑光洁。

2）𬌗龈向或切龈向：连接体𬌗龈向或切龈向的厚度与强度呈立方比。从美观、自洁性和强度方面考虑，在连接体𬌗方不暴露金属和遮色瓷，且龈端有足够的自洁空间的情况下，应尽可能将连接体制作得厚一些。如果咬合较紧，则首先要考虑强度问题，必要时可将连接体𬌗面至龈面全部用金属制作。对于三单位烤瓷固定桥，一般要求前牙和前磨牙连接体切龈向或𬌗龈向截面长度不小于 2.5mm，磨牙连接体𬌗龈向截面长度不小于 3.0mm；对于三单位金属固定桥前磨牙和磨牙连接体𬌗龈向截面长度均不小于 3.0mm。

3）唇舌向或颊舌向：连接体唇舌向或颊舌向的厚度与强度成正比关系。从美观方面考虑，连接体的位置不能过于偏向颊侧，因此为了连接体的强度，其位置应尽可能向舌侧加强

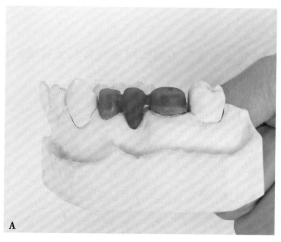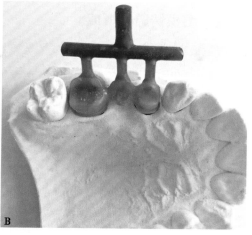

图5-34　后牙烤瓷熔附金属固定桥基底熔模制作
A. 后牙烤瓷熔附金属固定桥基底熔模　B. 后牙烤瓷熔附金属固定桥基底熔模成形

增厚，在连接体颊舌径不足的情况下，可以将连接体的舌侧设计为金属连接的形式。对于三单位烤瓷固定桥，一般要求前牙连接体唇舌向截面长度不小于2.0mm，前磨牙连接体颊舌向截面长度不小于2.5mm，磨牙连接体颊舌向截面长度不小于3.5mm；对于三单位金属固定桥，一般要求前磨牙连接体颊舌向截面长度不小于3.0mm，磨牙连接体颊舌向截面长度不小于3.5mm。

（2）连接体熔模的制作：在制作好的桥体与固位体熔模之间，用滴蜡器以滴蜡塑形法加蜡制作连接体熔模。应按照设计原则将连接体的位置形态正确制作，若为金属烤瓷固定桥，则应在唇颊面预留足够的瓷层空间（图5-35），若预留的瓷层空间不足，则会导致遮色瓷颜色的外露，影响修复体的美观（图5-36）；同时在邻间隙预留足够的龈乳头空间（图5-37）。

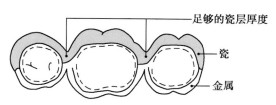

图5-35　连接体唇颊侧预留瓷层空间

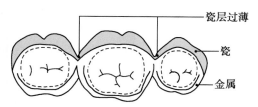

图5-36　连接体唇颊侧预留瓷层空间不足

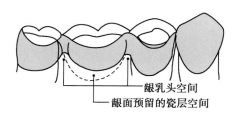

图5-37　邻间隙预留龈乳头空间

五、熔模铸道的形成

铸道既是熔模材料的流出道，又是铸造金属的流入道。铸道的设置应有利于铸造时熔融的液态金属流入到铸模腔的各个部分。

（一）铸道设置的原则

1．对铸模腔产生适当的压力，增强液态金属的充盈能力。

2．不对铸件产生变形因素，且能补偿金属凝固收缩时所需的金属液，保证铸件轮廓清晰、表面光洁、无缺陷。

3．不使液态金属产生涡流、紊流及倒流现象。

4．不破坏熔模的整体形态及精度，便于切割、打磨。

5．有利于熔模材料的流出、燃烧和挥发。

6．应使熔模避开热中心，而使储金球位于热中心，使熔模位于离心力的最佳夹角内。

7．铸道宜少不宜多，宜粗不宜细。

（二）熔模铸道的要求

1．铸道的位置、方向　铸道原则上应放置在熔模最厚、最大的光滑部位，不破坏咬合、邻接关系，不使熔模的组织面形成死角，有利于金属的流入及补偿收缩。

2．铸道的形态、直径　铸道的截面形态应为圆形，因为圆形截面的铸道表面积小，保温性能好，有利于液态金属顺畅流入铸模腔；铸道的直径与熔模的大小、体积有关，小铸件铸道可细些，大铸件铸道应粗大些。铸道的直径应大于熔模最厚处的厚度。

3．铸道的长度　铸道的长度一般根据熔模在铸圈内的位置确定，原则上使熔模位于铸圈的上 2/5，避开热中心。同时不宜过长，保证在铸造时液态金属能以最快的速度流入铸模腔内，一般在 5～10mm。

4．铸道的安插角度　铸道与熔模连接应呈一圆钝的角度，以形成平滑的流入口，便于液态金属流入铸模腔的各个方向。切忌铸道与熔模轴面形成小角度，使金属液体产生回流，造成铸模腔被金属液冲压破坏，或因离心力不足导致铸造失败。

5．铸道的形式　铸道的形式有单铸道式、双铸道式、扇形和栅栏式等。大铸件的铸道以栅栏式为好，因为这种形式可使合金凝固后收缩变形减小（图 5-38）。

对体积较大或结构复杂的熔模，为了增加包埋材料的透气性，避免铸件收缩，提高铸造的成功率，必要时可在熔模近铸道处设置逸气道或盲管等辅助设施（图 5-39）。逸气道可在安插铸道时制作，盲

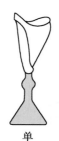 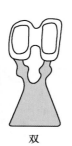 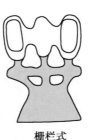 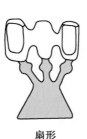

单　　　双　　　栅栏式　　　扇形

图 5-38　铸道的形式

盲管
排气孔
石棉纸

图 5-39　逸气道和盲管

管则在铸圈套住熔模后根据熔模内径的大小，选择直径合适的蜡线，将一端粘固在铸圈内壁上，另一端游离于熔模附近，不能与熔模接触，且要有适当的空隙。

（三）各种固定修复体熔模铸道的设置

1. 嵌体熔模铸道的设置　嵌体熔模铸道的直径一般为 2.0～2.5mm。单面嵌体铸道的位置在熔模最厚处或熔模中央；双面嵌体铸道可位于两面相交的边缘上；多面嵌体可采用双铸道设计，将铸道分别设置在对称的边缘上。储金球设置在距离熔模 1.5～2.0mm 处的铸道上，直径不小于 5mm（图 5-40）。

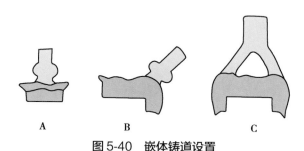

图 5-40　嵌体铸道设置

A. 单面嵌体铸道　B. 双面嵌体铸道　C. 多面嵌体铸道

2. 金属全冠熔模铸道的设置　金属全冠熔模铸道的直径一般为 2.5～3.0mm。为了不影响熔模的形态及咬合关系，应将铸道设置在熔模最厚且光滑的部分，或设置在非功能牙尖的略下方，斜对牙冠轴面。储金球设置在距离熔模 1.5～2.0mm 处的铸道上，直径不小于 4mm（图 5-41）。

3. 铸瓷修复体熔模铸道的设置　单冠或贴面熔模的铸道安放方式与铸造金属全冠的铸道相同；三单位铸瓷桥应以 45°～60°将铸道直接附于基座上。铸道的长度为 3～8mm，直径 2～3mm。铸道连接处应圆钝，避免锐角。

4. 金属烤瓷单冠基底熔模铸道的设置　金属烤瓷单冠基底熔模铸道的直径一般为 2.0mm，长度在 10～20mm。前牙基底冠熔模铸道的位置应在切端，后牙应在三个面相交的一个点角上（图 5-42）。

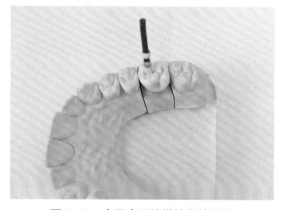

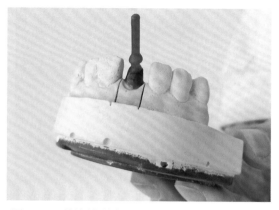

图 5-41　金属全冠熔模铸道的设置　　图 5-42　烤瓷熔附金属单冠基底熔模铸道的设置

5. 固定桥熔模铸道的设置 固定桥熔模的铸道分为总铸道、分铸道、支铸道三级，一般采用栅栏式结构。支铸道长 1.5～2.0mm，直径为 2.0～2.5mm，各支铸道长度、直径应相同，以避免因铸造合金收缩不一致造成变形；分铸道（即横梁铸道）直径为 2.5～3.0mm，长度应超过固定桥熔模两端各 2.0mm 以上，分铸道此时具有储金球作用，因此应尽可能粗一些，但不要超过 4.0mm；总铸道直径一般为 3.5～5.0mm（图 5-43）。

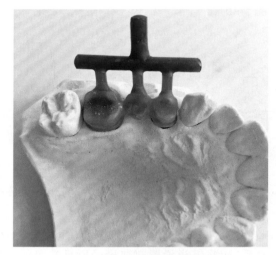

图 5-43　固定桥熔模铸道的设置

第三节　固定修复熔模制作中常见问题及处理

一、边缘不密合

熔模边缘不密合将直接导致铸造修复体边缘不密合（图 5-44）。

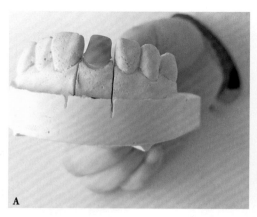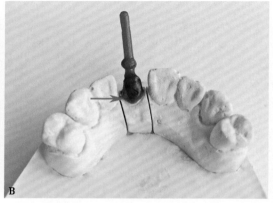

图 5-44　熔模边缘不密合
A. 唇侧颈缘不密合　B. 舌侧颈缘不密合

导致冠、桥熔模边缘不密合的原因主要有：

（一）石膏模型颈部边缘不准确

石膏模型颈部边缘是否与牙体一致，将直接影响到修复体的边缘密合度。不正确的印模制取和模型灌注都可影响模型颈部边缘的准确度。牙体预备后的印模制取未能准确地记录颈部牙体预备情况是常见原因。印模材料调拌过稠或过稀都可影响印模的制取，过稠的印模材料不能完整记录牙体预备情况，过稀则容易脱水变形。另外，所用印模材料的性能也与印模准确度有很大关系，对于铸造修复的印模制取应选择流动性、准确性和形稳性较好的印模材料，如硅橡胶等。在操作上，制取的水胶体类印模若未能及时灌注，会造成印模在空气中脱水变形。在灌注模型时，由于颈部边缘比较狭小，灌注时容易形成气泡和缺损，因此，需采用振荡器或真空灌注，以保证模型颈部清晰。

（二）熔模制作不当

1. 熔模材料选择不当　铸造修复体应选择流动变形率和热胀率都较低的铸造蜡制作蜡模。精确度高、强度好的铸造蜡，才能保证蜡模在取出时不发生形变。

2. 熔模材料不纯　在实际操作中，所用的蜡容易被污染或与其他蜡混合。污染的熔模材料可降低蜡的熔化温度，并可使蜡熔化不均匀，凝固过快，凝固后脆性增加；如铸造蜡中混合有其他蜡，也可使铸造蜡的熔点改变，变形率及凝固收缩率增加，从而导致边缘不密合。

3. 熔化蜡的温度不恰当　铸造蜡的熔点范围一般在70℃左右，熔化温度过高可改变铸造蜡的性能，使得流动性增加，不易操作，凝固后收缩增加。同时，温度过高的液蜡也会破坏石膏牙表面的分离剂，蜡容易渗入石膏中，使得蜡模难以取下，在摘取熔模时易损坏边缘。熔化温度过低，则蜡不能完全熔化，蜡模制作时容易出现气泡和缺损，边缘等较薄处容易损坏。

4. 蜡模厚薄不均　厚薄不均的蜡模导致凝固收缩不平衡，较薄的部位收缩量较大，较厚部位收缩量较小，从而导致边缘参差不齐。

5. 蜡模反复修改　一方面，蜡模反复修改后蜡内部融合不紧密，容易产生裂缝或缺损；另一方面，蜡模反复取下修改容易破坏较薄的边缘，也可使得蜡模变形。修改蜡时所用的器械温度过高，造成蜡熔化过度，凝固后产生较大的收缩，也是导致边缘不密合的常见原因。

二、熔模翘动

熔模翘动见图5-45。

（一）分离剂涂布过多

熔模制作时，在石膏表面分离剂涂布过多，蜡与石膏牙表面形成一层厚的分离剂层，使得熔模与石膏牙间产生较大间隙而产生翘动。

（二）蜡熔化温度过低

熔化蜡的温度过低，所加的蜡不能完全熔化，在熔模形成时不能与石膏表面紧密结合，可能留有间隙或气泡，整个熔模内部不能完全融合，蜡容易出现分层或分离现象，从而影响了熔模与石膏间的密合度，导致熔模容易翘动。

（三）熔模变形

熔模材料选择不当、包埋时机不当、外界温度影响等因素造成的熔模变形，可导致熔模在模型上翘动。制作桥熔模，尤其是在长桥熔模制作过程中，精度要求较高，必须选用形变

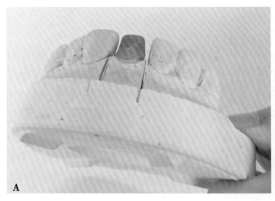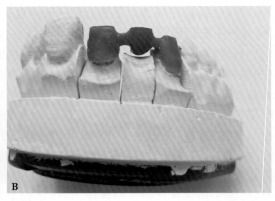

图5-45 熔模翘动

A. 基底冠熔模翘动 B. 固定桥基底冠熔模翘动

率较小的铸造蜡。另外，熔模制作好以后，应立即进行包埋。有资料证明，熔模放置超过2小时后就可能发生形变，造成铸件失准，而且时间越长，形变程度越重，最终常造成熔模翘动，所以，应该选择合适的包埋时机。此外，熔模变形还与环境温度相关，所以在制作熔模过程中要采取控温措施，以免温度变化过大对熔模精度产生影响。另外，操作过程中蜡的融化温度过高或过低、蜡的反复加热及熔模的反复摘戴均会对其精度产生不良影响，造成熔模变形。

（四）桥体过长

过长的桥体，由于蜡的凝固收缩，常常导致蜡与石膏牙之间的不密合，而使桥体产生翘动。对于较长的桥体，一般主张分段制作，最后焊接相连。这样既能减小熔模的收缩，又能避免铸造时合金冷却收缩而导致的铸件变形。

（五）修改不当

熔模反复取下修改，容易造成熔模的破损和变形。禁止离开模型对熔模进行加蜡修改，防止蜡流至冠的内表面，凝固后形成翘动支点。

三、轴面外形突度不适当

轴面外形关系到牙冠的自洁、食物流向、食物对牙龈的按摩作用和菌斑附着等。金属修复体熔模制作时应注意形成合理的轴面外形突度（图5-46）。

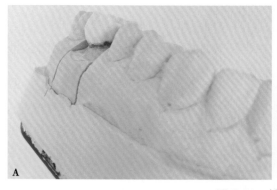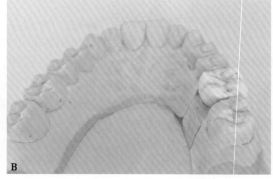

图5-46 轴面突度不当

A. 颊侧轴面突度过大 B. 舌侧轴面突度过大

（一）轴面突度过大

传统观念认为，牙冠的轴面突度既不能过大，也不能过小。牙冠轴面外形突度过大，会造成其下方牙龈组织因丧失食物的按摩作用而产生失用性萎缩；而牙冠轴面突度过小会引起食物直接撞击下方牙龈，从而导致牙龈的创伤性萎缩。而目前有较多学者认为，冠桥修复体的轴面突度应略小于天然牙轴面突度，因为临床观察发现牙龈创伤性萎缩现象并不明显。因而在熔模制作时，轴面突度偏小优于突度偏大。

（二）外形高点设计不当

一般上下颌后牙颊侧最突点多在颊 1/3，上颌后牙舌侧最突点多在中 1/3，下颌后牙舌侧最突点多在舌中 1/3 处。

（三）接触区及外展隙设计不当

熔模邻面应注意恢复正常的邻接区，殆、颊、舌外展隙及龈外展隙。邻面接触区具有稳定牙列和防止食物嵌塞的作用。外展隙有助于食物排溢和自洁，维持牙龈乳头的健康。在设计接触区时，应注意其在邻面的位置随牙位不同而有所变化（具体参见《口腔解剖生理学》的相关内容）。在设计外展隙时，应注意舌外展隙大于颊外展隙。龈外展隙应有足够的三角形间隙，以容纳牙间乳头。但同时应注意龈外展隙亦不能过大，否则容易引起水平型食物嵌塞。

小　结

本章重点介绍了各种固定修复体熔模的制作方法和步骤，尤其是间接法制作。叙述了熔模制作中常见问题及处理；铸造全冠熔模的制作；烤瓷熔附金属修复体金属基底熔模的制作；铸造金属桩核熔模的制作以及熔模铸道的设置等。作为口腔医学技术专业的学生，要重点掌握固定修复体熔模的制作、固定修复体熔模铸道的设置；熟悉熔模材料的使用、烤瓷熔附金属修复体金属基底熔模的设计要求、固定桥桥体熔模的类型和制作要求；了解常用熔模材料的性能，以适应将来岗位工作的需要。

思考题

1. 熔模制作的基本方法有哪些？
2. 烤瓷熔附金属全冠金属基底熔模的制作有何要求？
3. 烤瓷熔附金属全冠金属基底熔模金 - 瓷交界的位置形态有何要求？
4. 后牙分裂桩熔模怎样制作？
5. 固定桥连接体熔模有何设计要求？
6. 固定修复熔模制作中常见问题及处理？

（米新峰　蒋　菁）

第六章　包埋铸造与焊接技术

 学习目标

　　1．掌握：熔模的包埋和铸造的相关概念；掌握熔模的包埋方法及操作步骤；烘烤、焙烧和铸造的方法；焊料焊接的操作要点。

　　2．熟悉：包埋材料；包埋前的准备；铸件的清理；铸造相关常见问题及处理；焊料焊接的原理及特点；固定修复体的熔焊。

　　3．了解：钛铸造技术；激光焊接的应用范围及影响因素。

第一节　熔模的包埋

　　包埋是指利用与铸件合金或铸造陶瓷材料相匹配的耐高温包埋材料将熔模完全包裹起来的过程。熔模经过包埋后形成铸型，铸型经过烘烤、焙烧后熔模材料熔化、挥发形成铸型腔（图6-1），铸造则是将固体的金属或非金属加热熔化为具有流动性的液态，通过一定的压力注入铸型腔的过程（图6-2）。

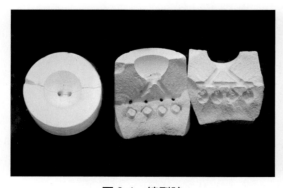

图6-1　铸型腔

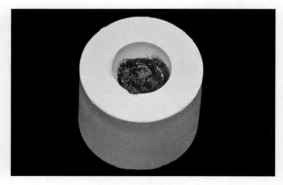

图6-2　铸造完成

一、包埋材料

包埋材料是铸造过程中包埋熔模的材料。各种金属在熔铸过程中都会有不同程度的收缩，利用包埋材料的固化膨胀、吸水膨胀和温度膨胀，可以有效地补偿这种熔铸收缩。采用的铸造金属不同，其熔铸温度和收缩率也不同，所以必须选择与所使用的金属材料相匹配的包埋材料。目前临床常用的包埋材料有中低熔合金铸造包埋材料、高熔合金铸造包埋材料、钛合金铸造包埋材料以及铸造陶瓷包埋材料等。所有包埋材料的主要成分都是二氧化硅（SiO_2）。

（一）中、低熔合金铸造包埋材料

中、低熔合金包括金合金、银合金、铜基合金、锡锑合金等，其铸造包埋材料一般采用石膏作为结合剂，又称石膏系（类）包埋材料。适用于铸造熔化温度在 1 000℃以下的中低熔合金的铸造。

1．组成　中、低熔合金铸造包埋材料的主要成分是二氧化硅（临床采用石英粉）（55%～75%）及硬石膏（Ⅲ型石膏）（25%～45%），还有 1% 石墨、5% 硼酸及少量着色剂。石膏作为结合剂与水调和后，可与石英粉凝固结合形成一个整体，在凝固时提供一定的固化膨胀、吸水膨胀，凝固后达到一定的强度；石墨具有还原作用，可防止金属氧化，使铸件表面光洁度提高；硼酸可使包埋材料热膨胀均匀。

2．性能

（1）固化时间：石膏系包埋材料的固化时间与水粉比例、水温、调和速度及时间有关，其中水粉比是影响材料特性的重要因素。水粉比例过大，固化时间延长，反之，固化时间缩短。ADA 标准规定固化时间为 5～25 分钟。

（2）膨胀性能：中低熔合金包埋材料具有固化膨胀、吸水膨胀和热膨胀的性质。

1）固化膨胀：包埋材料固化时发生的膨胀，与石膏的固化反应有关。

2）吸水膨胀（水合膨胀）：若在石膏类包埋材料的初凝阶段，向正在固化的包埋材料内加水或把包埋好的铸型浸入水中后，其吸水膨胀比在空气中大很多。吸水膨胀的大小可通过调节水粉比、水接触时间、水量及水温等来改变。

3）热膨胀：包埋材料固化后，二氧化硅和半水石膏与水发生反应，产生热量；石英、方石英受热形成热膨胀。热膨胀与水粉比有关。

（3）机械强度：包埋材料在加热和铸造过程中必须具有足够的强度。其机械强度一般以抗压缩强度来表示。包埋材料的抗压缩强度与结合剂石膏的种类、含量及水粉比有关。

（4）粉末粒度与透气性：包埋材料硬固后应有微小孔隙，利于空气在铸造压力下全部排出。其粒度分布及石膏含量是影响透气性的重要因素。粒子尺寸均一，有利于气体通过；减少石膏量，增加水粉比，可使透气性增加。

（5）耐热性（耐热分解性）：包埋材料必须具有一定的耐热性，即要求材料在高温下不易被分解。

（二）高熔合金铸造包埋材料

高熔合金铸造包埋材料，是一类适用于包埋如 18-8 不锈钢、镍铬合金、钴铬合金等铸造温度超过 1 000℃合金的包埋材料。这类包埋材料的主要成分仍是二氧化硅，结合剂不能用石膏，必须选用既能耐高温、又能提供更大膨胀系数的材料作为结合剂。

1. 磷酸盐包埋材料

（1）组成：磷酸盐包埋材料由耐高温材料和结合剂组成。耐高温材料由方石英、石英或两者混合使用，占总重量的80%～90%；结合剂是磷酸二氢铵（$NH_4H_2PO_4$）、磷酸二氢镁$[Mg(H_2PO_4)_2]$以及金属氧化物（主要是氧化镁MgO）的混合物，占总量的10%～20%。使用时将耐高温材料、结合剂与硅溶胶悬浊液或水按一定比例调和。硅溶胶可提高包埋材料的膨胀率。

（2）性能

1）凝固时间和操作性能：ADA规定包埋材料的凝固时间为5～25分钟，而临床使用的磷酸盐包埋材料的凝固时间为8～11分钟。

2）膨胀率：凝固膨胀、热膨胀和吸水膨胀的综合膨胀率为1.3%～2.0%。

3）抗压强度：较高，调和24小时后可达9～30MPa，经加热冷却后，可达2～14MPa。

4）粒度与透气性：磷酸盐包埋材料的粒度，一般在45～75μm；1 000℃以上时，透气性下降，易使铸件产生气泡。

5）耐热性：磷酸盐包埋材料的熔点在1 000℃以上，具有较高的耐热性。

2. 硅胶包埋材料

（1）组成：包括正硅酸乙酯包埋材料和硅酸钠包埋材料。耐高温材料为石英和方石英，正硅酸乙酯为结合剂。

（2）性能

1）固化时间：室温下10～30分钟。

2）膨胀和强度：总膨胀率大，但因结合剂为胶体，强度低于磷酸盐包埋材料。

3）透气性：比石膏系包埋材料差。

4）应用：正硅酸乙酯包埋材料一般作内层包埋使用。经氨气处理后，可使其加速固化。

（三）铸钛包埋材料

由于钛与氧、氢、氮等元素有较强的亲和性，熔点高（1 668℃±10℃），铸造收缩率高（1.8%～2.0%），熔融状态下钛的化学性质活跃，即使在真空条件下也容易与包埋材料中的磷、硅、镁、铝等元素发生强烈反应，引起铸件表面氧化、污染，改变钛原有的物理性能和生物学性能。因此，要求铸钛包埋材料满足具有较大的总膨胀率，并与熔钛的反应轻微，不污染铸件、操作性能好等条件。

目前常见的铸钛包埋材料见表6-1。

表6-1 常见铸钛包埋材料

	镁系包埋材料	铝系包埋材料	锆系包埋材料	硅系包埋材料
主要成分	MgO	Al_2O_3	ZrO_2	SiO_2
结合剂	Al_2O_3	MgO、Al_2O_3+MgO	水溶胶	MgO+$NH_4H_2PO_4$
主要性能	铸件表面光洁、污染小、铸模强度低	体积膨胀大、固化时间长、铸模坚硬	吸水膨胀好、铸件表面光洁、固化时间长、价格高	一般性能较优

（四）铸造陶瓷包埋材料

铸造陶瓷修复体采用失蜡铸造工艺制作。20世纪90年代末推出使用的热压铸造陶瓷，其专用的快速包埋材料为磷酸盐系包埋材料，弯曲强度达到350MPa，铸造温度为920℃，总膨胀率与铸造收缩精确匹配，透气性好，铸件精确度高，表面光洁。出件后包埋材料易清除。

二、包埋前的准备

1. 包埋材料的选择　不同的铸造合金有不同的铸造收缩率，因此必须选用不同的包埋材料与之相适应。中低熔合金多采用石膏系包埋材料，高熔合金采用磷酸盐或硅胶包埋材料，钛合金则采用特定的二氧化锆耐高温包埋材料。

2. 铸圈的选择　铸圈是容纳并使包埋材料成型的圆柱形工具。可以是耐高温的不锈钢圈，有大小不等多种型号，应根据熔模的大小选择合适的铸圈。熔模在铸圈内的位置距顶端 8～10mm，距内壁至少 3～5mm；同时应位于铸圈顶端上 2/5 的范围内，以避开铸造热中心（图 6-3）。

在铸圈的内壁，衬垫厚度均匀一致的石棉纸，以使包埋材料获得铸造膨胀的空间，并利于铸造时空气的逸出。衬垫的石棉纸厚度为 1.0～1.5mm。衬垫时要求在铸圈的上下端形成 3～5mm 的空留区（图 6-4），以防铸型的脱出。石棉纸采用湿垫法，可使包埋材料获得的总膨胀率达到最大。选择使用氧化铝 - 氧化硅纤维板作为衬垫材料，因其具有 45% 的变形量，能使包埋材料获得较为稳定的膨胀，同时可以避免使用石棉纸对人体造成危害。

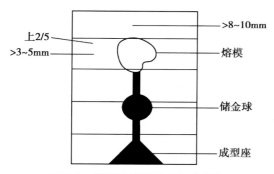

图 6-3　熔模在铸圈中的正确位置

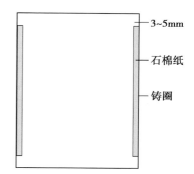

图 6-4　石棉纸的放置

目前常选用无圈铸造技术，无须金属铸圈，采用铸型成型器进行一次性包埋。无圈铸造技术可使铸造收缩得到更好的补偿。

3. 清洗熔模　制作熔模时，常采用油脂类分离剂，熔模被污染将不可避免，其表面张力加大，湿润性减小，妨碍包埋材料在其表面的吸附、涂挂。因此，必须清洗熔模，提高铸件表面的光洁度，避免包埋时产生气泡，导致铸件表面形成小瘤状物。

熔模脱脂常用的方法有：用毛笔蘸肥皂水或 95% 乙醇或有机酸轻轻涂刷熔模表面，然后用清水冲洗干净，吹干后即可包埋；如此可降低其表面张力，提高湿润性。使用活性喷雾剂也可达到脱脂和清洗的目的。

三、包埋方法及操作步骤

目前，根据临床的不同需要选用不同的金属合金，不同的合金其熔点、铸造收缩率也各不相同，因而必须选择使用与之相匹配的包埋材料，按各自的粉液比要求取量，采用不同的包埋方法进行包埋。

（一）包埋材料的调拌方法

调拌包埋材料有手工调拌和真空调拌两种方法；真空调拌可使包埋材料混合更均匀、无气泡，是理想的调和方式。

1. 手工调拌　取洁净的橡皮碗和调拌刀备用。将所需量的液体或水倒入橡皮碗内，再慢慢加入包埋粉，直至所有包埋粉都浸入液体中，表面呈润湿状，即用调拌刀进行调拌，按同一方向搅拌，调拌过程在 40～60 秒内完成。震动橡皮碗或将橡皮碗放在振荡器上振荡，尽量排尽包埋材料中的空气，即可进行包埋。

2. 真空调拌　用真空搅拌机完成包埋材料的调拌。按材料说明称取所需量的粉、液，将液体注入容器中，再加入包埋粉，手工搅拌至所有包埋粉都浸入液体中；装好密封盖，置于真空搅拌机上完成调拌；一般需时 60 秒。放气后取出包埋材料进行包埋。

需要注意的是，严格按粉液比取量，以免改变包埋材料的凝固膨胀；调拌器需洁净，以免影响包埋材料的凝固时间和性能。

（二）各种包埋材料的包埋方法

1. 中、低熔合金包埋材料包埋方法

（1）一次包埋法：按要求调拌好包埋材料（此为内层包埋材料）；以毛笔尖蘸取少量包埋材料，轻轻涂抹于熔模的表面，涂布时由点到面，不能形成气泡，尤其是点、线角处及熔模的组织面。逐层均匀涂布，直至熔模被包埋材料完全覆盖并形成 1～2mm 厚度；铸道及储金球也须有包埋材料包裹。套选好的铸圈于成型座上，顺着侧壁将剩余的包埋材料由铸圈顶端缓慢注入铸圈内，边注入边振荡或轻敲铸圈外壁，以排出气泡，直至注满。整个包埋过程要在 2～3 分钟内完成。待包埋材料凝固后取出成型座。

倒插法：将铸圈放在玻璃板上，向铸圈内注满调拌好的包埋材料，振荡排空气泡，随即手持成型座，将已涂布包埋材料的熔模方向朝下从铸圈顶端慢慢插入。

（2）二次包埋法：内、外层分别调拌包埋材料，两次包埋。

1）内包埋：按要求的比例取适量的内层包埋材料（粉的粒度较细），调拌均匀，排出气泡，如一次包埋法涂抹熔模表面，厚度为 2～3mm；随即在其表层撒布一层干的内包埋粉，以吸收水分，加速凝固，增加其表面强度。

2）外包埋：内包埋材料初步凝固或完成内包埋 15～30 分钟后，以水湿润内包埋层，浸湿铸圈，将铸圈套入熔模；根据比例调拌适量的外包埋材料（有时也用内包埋材料），按一次包埋法完成外包埋。

二次包埋法适用于结构较为复杂、数目较多的熔模的包埋。

2. 正硅酸乙酯包埋材料包埋法　常用于高熔合金的包埋。一般采用二次包埋法。

按比例（粉液比 2∶1 或 3∶1）调拌正硅酸乙酯内包埋材料，呈糊状，采取涂挂、浇淋、浸入等方法进行内包埋；表面均匀撒布干的粗石英粉，以吸出多余的正硅酸乙酯液体，提高表面强度和膨胀性能，增加透气性。内包埋材料凝固后，熔模置于浓氨气容器中干燥固化 15 分钟；取出后重复上述操作直至包埋材料厚度达到 3mm 左右。散净氨气，完成外包埋。

3. 磷酸盐包埋材料包埋法　磷酸盐包埋材料既可用于包埋熔模，也可用于翻制耐火材料模型。

目前磷酸盐包埋材料采用的粉液比多为 100g 包埋材料加入 13mL 水或专用液，既可采用一次包埋法，也可采用二次包埋法，方法同上。可制作成有圈铸型或无圈铸型。

无圈铸型有利于发挥包埋材料的凝固膨胀和热膨胀，更好地补偿熔金的收缩。无圈铸型对包埋材料的强度要求较高。包埋时可选用有机玻璃铸圈、软树脂铸圈（图 6-5）、橡胶铸圈、纸质铸圈等，包埋方法同有圈铸型。包埋材料凝固后，脱去铸圈，即形成无圈铸型（图 6-6）。

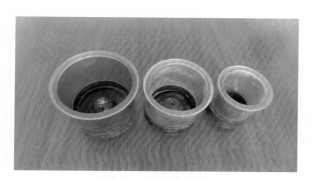

图 6-5　软树脂铸圈

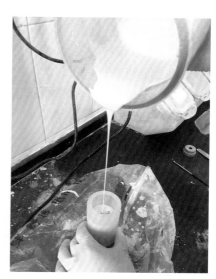

图 6-6　形成无圈铸型

4. 钛合金包埋材料包埋法　钛合金的铸造只采用无圈铸型，铸型上面要求平整，以确保铸造过程中抽真空的效果。钛合金熔模的包埋宜采用正插法，操作方法及步骤可参照磷酸盐包埋材料的包埋方法。包埋材料的调拌必须在真空条件下完成。

四、烘烤及焙烧

烘烤与焙烧是一个连续、完整的过程。正确的操作可提高铸造的成功率，保证铸件的优良质量，减少缺陷的发生。为了便于理解，在此分开讲述。

（一）烘烤

1. 烘烤　烘烤是指通过对铸圈（铸型）的缓慢加热升温，使铸型中的水分均匀蒸发以至干燥，熔模材料熔解、流失的过程。烘烤可为包埋材料的热膨胀做好前期准备。

2. 方法　包埋材料硬固后，待其完全发热并冷却后，去除铸圈上的成型座，将铸圈倒置（铸道口朝下）于烤箱中，以利于熔模材料的熔解外流；缓慢升温，去除铸道内的金属丝；至 350℃，此过程不应少于 1 小时，再将铸圈直立，使铸道口朝上，维持 30 分钟，使残留蜡质进一步燃烧挥发；此后，在 1 小时内缓慢升温至 400℃，结束烘烤阶段，继续升温进入焙烧阶段。

3. 注意事项

（1）铸圈升温不能过快，从室温升至 350℃的时间不少于 60 分钟，防止铸圈内水分蒸发过快，造成包埋材料爆裂，铸型破裂或熔模腔内壁产生缺陷。

（2）若是碳炉烘烤，铸圈的铸道口应始终朝下，以免杂质掉落铸型腔内。

（二）焙烧

1. 焙烧　在高温条件下，继续对铸型进行烧烤，使熔模材料完全燃烧挥发，去净铸型中的水分和蜡质，并使包埋材料产生热膨胀，获得一个能补偿铸金收缩的铸型腔。通过焙烧，可提高铸型的温度，减少铸造时铸型与熔金间的温度差，提高铸造成功率。

2. 方法　不同的包埋材料其焙烧的时间和速度各不相同。

中熔合金铸造包埋材料的铸型从350℃升温到700℃的时间不少于60分钟，应在升温焙烧至700℃时保持15～20分钟，然后进行铸造。

高熔合金铸造包埋材料的铸型在完成烘烤后，从350℃升温到800～850℃的时间不少于90分钟，以每分钟5～6℃的速率升温，维持30分钟后铸造。

铸钛包埋材料的铸型应根据产品升温曲线的要求进行，一般在0.5小时内升至250℃左右，维持1小时，再经1小时升至850℃，维持0.5小时，在烤箱内自然降温至400℃左右进行铸造。

3. 注意事项

（1）焙烧升温不能过快。

（2）不能在升温到达预定温度时停留过久，或降温后重又升温再铸造，否则会影响包埋材料的强度，造成龟裂，降低铸件的精度和光洁度。

（3）可根据铸圈颜色确定焙烧温度：400℃以下，铸圈颜色无明显改变，500～600℃时铸圈呈暗红色，700～800℃时为樱桃红色，900℃时则为赤红色。

（4）烤箱门附近的温度较低，铸型应置于烤箱的内侧。

（5）保持烤箱的温度，减少开门次数。

第二节　铸　　造

铸造是指加热熔化金属并通过一定的压力将液态金属注入铸型腔内，冷却凝固后形成铸件的过程。

口腔修复工艺使用的方法是熔模精密铸造法或称失蜡铸造法。可以制作各种复杂的铸件，精密度高，一次成型，表面细致，光洁度高。

一、热源

常用的铸造热源有以下几种：

1. 可燃性气体吹管火焰　将压缩空气或氧气与可燃性气体充分混合，利用其燃烧产生的巨大能量来熔化合金。常用的可燃性气体包括雾化的汽油、煤油和乙炔、氢气、丙烷等。火焰的大小可通过吹管调节。

2. 高频感应磁场热能　利用高频交流电（1.2～1.9MHz）产生的磁场，使被加热的合金内部产生感应电流（内涡流），因电阻效应而产生高热能，熔化合金，温度可达1 400℃以上，最高可达2 500℃。其特点有：熔解过程是在合金内部进行，不会造成被熔合金渗碳而影响铸件金相结构的改变；无烟无灰，不污染工作环境；熔解速度快，元素烧损少，氧化残渣少，被熔合金流动性好，铸造成功率高；由于操作简便，广泛应用于临床。

知识拓展

高频离心铸造机

高频离心铸造机是常用的口腔技工设备，用于各类牙用高熔合金，如钴铬、镍铬合金的熔化和铸造，以获取各类铸造支架和嵌体、冠桥等铸件。其原理是利用高频交流电产生的磁场，使被加热的金属内产生感应电流，由于电阻效应产生大量的热能，温度可达 1 400℃以上。按其冷却方式分为风冷式、水冷式和水冷加风冷式三类。设有高熔铸造和中熔铸造的温度控制系统，熔金量最高每次 45～50g。目前临床使用的高频离心铸造机多为半自动化操作，可通过观察窗了解熔金程度，手控离心操作，因此正确判断熔金状况、把握铸造时机非常重要。高频磁场在一定距离内能影响人体健康，应注意防护。

3. 中频感应热能 加热原理类同高频感应磁场。具有工作频率低、耗能低、输出功率大、熔化合金快、无电磁场干扰等特点，优于高频感应热能。

4. 电弧高能 采用低电压、强电流、可变电源调节，通过电极发生的电流产生电弧放电，电弧的高能使合金熔化。电弧中心温度可达 3 500～4 000℃。该法多用于真空条件下铸造。

二、铸造方法

铸造必须借助于外力才能将熔化的液态合金注入铸型腔内，这种外力通常是离心力和各种表现形式的压力。

（一）离心铸造

离心铸造是利用电动机或发条的强力带动，使旋转机臂高速转动而产生离心力，将熔化的合金注入铸型腔内。

离心铸造机的旋转机臂以旋转轴为中心，一端安放铸圈及坩埚，另一端为平衡侧，可根据铸圈的大小进行调整，使两端平衡。当坩埚内的合金完全熔化，启动旋转机臂，通过机臂的高速转动获得离心力，将液态合金注入铸型腔内，完成铸造。离心铸造机分为立式和卧式两种，可用于高熔和中、低熔合金的铸造（图 6-7）。

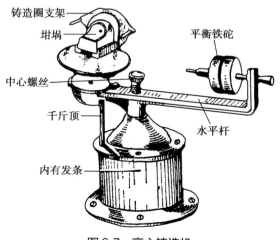

图6-7 离心铸造机

（二）压力铸造

1．蒸汽压力铸造　是利用水分在密闭的高热熔铸环境中快速蒸发，聚积形成蒸汽压力，将液态合金挤压入铸型腔内的过程。该法操作简单，但蒸汽压力难于控制，极易因压力不足造成铸造不全；适用于铸件简单的中、低熔合金的铸造。

2．负压吸引铸造　又称真空铸造，利用真空负压作用，将熔化的液态合金吸入铸型腔内，完成铸造过程，是目前比较理想的铸造方法。

3．空气压力铸造　利用加压的空气，将液态金属压入铸型腔内的过程。如果压力过大，可造成气体进入熔化的合金中，导致铸件缺陷。

4．机械加压铸造　是利用特制的推压杆将熔融态物质推压入铸型腔内形成铸件的方法，常用于铸瓷技术。

三、熔解合金时应注意的问题

1．熔金的保护　大气条件下，合金在高温熔化时易被氧化，根据合金的特性及铸件的要求，必要时可采用真空铸造或惰性气体保护等措施。熔化中熔合金时，可在合金表面添加熔媒（硼砂），以促进合金熔化，并能防止合金氧化，增加流动性。

2．合金用量的估算　确定合金投入量是为了避免投入不足造成铸造不全或投入过多造成浪费。计算方法有比重计算法、估算法、不规则物体体积计算法等。在实际操作中一般采用估算法来确定合金的投放量：首先对铸件本身的重量进行估算；然后再根据竖立铸道柱的数量、粗度和长短对铸道柱的重量进行估算。将铸件重量和铸道柱重量相加，即为铸造合金的投放量。通常合金的投放量比两者相加量还要稍大，以保持一定的铸造压力。此外，还有一种估算方法，即将铸件本身重量的 $2\sim2.5$ 倍作为合金的投放量。

3．坩埚的选择和使用　不同材质的坩埚其用途不同：氧化铝坩埚用于非贵金属的熔化；石墨坩埚多用于贵金属的熔化，以防合金烧损；铜质坩埚则用于钛的熔化。熔解不同种类合金时，坩埚不能混用，防止不同合金的相互污染而造成合金性能的改变。熔金前，坩埚应进行预热，以缩短熔金时间，减少合金的氧化，又能防止坩埚因瞬间加热过快造成爆裂。

4．合金块的摆放　不论采用何种铸造方法，都要求合金块之间紧密接触无间隙。使用块状合金时可采取叠放法；使用柱状合金需要量多时，应采用垂直摆放，并使所有的合金都紧密接触，以求尽快获得热量，加快熔解，减少氧化。

5．铸造温度的控制　不同的合金熔解温度不同，合金与组成它的纯金属的熔解温度不同，合金的熔解温度与铸造温度也有差别。纯金属的熔解温度恒定在一点上，而合金的熔解温度则由于组成合金的不同金属元素的熔点不同而有一个明显的温度差。

铸造温度要略高于合金的熔解温度，目的是使合金完全熔化，增加合金的流动性，降低黏滞性，保证铸造成功。但过高的熔解温度会造成合金中某些元素烧损，增加铸件成孔性。合金的最佳铸造时机是在合金熔点基础上增加 $100\sim150℃$ 为宜。实际操作时，可通过观察合金的颜色和流动性进行判定。各种合金熔解铸造的最佳时机如下：

（1）铜基合金：熔化时先为分散块状，逐渐熔成球状，表面有膜，呈不太光亮的橘红色，用石笔搅拌和探查，无块状物时为最佳铸造时机。如继续加热，则会出现熔金沸腾，四处喷射火星并发出炸裂声，表明已过熔，铸件会产生成孔现象。

（2）金合金和铜镍锌硅合金（771合金）：熔化时分散的合金块向坩埚底聚积，随着温度的上升形成球面，呈淡黄色，光亮如镜，随火焰燃烧而转动、颤动时，为最佳铸造时机。

（3）镍铬烤瓷合金：熔化时边缘角变圆钝，合金崩塌下陷形成球状，但表层的氧化膜未破，此时为最佳铸造时机。

（4）铬镍不锈钢、钴铬合金：熔化成球状，表层的氧化膜似破非破时，为最佳铸造时机。

总之，各种合金的熔铸都要掌握好时机，避免熔化不全或过度熔化。

第三节 铸件的清理与打磨

正确的铸型冷却方法与合理的铸件清理、打磨，直接影响铸件的质量，关系到铸造的成功与否。

一、铸件的冷却

不同合金铸件的冷却方式各不相同。处理得当，可以保持甚或提高金属的性能；处理不当，可造成金属脆性加大，甚至铸件变形。

1. 中熔合金铸件的冷却　可采用急冷的方式，即铸造后，铸型在室温条件下冷却至300℃时投入冷水中，使包埋材料在水中爆裂，与铸件分离。

2. 高熔合金铸件的冷却　采用自然冷却的方法，即将铸造完成后的铸圈，置于空气中自然冷却至室温，再剥离包埋材料取得铸件。该法可防止合金因骤冷出现铸造缺陷或变形。

3. 钛及其合金铸件的冷却　多用速冷法，以减少高温合金与包埋材料的反应，保证铸件的品质。

二、铸件的清理

铸件的清理是指铸件从铸型包埋材料中分离脱出后，去净其表面黏附的包埋材料、污染物及氧化层的过程。不同合金铸件的清理方法不尽相同。

1. 喷砂清理　喷砂是通过喷砂机中的压缩空气将石英砂高速喷射到铸件表面，以去除其表面残留的包埋材料、污染物及氧化膜，为磨光创造有利条件。喷射压力及石英砂的粒度必须根据铸件的大小、厚薄进行调整。操作时铸件距喷嘴的距离应在5mm以内，喷砂时喷嘴方向应与铸件表面保持45°左右的角，不能垂直喷射以避免破坏薄弱的边缘，同时要不断改变喷射部位，使铸件各部分被均匀喷射，避免因局部过度冲刷而变薄，影响铸件质量。喷砂处理适用于高熔合金铸件的清理。

2. 化学清理　贵金属铸件不能用喷砂的方法进行表面处理，可以采用酸处理法：将铸件加热到300～350℃，投入浓盐酸溶液中，以去除铸件表面的氧化膜及其他杂质。非贵金属高熔合金铸件的表面处理，也可采用化学清理方法：将铸件投入20%的氢氧化钠或45%的氢氧化钾水溶液中煮沸，使之与二氧化硅发生化学反应，生成硅酸盐而从铸件表面脱落下来。然后，用热水冲洗，以去除铸件表面残留液。对镍-铬烤瓷合金一般不采用碱处理，以免影响将来的金-瓷结合。

三、铸件的打磨和抛光

铸件的打磨和抛光内容参见第九章。

第四节　钛铸造技术

钛具有良好的机械性能、生物相容性及耐腐蚀性，比重小，强度高；但钛熔点高（1 668℃），化学性能活泼，在高温下极易与空气中氢、氧、氮等元素及包埋材料中有关成分发生反应，使其表面脆性增加而延展性下降，造成钛机械性能改变。此外，钛的黏稠度大、密度小、流铸性差，因此，钛铸造机与传统铸造机工作原理不同。

一、铸钛机的种类

（一）按铸造方式分类

1. 加压铸造式铸钛机　在较低压力的惰性气体（氩气或氦气）的保护下熔解钛材料，钛熔化后流到铸道口时，对液体钛加以较高的压力，而使液体钛铸入熔模腔内。此方法的关键是正确掌握好加压时间。因为加压时间过早，高气压提前流入熔模腔内影响液体钛的注入，从而造成铸件表面或内部缺陷。加压时间过晚，液体钛流动性差，造成铸造失败。

2. 加压吸引式铸钛机　依靠惰性气体的压力和铸造室真空状态形成的负压使钛液进入熔模腔。铸造时，先使熔化室和铸造室形成高真空度，熔化钛材时向熔化室内注入惰性气体，铸造室持续抽真空，注入熔化的金属时，因在熔化室和铸造室之间形成的压力差和重力作用下，熔化的金属由上部的熔化室落入下部铸造室的铸模口，并被压注，充满整个铸造型腔。为了确保铸件质量，常在铸模下方安装吸注装置。此种方法必须使熔金室和铸造室两室间严密隔绝，才能保证压差的产生。

3. 离心式铸钛机　利用离心力使液体钛及钛合金铸入熔模腔内的方法，由于钛的比重轻，要想使液体钛及钛合金能充满整个熔模腔，离心力的初速度就显得极为重要。为增加初速度，有的铸钛机采取先将铸型高速旋转，在旋转状态下利用高速离心力将液体钛注入熔模腔内。有的铸钛机则采取在熔解钛及钛合金料时，让产生离心力的马达先旋转，待钛及钛合金料熔解后，利用离合器与高速旋转的马达咬合起来，以高速离心力将液体钛及钛合金注入熔模腔内。离心方式目前有水平离心和垂直离心方式。

4. 压力、吸引、离心式铸钛机　将离心力、抽吸、加压 3 种方式结合起来，以提高铸钛件的成功率。其方法为：在熔解钛及钛合金材料时，从铸型的底部及四周进行抽吸排气，使熔解室和铸造室之间产生较大的压力差。当钛料熔化后，离心力促使液体钛注入熔模腔内的同时再从液体钛及钛合金的表面加入一个较大的惰性气体正压力，液体钛及钛合金在离心力、负压抽吸及液体钛及钛合金表面的较大正压力的共同作用下，促使液体钛及钛合金快速地注入熔模腔内。

（二）按热源分类

铸钛机按热源分为电弧熔解和高频感应熔解式铸钛机。

1. 弧熔解式铸钛机　弧熔解法是利用辅助电源使电极对钛料发生弧放电，惰性气体产生的电子和阳离子在电极间加速运动放出热电子而持续产生等离子弧，由等离子弧所产生的高热将钛料熔化。目前弧熔解法的牙科铸钛机基本上都是采用钨棒作为负极，被熔解的钛料为阳极产生弧放电的方法，即所谓的非消耗式电极法。由于等离子弧所产生的温度很高，可以在较短时间内将钛料熔化，同时，此方法是从金属的上方进行加热，具有高熔钛液不会与坩埚接触或接触时间短,液体钛不易被污染的优点。但由于弧放电是集中于某部位,当钛料量大时会出现部分熔化、部分不熔化的现象,因而两极间的距离应适宜。

2. 高频感应式铸钛机 利用高频交流电产生的磁场,使被熔化的金属本身产生感应电流(内涡流),通过涡电流加热熔化钛料。特点是熔化钛料的温度较均匀,但高温下的液态钛与坩埚接触的时间较长,易使钛料受到污染。

(三)按铸造的工作室分类

1. 一室铸钛机 熔解、铸造在同一室内完成。

2. 二室铸钛机 分熔炼室和铸造室。钛材熔化后,钛液由熔炼室注入铸造室。

(四)按坩埚种类分类

有铜坩埚、石墨坩埚、陶瓷坩埚和不设坩埚4种铸钛机。

二、钛铸造工艺流程

(一)冠桥修复体的工艺流程

制作可卸代型模型→制作熔模→熔模的清洗→制作铸型→铸型的烘烤及焙烧→铸造→喷砂处理→切除铸道→酸处理→研磨→抛光→完成。

(二)铸钛技术注意事项

1. 熔模厚度 由于钛及钛合金流铸性较差,为确保液态金属能充分注满型腔的各个部位,冠桥熔模及铸造支架熔模制作时均应注意不要过薄,特别是采用室温铸造时,熔模的厚度应≥0.7mm。

2. 排气道的设置 由于在铸入钛及钛合金液体时即产生凝壳,随同液态金属卷入的空气难以从凝壳内脱出。为尽量排逸空气,排气道的设置十分必要,不同类型的铸造机设置排气道的方式略有差异。采用离心铸造时,一般需在卡环末端、支架熔模靠近铸造口的最外端、网状结构的边缘以及流铸方向发生改变的部位设置排气道或储气球。差压式铸造时,则需在卡环末端、支托末端、支架最远端及流铸方向发生改变的部位设置较大的储气球。

3. 铸道设置 以往钴铬合金铸造时,铸道设置的要求一般应使熔模远离热中心。使用的铸道蜡线多为圆柱形,安插的形式多采用反插法或正插法。而钛铸造时,由于所使用的包埋材料种类、包埋材料氧化物含量、铸型的铸造温度以及铸钛机种类不同有所差异。钛及钛合金的冠熔模多采用3mm的铸道,而桥的熔模多采用3mm、4mm、5mm的蜡线形成栅栏式铸道,且铸道应尽量短。对于铸造支架采用离心铸造时,多采用侧插法安插铸道,即铸道设置在熔模的边缘。采用差压铸造时,多采用正插法,亦可采用侧插法。对于采用低温铸造或室温铸造时,可不考虑热中心的影响,尽量使熔模靠近浇注口,以利于钛及钛合金液以最快的速度流注至熔模腔的所有部位。铸道的形式可采用圆柱形的粗铸道(直径≥4mm),亦可采用扇形铸道。当设置数根分铸道时应将各铸道尽量集中,不要过于分散。

4. 铸型的形式 多数铸钛机具有抽真空的功能,因此铸型需采用无铸圈铸造,如果采用有铸圈铸造,应考虑到能从铸型下部抽吸气体。铸钛机的类型不同,要求铸型的形式也不同,应根据所用铸钛机的型号制作不同形状的铸型。

5. 铸型烘烤焙烧的温度及铸造时铸型的温度要求 使用磷酸盐系及改良式磷酸盐系钛用包埋材料制作铸型时,一般烘烤焙烧最高温度多在900~1 200℃,而铸造温度多在室温至400℃的范围内,目的是降低铸型温度,减少与液体钛的氧化反应层厚度。氧化铝、氧化镁系包埋材料铸型的烘烤焙烧温度多在 850～1 050℃，而铸造温度是室温至 700℃范围。氧化锆系包埋材料制作的铸型其烘烤焙烧温度多在 900～1 100℃，铸造温度是 600～700℃范围。氧化钙系包埋制作的铸型其烘烤焙烧温度多在 850～950℃，铸造温度是 400～600℃。以上的铸型烘烤焙烧温度及铸造时的铸型温度是根据包埋材料的性质而决定的，在实际工作中应按厂商提供的指标进行烘烤焙烧及铸造。

6. 铸型的冷却方式　为减少液体钛与包埋材料之间的反应时间，防止铸件表面产生较厚的污染反应层，采用铸造后急冷的方式，即将铸型直接放入水中。

7. 铸件的打磨抛光　钛及钛合金铸件打磨抛光是否得当，不仅影响铸件表面的光亮度，而且影响铸件耐腐蚀性及机械强度。

（1）钛及钛合金铸件打磨抛光工艺流程：铸件从铸型中脱出→喷砂→切除铸道、排气道及储气球→酸处理→粗研磨→细研磨→抛光处理→清洗→完成。

（2）喷砂处理：不论采用何种包埋材料制作的铸型所铸造出的铸件，其表面均不同程度地存在着一定厚度的反应污染层。此反应污染层能否得以完全去除，不仅关系到铸件能否达到镜面的光洁度，而且与铸件的机械性能有着很大关系。当钛及钛合金铸件表面的反应污染层未去除干净时，其脆性明显增加，延伸率下降。因而去除钛及钛合金铸件表面污染层显得极为重要。钛及钛合金铸件进行表面喷砂时，最好不使用石英砂，以减少在喷砂处理时一边去除反应污染层，一边形成新的污染层。使用氧化铝砂或玻璃珠较为理想，所用的氧化铝砂为 380～180μm。最好是采用湿性喷砂，以降低其表面温度，避免再次产生反应污染层。

（3）化学酸处理：经过化学酸处理后的钛及钛合金铸件在后期研磨时，可明显缩短研磨时间，降低劳动强度。经过化学酸处理的铸件，用玻璃珠喷砂后，再进行抛光处理。化学酸处理是利用化学药品对金属表面进行溶解处理，使其表面达到平滑的方法之一，亦称为酸洗。盐酸、硫酸、氢氟酸等物质可对钛及钛合金产生溶解作用，特别是氢氟酸最为有效。目前作为钛及钛合金铸件的化学酸处理，常采用比较温和的酸处理方式。其化学酸溶液的配方是：氢氟酸 10%，硝酸 45%，蒸馏水 45%。酸处理的时间应控制在 30 秒内。然后用清水充分清洗铸件。

（4）粗研磨：对钛及钛合金铸件粗研磨方法即常规的砂石研磨法。钛及钛合金铸件进行常规砂石研磨时，由于钛的热传导率低，易发生过热反应而造成研磨硬化现象，当研磨时温度达 800～1 000℃时会引起金属表面结晶发生变形，形成变质层。应注意的问题是尽量选用产热少、不产热和不易对铸件产生再次反应污染的砂石，如各类金属磨头、不产热砂石等。研磨的方法与研磨普通钴铬合金不同，要求研磨面积要小，压力要轻，转速高，使铸件不产生研磨性硬化现象，而且还要防止磨头的砂石嵌入铸件的表面。

（5）细研磨

1）金刚砂橡皮轮研磨：即采用常规的各类金刚砂橡皮轮对钛及钛合金铸件表面进行研磨。研磨时需注意的问题仍然是勿使铸件产热，不能造成铸件表面的研磨伤，并使整个表面达到平整光滑。

2）筒研磨法：所谓筒研磨法是将被加工铸件、研磨料、水及添加剂放入筒式研磨槽内，由于研磨筒在运动中产生旋转和振动，使研磨料的混合物和被加工铸件之间产生摩擦，将铸件表面研磨光滑、平整。其特点是不产生粉尘污染，劳动强度低，不会发生常规研磨过程中的产热现象。

（6）抛光处理

1）机械抛光法：使用不同规格的软布轮或黑毛刷，蘸以钛及钛合金专用抛光膏对钛及钛合金表面抛光。在对钛铸件进行抛光时，应做到完全清除铸件表面污染层，同时不能产生新的研磨硬化层。抛光时仍采用高转速、轻压力的方式。经抛光后的钛及钛合金铸件不能立即进行水洗，一定要使表面氧化膜完全形成后方可进行水洗，否则其表面会产生变暗的现象。

2）电解抛光法：通过使用专用电解液，钛及钛合金铸件亦可采用电解抛光的方法使其表面达到或接近钴铬合金铸件类似的镜面效果。目前，可用于钛及钛合金电解抛光液配方有以下几种：①高氯酸 6%，丁醇 35%，甲醇 59%，24℃，58～66V，20～30A/dn²；②乙醇 90mL，丁醇 10mL，氯化铝 6g，氯化锌 25g，24～30℃，30～60V，2～10A/dn²；③硫酸 5mL，氟化钡 5g，甘油 8mL，常温，90V，12～25A/dn²；④高氯酸 100mL，醋酸酐 400mL，<30℃，60～70V，0.2～0.5A/dn²。

金沉积技术

金沉积技术又称为电解沉积技术，指通过专门设计的电镀仪，利用电解沉积原理，在代型上析出 99.9% 纯金的金沉积基底冠，再在其表面进行烤瓷修复的一种修复技术。金沉积修复体具有用金量少、无须铸造、制作简单、精度高、美观、边缘密闭性好、保护牙髓以及机械性能好的优点。可用于烤瓷单冠、嵌体、套筒冠义齿、精密附着体及种植体上部结构的修复。可以通过某些设计方案与铸造支架相连接，也可以直接用于固定桥的修复制作。

由于传统金属烤瓷修复体的合金成分在口腔复杂的唾液环境中容易溶解析出金属离子，可能具有潜在的生物毒性，不仅容易给患者带来金属引起的疾病，而且常常影响美观效果。因此，人们试图从美观、生物相容性及口腔组织健康的角度寻找更理想的修复工艺技术，而金沉积技术就是其中代表之一。

（黄强生）

第五节　铸造相关常见问题及处理

一、铸造不全

铸造不全是指熔模包埋后，在熔铸过程中由于跑火、铸型焙烧温度和熔金温度过低、合金投放量不足等多种因素，使熔化的合金未能充满铸模腔，以致铸件未完全再现原熔模的全貌，出现部分缺损。

铸造不全的原因包括：

（一）跑火

跑火亦称跑钢，为浇铸时液体合金冲破铸模腔，合金外流，或铸型的铸道口过平、过浅，缺乏一定的锥度，致使合金外溅。其主要是由于包埋材料缺乏足够强度或包埋不当造成的。如内层包埋材料过薄或硅酸乙酯水解液存放时间过长，加之外层包埋不实，在熔模周围有大的空隙，浇铸时液体合金冲破内层包埋材料形成的铸模腔流入外层包埋材料的空隙中，导致铸件铸造不全；或外层包埋材料强度差，在焙烧过程中，铸型破裂，导致跑钢。另外，无圈包埋时如熔模距外表面过近，造成包埋材料过薄，亦可导致铸造时跑钢。

预防措施：

1. 内外层包埋材料要有足够的强度，不使用过期失效的包埋材料。

2. 铸型包埋要实，不能有空隙。

3. 铸型的铸道口不能过平、过浅，要有一定的深度和锥度。

4. 熔模距铸圈壁，特别是距铸圈底部不能过近。

（二）合金投放量不足

目前合金的投放量，多采取估算的方法来确定，如合金的投放量不足，必然铸造不全。估算合金的投放量分为两个方面：首先对铸件本身的重量进行估算，如镍铬合金铸造全冠的重量是 1.5～2.5g，铸造桥体的重量为 2～3g；再根据安插铸道的数量和粗细长短，对铸道的重量进行估算。最后将铸件重量和铸道重量相加，即为铸造合金的投放量。通常合金的投放量比两者相加量还要稍大，以保持一定的铸造压力。另一种估算方法是将铸件本身重量的 2～2.5 倍作为合金投放量。

（三）合金熔化不全

合金未全部熔融，只有一部分合金熔化，就进行铸造，因已熔化的合金量少，而导致铸造不全。造成合金熔化不全的原因很多，如熔化合金的热源温度过低、热量不足，铸造时机选择不当等均可造成合金熔化不全。中熔合金采用汽油吹管火焰熔铸，若合金投放超过 40g 时，1 个普通的汽油吹管火焰所能提供的热量，就很难将合金全部熔化，必须采用 2 个吹管火焰同时加热，方能将合金完全熔化；在使用高频感应铸造机熔铸时，合金在坩埚内应集中堆放，不能分散。若为块状合金可采取叠放法，若为柱状合金且投放量大，可采取竖放法，使合金紧密接触，全部位于交变磁场内，以利于合金的完全熔化。铸造时机的选择很重要，无论中熔合金或高熔合金在熔铸时都要密切观察其熔化状态，在确认完全熔化后，再进行铸造。

（四）铸道设置不当

采用离心铸造方法，在设置铸道时，必须充分考虑熔化合金流入方向的重要性。因为离心铸造的铸造压力是来自铸造机旋转时产生的离心力，而流入铸模腔的液体合金所承受离心力的大小，是由熔模在铸型内的位置与离心力作用方向所成的夹角决定的。当熔模位于离心力作用方向的轴线上，亦即夹角为 0° 时，受到的离心力最大；当夹角为 45° 时，受到的离心力只有 1/2；当夹角为 90° 时，受到的离心力为零；当夹角大于 90° 时，受到的离心力为负数，即处于倒流的位置，此时必然出现铸造不全。所以，在安插铸道时，尽量将熔模置于 45° 夹角的扇形区域内，一定不能将熔模放到大于 90° 夹角的区域内。

（五）铸造压力不足

铸型太重，离心机难以带动，或离心机旋转初速度小，启动慢，铸造压力持续时间短，液体合金在凝固前铸造压力消失，都会导致铸件铸造不全。

对于铸造压力不足应采取的预防措施是：提高离心机旋转的初速度，加大铸造压力；延长旋转时间，在熔化合金凝固前保持足够的铸造压力。

（六）铸型烘烤焙烧不够

铸型焙烧温度低，时间短，液态合金的热能很快被铸型所吸收，凝固速度加快，流动性降低，从而导致熔模较薄的部位以及远离铸道的部位不能被完整铸造出来。另外，熔模可能未完全熔化、外流、挥发净尽，造成残余蜡质占据铸模腔局部，致使相应部位无法被合金充盈，即成为铸造缺陷。

该现象的预防措施是：铸型的烘烤焙烧，必须根据不同的包埋材料，达到一定的温度，维持一定的时间，以保证铸造成功率。

（七）熔模过薄、包埋材料透气性差

铸造冠的殆面、边缘过薄，固定桥金属基底局部过细，加之包埋材料的透气性差，铸造时铸模腔内有残存的气体，在过薄过细的部位往往会出现铸造不全。

对于该问题的预防措施是：熔模应具有一定的厚度，最薄处不小于 0.2mm；合理选用包埋材料，包埋操作规范，增加铸型的透气性；金属基底熔模远端或薄细的部位适当加厚，或设置排气孔。

二、铸件收缩

铸件从液态到固态的冷却过程中会发生体积减小，即固化收缩。铸件收缩超过一定程度就会造成铸件变形，严重影响修复体的适合性。尤其是冠桥金属基底，由于其形态往往不规则，各部位厚薄差异也比较大，更容易因不均匀的固化收缩而影响其铸造精度。此外，铸造收缩还是铸件产生应力、变形、缩孔、缩松、热裂和冷裂等许多缺陷的基本原因，能够通过上述现象间接影响修复体质量。

不同合金的收缩量不同，一般情况下，合金的熔点越高，收缩越大：钴铬合金的铸造线收缩率高达 2.1%～2.3%，而金合金的铸造线收缩率约为 1.2%。因此，非贵金属铸件发生过度收缩的可能性大于贵金属铸件。

解决铸造收缩的方法有：

1．采用分段铸造　为了减少和弥补高熔合金的铸造收缩，固定义齿长桥可分段铸造，控制其收缩量，然后用激光等焊接技术进行准确的焊接。

2．利用模型材料的凝固膨胀　印模取好后，用硅溶胶液等高膨胀物质调拌人造石灌注，可以使模型获得一定的膨胀，在膨胀模型上制作铸造冠熔模，以补偿铸造中的体积收缩。

3．利用包埋材料的膨胀　解决非贵金属高熔合金铸造收缩问题的根本途径是改善包埋材料的性能，即利用包埋材料的固化膨胀、吸湿膨胀和温度膨胀来补偿合金的铸造收缩。在利用包埋材料的膨胀补偿铸造收缩时，并非膨胀量越大越好，因包埋材料的固化膨胀同时伴有熔模的变形，所以要求包埋材料的膨胀恰好补偿合金的铸造收缩即可。这种补偿收缩的原理可简化为控制铸模的膨胀量，使其与铸件的收缩量相等。

磷酸盐结合系包埋材料具有总膨胀量大、耐高温的优点，其凝固膨胀率约为 0.6%，吸湿膨胀率约为 0.6%，温度膨胀率为 0.8%～1.0%。用硅胶溶液调和可获得均匀的膨胀。获得均匀膨胀的方法有：

（1）将初凝的熔模置于水浴。

（2）在熔模顶部有控制地加水。

（3）铸圈内使用湿衬层，如垫湿的石棉纸。

（4）用温热水浸泡铸型等。

4．采用无铸圈铸型　选用具有一定强度的包埋材料，如磷酸盐系的包埋材料，包埋时

不用金属铸圈，而是用硅橡胶、软树脂铸圈或蜡圈，待包埋材料完全凝结后，将有弹性的铸圈或蜡圈脱去，形成无铸圈铸型。在烘烤焙烧铸型时，包埋材料不受铸圈的限制，可以获得均匀自由的温度膨胀，因而能够更好地补偿铸造收缩。

三、粘砂

粘砂是指铸件的表面与部分包埋材料牢固地结合在一起的现象。粘砂不仅造成铸件表面清理困难，而且造成铸件表面粗糙，增加磨光的难度，甚至影响铸件的精度，造成铸造失败。

（一）产生粘砂的原因

1．化学性粘砂　在高温条件下，石英砂中可能含有的氧化钙和氧化镁与石英中的碱性氧化物（如氧化铁、氧化铬等）反应结合形成化学粘砂。

2．热力性粘砂　由于合金熔铸时温度过高，而包埋材料的耐火度低，或者含有低熔点杂质，在热力作用下，被烧结在铸件表面，不是发生化学反应所形成的粘砂。

但是，从技工室操作的实际情况看，两者较难分辨，特别是使用硅酸乙酯系包埋材料时，既可能发生化学性粘砂，又易发生热力性粘砂。硅酸乙酯系包埋材料产生粘砂的原因有内层包埋材料过稀，内层挂砂所用的砂粒过粗，内层包埋时产生空隙，以及包埋材料的配比不当，包埋材料不纯，耐火度低，抗冲击强度低等等。磷酸盐系包埋材料易产生化学性粘砂，在铸件的表面形成一层难以清除的烧结层。

此外，合金过熔，铸道安插不合理，铸造压力过大，也可造成粘砂。

（二）防止粘砂的主要措施

1．切勿高温过熔，防止合金氧化。

2．合理安插铸道。

3．提高包埋材料的耐火度和化学纯度，控制好调拌稠度。

4．铸圈内各铸件之间不要相隔太近，尽量分离开，以免影响铸造后的热量散发。

四、表面粗糙

铸件表面有很多微小突起、凹陷、毛刺、麻点等现象，称为表面粗糙。

（一）形成铸件表面粗糙的原因

1．因粘砂而形成。

2．铸模腔表面光洁度差。

3．包埋前熔模未进行脱脂处理或脱脂处理未达到要求。

4．内层包埋材料的涂挂性差或调拌过稀。

5．内层包埋材料的粒度过大，粉粒过于粗糙。

6．铸型烘烤焙烧的时间短，温度不足。

7．铸型腔内脱砂。

8．内层包埋材料的耐火度不足。

（二）防止铸件表面粗糙的措施

1．防止化学性粘砂和热力性粘砂。

2．提高熔模的表面光洁度，清除粘砂的因素。

3．包埋前对熔模进行有效的脱脂处理，减少表面张力，增加润湿性，既要用乙醇清洗，又要使清洁剂完全挥发，不残留在熔模表面。也可以使用 0.1% 高锰酸钾溶液进行脱脂，以达到较好效果。

4．控制好内层包埋材料的调拌稠度，石英粉（或刚玉粉）要细而纯，调拌包埋材料时使用真空搅拌机加以搅拌。

5．采用硅酸乙酯水解液加石英粉做内层包埋，氨熏持续时间应达到 20～30 分钟。

6．控制铸型的焙烧温度和熔金温度，烘烤的时间要达到要求。

7．选择粗糙度和耐火度适当的包埋材料。

五、金属瘤

由于包埋材料调拌时混入空气或包埋方法不当，在熔模的凹陷处易附着气泡，包埋材料固化后，气泡形成铸模腔表面圆形的孔穴，熔铸时液体合金流入孔穴中，在铸件表面形成金属瘤。金属瘤多出现在铸造冠组织面的线角处和骀面的窝沟中，影响铸件的准确性，常可造成修复体不能就位或翘动，严重时导致铸件需返工重作。

采取的预防措施是：

1．仔细对熔模进行脱脂，提高熔模表面润湿性。

2．调拌包埋材料一定要注意排除气泡，包埋材料最好采用真空搅拌机调拌。

3．包埋时先用小排笔在熔模表面均匀地涂布一层包埋材料，仔细检查，排除气泡，然后再用插入法或灌注法完成包埋。

4．在真空状态下包埋，或铸圈灌满后，立即抽真空，去除包埋材料中的气体。

六、缩孔、缩松、缩陷

（一）缩孔

铸件凝固时，由于体积收缩在其表面或内部遗留下来的孔穴，称为缩孔。缩孔的形状不规则，多产生在铸件的肥厚处、转角处、安插铸道处。因为这些部位温度高，收缩量大，且最后凝固，一旦得不到液体合金的补缩，就会产生缩孔。在口腔科的铸造工作中，缩孔的发生率很高，严重影响铸件的质量。因此，应对该问题予以足够重视。在铸造中完善熔模铸道系统的设计，为铸件提供凝固补缩，以降低缩孔发生率。

1．形成缩孔的原因

（1）收缩成孔：缩孔是由于合金溶液凝固时体积收缩，在铸件的最厚处温度高而收缩量大，得不到液体合金的充分补偿时而产生缩孔。

（2）热中心：熔金不断由铸道流入铸型腔时，使铸道和铸件连接区的包埋材料局部过热，熔金在该处冷却慢，最后凝固时得不到液体合金的补充，则局部产生缩孔。

2．预防缩孔的措施

（1）体积大的铸件，可在铸道上距离熔模 1.5～2mm 处设置储金球，储金球的直径要大于熔模的最大厚度。若储金球的体积小于熔模的体积，或储金球与熔模之间距离长（超过 2mm），均不能起到补缩作用。因为储金球的体积小于熔模体积，储金球内的合金先凝固，会引起反补缩效应；储金球与熔模之间的一段铸道若细而长（超过 2mm），凝固过程中在铸件与储金球两个热节之间的这一段铸道将先凝固，阻断了储金球内尚未凝固的液体合金对铸件补缩的通道，因而起不到补缩作用。

（2）体积小而厚薄均匀的铸件，如铸造 3/4 冠等，安插 1 根直径大于铸件厚度的铸道（直径＋2mm），使铸道成为合金最后凝固的部位，从而为铸件提供补缩。

（3）将熔模置于铸圈内靠近顶端的 2/5 高度内，以避开铸造热中心，而将储金球放在铸圈高度的中间位置，使其处于铸造热中心。

（4）在熔模上靠近安插铸道处，安放排气孔，以散发热量，降低该处的温度。

（5）加大铸造压力，延长加压时间。

（6）采用真空充气加压铸造法，可以消除缩孔现象。

（二）缩松

铸件上产生小而不连贯、形状不规则的缩穴，称为缩松。缩松常产生在缩孔附近或铸件的厚薄交界处。缩松也是由于合金凝固时体积收缩得不到补充而产生的，与金属液相点和固相点是否相同有关，纯金属凝固时几乎不产生缩松。由于合金在凝固过程中存在着液固区，树枝状结晶在其中不断成长，而未凝固的液体合金受到树枝状结晶的阻碍，不能充分补缩正在凝固的区域，就容易产生缩松。

采取的预防措施是：

1．设法使铸件顺序凝固，即使凝固从远离铸道的一端开始，向铸道方向顺序凝固，使铸道最后凝固。

2．采取预防产生缩孔的相同措施。

（三）缩陷

当铸件凝固缓慢、铸造压力持续时间短时，一度充满铸型腔的液体合金向铸道口回流，原铸型腔内被金属液排出的气体又进入铸型腔内，使尚未凝固的铸件受压，待其凝固后，在表面产生凹陷，铸件的边缘和线角处因液体合金的表面张力而变圆钝，这种现象称为缩陷。

防止产生缩陷的措施是：

1．延长加压时间，使铸造压力持续时间长于合金凝固时间。

2．改善包埋材料的透气性，在熔模的边缘安放排气孔。

七、砂眼

由于脱落的砂粒被包埋在铸件表面或内部而形成的孔穴称为砂眼。砂粒可能来自铸型壁脱砂，也可能由外界落入铸型腔内。

预防砂眼的措施有：

1．制作熔模时，特别是在安插铸道时，避免铸型腔内产生内尖角。因为内尖角处的包埋材料易被熔金液冲坏，砂粒进入合金液而形成砂眼。

2．掌握好包埋材料的使用方法和配方，提高铸型的强度和韧性，防止铸型产生裂纹、脱皮和部分损坏而使砂粒进入铸型腔。

3．使用规范的铸圈底座，保证铸道口的质量，防止砂粒暴露而进入铸型腔。

4．在烘烤和焙烧过程中防止外界砂粒落入铸型腔内。

5．坩埚处置干净，防止异物混入合金内。

（黄强生　隋　磊）

第六节　焊　接　技　术

将两个分离的金属物体产生原子（分子）间结合而连接成一个不可拆卸的整体的方法，称为焊接。随着现代科技的发展，焊接技术不断进步，基本的焊接方法已达数十种，应用于牙科的焊接技术也有近十种，最常用的焊接技术为焊料焊接（钎焊）、熔接、铸接三大类，其中焊料焊接及熔接中的激光焊接应用最为普遍。

固定桥特别是多单位固定桥，如在临床上采取整体铸造法制作，包埋材料的热膨胀将无法完全补偿金属的铸造收缩，易影响义齿精度。此外，固定 - 活动联合修复体的活动部分因跨度较大，与固定部分衔接精度要求高，常需分段制作后焊接以保证义齿精度。

一、焊料焊接

（一）焊料焊接原理及特点

1. 原理　焊料焊接是目前口腔修复体最常用的焊接方法，在工业上又称为钎焊，它是采用比母材熔点低的焊料（又称钎料），加热温度采取低于被焊金属熔点而高于焊料熔点的一种连接方法。焊接时焊料熔化为液态而被焊金属为固态，液态焊料在被焊金属的间隙中或表面上润湿、毛细流动、填充、铺展与母材相互作用、冷却凝固形成牢固的接头，从而将被焊金属连接在一起。

2. 特点

（1）焊料焊接加热温度较低，被焊金属不被熔化，对其组织和性能影响较小。

（2）焊接焊口平整光滑，外形美观。

（3）焊件的变形较小，尤其是采用均匀加热（如炉内焊）的焊接方法，焊件的变形可减少到最低限度，容易保证焊件的尺寸精度。

（4）由于焊料与被焊金属间成分及性质的差异，焊接后难免存在不同程度的电化学腐蚀。

3. 焊料

（1）液态焊料应具有对焊件表面良好的湿润性，并能在焊件表面均匀铺展。

（2）焊料的熔点低于被焊合金熔点 50～100℃为宜。后焊法焊料熔点比瓷粉烧结温度低 50～100℃。

（3）焊料的强度、成分、膨胀系数等应尽可能与被焊合金接近，并且应有良好的抗腐蚀性和抗玷污性。

（4）口腔临床上应用的焊料有金合金焊料、银合金焊料、金银钯系焊料等。

4. 焊媒　焊媒的作用是清除焊接面上的金属氧化物及其他杂质，并防止焊接时氧化物的形成。焊合金不同，所用焊媒也不相同。

（二）焊料焊接的操作要点

1. 焊件的接触面

（1）焊缝间隙：焊料流动时的特性是从低温向高温处流动，被焊材料温度升高时会出现毛细管虹吸现象。毛细管虹吸现象与焊接间隙的宽窄有很大关系。间隙越小虹吸现象越强，越利于焊料的流入，焊接完成后焊口的强度也较大。但是，金属及包埋材料加热时会发生膨胀，为了不使冠与冠接触在一起，应是缝隙小而不过紧，一般以 0.2～0.3mm 的焊接间隙为合适。

（2）焊接面的研磨：要求焊件成面状接触，而不是点接触，焊接面清洁而有一定的粗糙度。焊料会沿焊接间隙受毛细管作用向前流动，只要对能影响其流动的因素稍加引导，其流动虹吸现象就会明显加强。为此，要对焊接面进行磨改，磨改时沿与焊料流动方向一致的方向用碳化硅砂石打磨（图6-8），使得与焊料进入方向相一致。

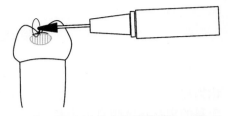

图6-8 打磨方向与焊接方向一致

（3）焊接面的清洁：焊件表面常有氧化膜、油脂及各种异物附着，对焊料的流动性及焊接强度造成很大影响，甚至造成假焊。因此焊接面必须清洁、干净。

焊接面清洁方法：

（1）焊接面及周围区域做喷砂处理（125～150μm Al_2O_3 砂，0.4MPa 压力），去除氧化膜。

（2）用与被焊金属相对应的酸进行酸处理。

（3）高压蒸汽清洗。

2. 焊件的固定

（1）加蜡固定：固定桥根据咬合、固定 - 活动联合修复体的活动部分应根据设计确定接触关系，在焊隙的内外两侧滴蜡（图6-9），以初步固定其位置，保护焊隙的清洁，防止杂物进入，为焊料的流入留有间隙。同时在焊件周围加蜡，有利于焊接区局部温度的迅速提高，以便于焊接。

（2）包埋固定：用包埋材料将焊件包埋固定起来，以保护焊件的薄边和模型（牙槽嵴）免被烧坏，包埋时焊接区要充分暴露（图6-10），应做到大件少包、小件多包。

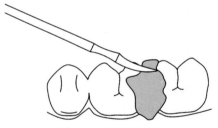

图6-9 加蜡固定桥体

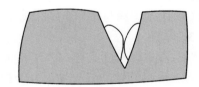

图6-10 暴露焊接区

包埋材料的选择：为防止焊接时焊模在高温下受热破裂，导致焊件松动移位，应根据不同的焊接要求选用不同的包埋材料。一般冠桥的焊接用石膏和石英砂各半加水调拌包埋。金瓷桥前焊（金瓷固定桥堆瓷前基底冠的焊接）时，温度高达 1 000℃，应选用耐高温的磷酸盐包埋材料，使其焊接具有足够的强度。后焊（金瓷固定桥完成后的焊接）则采用中温包埋材料，而不能使用磷酸盐包埋材料，这是由于磷酸盐中含有氨的成分，在高温下产生氨气会使上釉的瓷失去光泽。

3. 充分预热 焊前预热的目的在于提高焊区周围的温度，将固定在焊缝中的蜡去除干净，并使包埋材料和石膏中的水分蒸发。预热时，加热速度要慢而均匀，并且预热的温度不宜过高，以防止焊件被氧化。焊接时先以粗大的火焰对整个模型进行充分预热，若只在焊接区局部加热多而周围的温度太低，热量很快散失，不易达到焊料的熔点，即使焊料开始熔化,亦因周围温度低而不能迅速流布。且只在局部加热势必延长加热时间,将导致焊件表面氧化,不易焊牢而形成假焊,所以是否充分预热是焊接成败的关键。

4．火焰引导　充分预热后,用焊针蘸取少量焊媒放于焊接区,当焊件被加热至暗红色时,用焊镊夹取小块焊料,继续加热焊件,不要撤离火焰,准确放在焊隙中间,使焊料迅速熔化流入焊隙。然后根据焊隙的大小增添足够的焊料,加热熔化使之充满焊隙。此时焊接火焰要尖细,密切注意两个被焊金属的颜色,以使两侧被焊金属温度相同,否则焊料将流向温度高的一侧。

5．焊料的选择　一般镍铬合金冠桥焊接临床多采用银合金焊,金属烤瓷桥的焊接根据焊接时机对焊料的熔点要求是不同的,前焊的焊料熔点应高于基底瓷烧结的温度,一般在1 000℃左右;后焊焊料熔点应低于釉层烧结的温度,一般在780～850℃。

6．抗氧化　虽然在焊接前焊件表面的氧化物已彻底清除,但清除后又会重新生成氧化膜,且因焊接加热,氧化膜生成的速度很快。所以在焊接过程中要始终注意抗氧化问题。焊件表面一旦发生氧化就给焊接增加困难。抗氧化的具体措施是:要使用吹管的还原火焰,及早地在焊接区加上焊媒,尽量缩短焊接时间,有条件时可用惰性气体(如氩气)保护或在真空中焊接。

(三)各类固定修复体的熔焊

1．固定桥连模焊接法　根据咬合关系调整好桥体在模型上缺隙中的位置,包埋固定后,直接在模型上焊接。优点是准确性高,不易变位。缺点是翻制的焊接模型与工作模型之间存在着误差,一般来说,焊接模型大于工作模型。铸造桥体均采用连模焊接,但要焊2次,有时容易烧坏工作模型(缺牙区牙槽嵴)。

第一次焊接:将铸造桥体放入工作模型的缺牙区,根据对颌模型调整好咬合关系,加蜡固定位置并包埋固定(通常选用磷酸盐包埋材料包埋)。注意保护冠的边缘和缺牙区牙槽嵴。前牙桥要暴露舌面的焊接区,后牙桥要暴露𬌗面及颊、舌面的焊接区,包埋块最薄不能低于5mm。包埋材料经自然干燥或烘干后,在模型上进行焊接,将固位体和金属桥体的舌面焊接在一起。若桥体在模型上一次焊接完成,应注意火焰在龈端(后牙桥)和唇侧(前牙桥)多加热,引导焊料流向龈端和唇侧,使之充满整个焊隙。中熔铸件在焊接时焊料熔融后,要迅速撤开火焰,以免烧坏固位体和桥体。

第二次焊接:将第一次焊接的固定桥在模型上焊接后取下,在焊隙的内外两侧加蜡。后牙桥的龈面向上,前牙桥的唇面向上压入调和好的包埋材料中包埋固定。固位体内填满包埋材料,结固后进行第二次焊接。第二次焊接是在前牙桥的唇面,后牙桥的龈面上进行的,目的是进一步加强固位体和桥体之间的焊接强度。

固定桥焊接完成后洗刷干净,放回原模型上验证,检查有无移位、损坏等问题,如有问题及时补救,然后投入煮沸的清扫水中1～2分钟,以清除表面氧化层,用清水洗净,进行初步磨光。

2．固定桥离模焊接法　固定桥离模焊接法即将固位体和桥体的接触关系从工作模型上转移下来,再进行焊接。先从工作模型上取下固位体,去除冠内的蜡,修去基牙倒凹后,再将固位体放回原位,将铸造的桥体放入工作模型的缺牙区,根据对颌模型调整好咬合关系,加蜡固定,桥体的龈面亦加蜡填满。然后将固位体和桥体的接触关系从工作模型上转移下来。转移接触关系的方法有两种:一种是采用石膏印模法来转移,调拌石膏(可掺入石英砂）。放在合适的托盘内，压在涂分离剂（可用肥皂水）戴有固位体和桥体（已固定位置）的工作模型上，待石膏结固后即将固位体和桥体转移到石膏印模内，再调拌包埋材料包埋固定；另一种是直接转移，即采用黏蜡粘住固定桥各部分位置关系后，直接从模型上取下，调拌包埋材料包埋固定，包埋材料结固后进行焊接。焊接的方法及要求与连模焊接的二次焊接基本相同。离模焊接的优点是只焊接一次，模型完好。缺点是在转移接触关系的过程中容易移位。

3. 金瓷固定桥的焊接　虽然整体性的金瓷固定桥结实耐用，但有时不得不将其切开，并加以焊接，如：金瓷固定桥发生变形；金瓷固定桥的一个固位体颈缘有缺陷，且需要重新制作；金瓷固定桥跨度太大，铸造时发生较大收缩。

金瓷固定桥的焊接分为两种情况：金瓷固定桥堆瓷前和金瓷固定桥上瓷后的焊接，即前焊及后焊。前焊的优点是操作简单，因此受到技工喜爱。而后焊焊接强度高，因而深受医师喜爱，但技工操作比较复杂，有时可能发生崩瓷。

（1）金瓷固定桥堆瓷前基底冠的焊接：首先切割分段，即在模型上将金瓷基底冠桥切割成两段，并用复合树脂将两端基底冠桥粘接一起，其后方法同金属固定桥。

（2）金瓷固定桥完成后的焊接：在模型上用超薄盘状砂片将金瓷固定桥切割成两段，并将其分别戴于患者口中，检查其就位和固位情况。从患者口内取下分段的金瓷固定桥，用铅笔画出焊接区，再将其重新戴入口内。用复合树脂固定切割部位。转移接触关系。隔离瓷颈缘，即在金瓷固定桥的固位体和桥体的瓷颈缘加蜡，防止焊接加热时包埋材料与颈缘瓷发生反应。包埋固定（磷酸盐包埋材料加热会产生氨气使上釉后的瓷面失去光泽，故后焊法中只能选用不含氨的包埋材料）。在包埋块舌侧面刻 V 形引流沟，沟的一端通向焊接部位，焊接位置只能设计在邻接面上，前牙焊接面应位于接触区的靠舌侧位置，焊接面直径 2～2.5mm；后牙应位于邻面中 1/3 至龈 1/3，颊舌向的中 1/3，直径 3～3.5mm（图 6-11）。用沸水冲去瓷颈缘的蜡，确认瓷颈缘与包埋材料之间留有间隙。

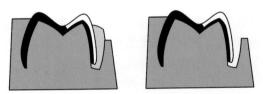

图 6-11　瓷颈缘与包埋材料之间留有空隙

将包埋块放置于烤瓷炉平台边缘，缓慢加热 10～15 分钟，再将烤瓷炉门打开，继续加热 10 分钟。涂焊媒，加焊料后，将包埋块置入烤瓷炉中，在真空状态下以每分钟 50℃ 的速率加热至 815℃（高于焊料熔点 20～30℃）。如果焊金未熔化，则继续加热至 870℃。应根据材料性能控制加热温度和冷却速率。

二、激光焊接

激光焊接是利用辐射激发光放大原理而产生一种单色程度高、方向性强、光亮度大的光束，经聚焦获得高功率密度的能量来轰击金属，并利用光束的光致发热作用使金属表面熔解而进行的焊接。

特点：

1. 焊接热源为光束，无灰尘、环保，无须与焊区直接接触。

2. 热影响区小，定点精确，在靠近烤瓷或树脂贴面的部位可直接焊接。

3. 无须包埋，可直接在工作模上焊接，省时、快速，并可以减少包埋过程产生的误差。

4. 激光焊接为金属间的熔接，通常不加入焊料等异种金属，因此焊件具有良好的抗腐蚀性。

5. 激光焊接操作简便，容易掌握。

（一）激光焊接的应用范围

1. 修复体的冠、桥焊接　虽然现阶段的口腔修复工艺技术已经基本取消了老式锻造的固位体和桥体，改为整体铸造式的冠、桥，但是对一些过长的铸造桥，为减少合金的铸造后收缩多采用分段制作的方式，需要激光焊接将其连接成一个整体。CAD/CAM 制作各修复单位的连接也需激光焊接。另外，铸造冠、桥修复体的𬌗面磨穿、破损、铸造缺陷等的修补以及全冠边缘加长、邻接点的恢复、冠桥升高咬合等的修补焊接在临床上也是很多见的。

2. 附着体预成件的焊接　口腔附着体修复技术是目前一种工艺复杂、精度要求高的修复方法。以往的火焰焊接方式对精密修复体的损坏和致变形率较高，很容易造成精密附着体的修复失败。激光焊接工艺对被焊接的修复体损伤小，致变形率很低，无须包埋固定，特别是对微小部件和齿科精密附着体的焊接更具优越性。此外，激光焊接还可应用于种植义齿上部支架的连接。

3. 异种合金材料修复体的焊接　异种合金修复体在附着体义齿及套筒冠义齿中应用十分普遍，通常涉及贵金属与普通金属的焊接、烤瓷用镍铬合金与支架用钴铬合金的相互焊接等。

4. 纯钛修复体的焊接及其内部铸造缺陷修补　由于钛遇热后容易氧化，普通的火焊无法对钛进行焊接。激光焊接具有能量高、定点精确、热影响区小，瞬间可将被焊金属加热到熔融状态，而钛的导热性能很低，有利于其焊接。因此，采用激光焊接技术可以较好地修复和弥补铸钛修复体表面缺损和内部缺陷。

（二）影响激光焊接的因素

1. 焊接参数　激光焊接机上的两个重要参数是电压和脉冲持续时间，焊接参数的选择决定焊接强度。其中电压决定焊接能量，电压升高会使焊接深度加大。脉冲持续时间决定焊接面积，脉冲持续时间延长，焊接面积增加，焊接能量亦随之增加。因此，在一定范围内，随电压和脉冲持续时间的增加，脉冲能量增加，峰值功率也增大，试件焊接的机械强度随之增加，焊接参数选择合适时其焊接强度接近或达到母材机械强度。但若电压选择过高，焊接能量过大，焊接时产生汽化现象，焊区表面有着色并有微孔形成，对试件焊接强度及耐腐蚀性影响较大。应根据被焊金属组成成分、厚度、表面特性和焊接任务来决定合适的焊接参数。

2. 气体保护　激光焊接过程中因空气中的 O_2、N_2、H_2 等的污染而使焊件特别是钛件变脆，甚至产生气孔、裂纹，所以焊区周围需要气体保护，常用气体为氩气。激光焊接中保护气体喷嘴的位置，一般主张小角度、对称性侧吹式设置为好。这样可以避免产生涡流，并降低空气浓度。同时，保护气体喷嘴与焊口间距离在 2cm 以内为好。一般的保护气体喷嘴内径多为 3mm，其保护气体流量要求不低于每分钟 8L 或压力不低于 $60mmH_2O$。

3. 焊接技巧　对于一般的对接焊接，为保证焊接强度，1 个焊点须覆盖相邻焊点面积的 2/3。被焊金属较厚时，应使用双面焊接，此时焊接参数的设置能使焊接深度达到金属厚度的 60%。对焊口存在一定间隙的，不填料焊接要求间隙不得大于被焊金属厚度的 15%（或间隙不大于 2mm），上下错位不得大于厚度的 25%。否则需进行填料焊接。焊丝应选择同种材料金属丝或随修复体同炉铸出的金属丝，亦可采用激光焊接专用无碳焊丝。焊接区磨平抛光后应进行喷砂处理，以免金属表面反射更多的激光束。焊接最后阶段应使用软焊接，即参数设置为低电压、高脉冲持续时间进行焊口处理，以达更好的焊接性能和表面光洁性。

（三）激光焊接与焊料焊接技术的比较

焊料焊接是将焊料加热熔化成为液态后流布于被焊金属的间隙之中，冷却凝固后即连接为一整体。通常要将被焊修复体包埋固定，以免焊接错位影响精度，整个模型充分预热60 分钟，焊接时用火焰持续加热至被焊金属温度一致，还要采取防氧化措施，且仅适用于同种金属间的连接，对异种金属之间焊接强度较差，不适用于钛的焊接及精密附件的焊接。因而这种方法有加热时间长、加热范围宽、易变形、焊接强度较弱且易腐蚀变色、操作烦琐等缺点，但使用设备简单。激光焊接是将激光的能量高度集中，瞬间即可将被焊金属加热到熔融状态，随后被周围的组织快速冷却而达到焊接效果，不需要包埋固定，整个焊接过程在 1～2 分钟内即可完成。因而具有温度高、能量密度大、穿透能力强、热影响区小（距焊口1mm 以外的树脂及瓷不受任何热影响）、定位精确、操作简便、安全卫生、不降低材料机械性能和耐腐蚀性等优点，非常适合口腔修复体的焊接，特别是附着体义齿及钛的焊接。

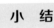

小　结

本章介绍了包埋铸造与焊接技术。应掌握包埋前熔模的清洗方法，根据铸造使用的合金不同，会选择正确的包埋材料；包埋材料的调拌有真空搅拌和手工调拌，最好选择真空搅拌；依据不同的包埋材料和不同的包埋方法，可有一次包埋法和二次包埋法；铸型形成可分为有圈铸型和无圈铸型；铸型经烘烤焙烧达到需要的温度后，即可进行铸造，铸型冷却后开圈取出铸件进行清洗打磨，抛光完成。熟悉铸造不全、铸件收缩、粘砂等铸造相关问题及处理。掌握焊料焊接的操作要点，熟悉焊料焊接的原理和特点，了解焊料焊接与激光焊接的区别，难点在于金瓷固定桥跨度太大时易发生变形或固位体颈缘如有缺陷，需要重新焊接。前焊操作简单，而后焊操作比较复杂，有时可能发生崩瓷，但强度较高，所以技工室多使用的是前焊法。

思考题

1. 试述包埋和铸造的概念？
2. 简述清洗熔模的目的和方法？
3. 简述一次包埋法与两次包埋法的操作过程？
4. 简述烘烤和焙烧的定义及其方法和注意事项？

5. 简述熔解合金时应注意的问题？

6. 焊料焊接的原理和特点是什么？

7. 焊料焊接的操作要点有哪些？

8. 金瓷固定桥后焊的操作工艺是什么？

9. 激光焊接有哪些优点？

（黄强生　张柏梁）

第七章 烤瓷熔附金属修复技术

学习目标

1. 掌握：塑瓷技术；回切技术；烤瓷熔附金属冠桥金属基底设计；烤瓷熔附金属全冠塑瓷前的准备；各部分瓷涂塑的方法；技工室制作对色彩的控制。

2. 熟悉：金属烤瓷冠的结构及烤瓷冠的制作材料；金属基底桥架的设计；常用的瓷涂塑工具及设备；瓷致密的方法；金属烤塑冠的制作流程；影响色彩的因素。

3. 了解：金-瓷结合的机制；烤瓷熔附金属冠色彩的控制；染色技术；临床比色方法。

　　烤瓷熔附金属修复体是一种由烤瓷材料在真空条件下熔附到金属基底冠上的金-瓷复合结构的修复体。由于是先用合金制成金属基底，再在其表面覆盖与天然牙相似的瓷粉，在真空高温烤瓷炉中烧结熔附而成，因此，烤瓷熔附金属修复体兼有金属全冠的强度和烤瓷全冠的美观，其颜色、外观逼真，色泽稳定，表面光滑，耐磨性强，不易变形，抗折力强，具有一定的耐腐蚀性，属"长久性"修复，临床应用极其广泛。完美的金瓷修复体制作除了需要临床医师和技师的密切配合协作外，还需要操作者对自然牙齿颜色的变化和瓷材性能等的透彻了解。无论是在哪种金属基底上塑瓷，其塑瓷操作步骤大体相同，仅是不同厂家和不同瓷材对塑瓷步骤有细微的差别。

　　近年来，硬质树脂越来越多地被应用到牙齿美容修复，金属烤塑修复体的制作逐渐增多。其与烤瓷熔附金属修复体制作相似，以铸造金属为基底，表面用光固化复合树脂恢复牙齿外形的冠、桥修复体。因树脂部分需要放在专门的光固化器内（类似于烤瓷炉内）完成，故称烤塑修复体。其制作工艺详见本章第六节。

第一节　金属烤瓷冠的结构及烤瓷冠的制作材料

一、金属烤瓷冠的结构

　　金属烤瓷冠是由低熔烤瓷粉在真空条件下烧结熔附到金属基底冠上形成的金-瓷复合结构。金属结构最常见的制作方法是铸造，但也有利用电沉积原理将纯金离子沉积在石膏代型上形成纯金基底。瓷结构是将瓷粉与专用液或水混合形成瓷粉糊，然后致密堆积在金属基底上，吸干水分后将金属和瓷外层结构一起置于烤瓷炉中，真空下烧结完成。金属和瓷层结构的分布及厚度可大致描述如图 7-1 所示：

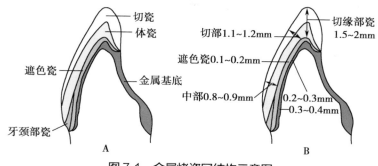

图 7-1　金属烤瓷冠结构示意图

二、烤瓷冠的制作材料

制作烤瓷冠的材料包括瓷材料和金属材料。

（一）瓷材料

金属烤瓷修复的瓷粉一般由以下几种瓷粉组成：

1. 遮色瓷　遮色瓷是直接与金属接触的瓷层，它既要将金属颜色遮住，又必须考虑与牙体部瓷颜色的一致性。遮色瓷层是决定金-瓷结合的关键。

2. 牙本质瓷　在遮色瓷表面覆盖的相当于天然牙牙本质部分的瓷，是瓷层的主体部分，又称体瓷。它是金属烤瓷冠的基本颜色。

3. 牙釉质瓷　在牙本质瓷表面涂塑的能够再现牙釉质透明特点的瓷，相当于天然牙釉质部分，用来模拟牙釉质的半透明效果。

4. 透明瓷　具有相当高的透明度，用来模拟天然牙透明度较高的部分。

5. 调拌液　用于调和瓷粉，形成可操作的瓷泥。其基本成分为水和氧化锌，有的还包括甘油，可以使调和好的瓷泥具有更长的操作时间。

其他如牙颈部瓷、肩台瓷、模仿折裂纹、着色区瓷、釉瓷等均是为了达到逼真效果的瓷材料。

（二）常用烤瓷合金

目前商业生产的烤瓷合金近百种，结合目前临床应用以及合金的成分，通常分为以下三大系列：

1. 贵金属系烤瓷合金　指以贵金属为主的烤瓷合金系列，根据主要元素不同分为以下几种：

（1）金基合金系列：主要包括金-铂-钯、金-钯-银两种。金-铂-钯合金是一种应用最早的金合金，金的含量高，抗腐蚀性好，容易加工并富有延展性。但是该合金硬度较差，且由于以黄金和铂为主要元素，价格相对较高。为了克服金-铂-钯合金价格较高的缺点，人们用银元素代替铂元素，产生了金-钯-银合金体系。虽然银元素可以适当地改变合金的膨胀系数，但却会导致烤瓷变色。因此通常只建议加入很少量的银元素。

（2）钯基合金系列：钯基合金主要包括银-钯合金和高钯合金。银钯合金是第一种不含金的贵金属合金系列，虽然该合金的元素为贵金属，但其在口腔内的性能更接近非贵金属，因此国内统称为"半贵金属合金"。

2. 非贵金属系烤瓷合金　非贵金属烤瓷合金主要为镍铬合金,主要的成分是镍、铬以及其他元素。合金中含铍元素铸造性能较好,并且氧化膜的厚度较小。但是研究表明,铍具有一定的人体危害性,因此国外已经限制铍元素的使用。此外,镍的过敏性以及抗腐蚀性差等缺点都导致了镍铬合金的应用范围逐渐缩小。但是,该系合金的机械强度非常高,铸造性能较好,适合长跨度烤瓷桥的制作,而且经济实惠。目前,国内应用较多。

3. 钛基合金　钛合金具有良好的生物性能和化学性能,其主要缺点是铸造难度大,需要专门的设备和专用瓷粉,而且应用时崩瓷或裂瓷率较高。

知识拓展

金-瓷结合机制

烤瓷合金与瓷之间的结合力可高达 397.0~632.7MPa。其主要由三种结合力组成,即化学结合力、机械结合力、范德华力。

1. 化学结合力　烤瓷合金在预氧化处理过程中表面会形成一层氧化膜,该氧化膜与瓷产生化学结合,是金-瓷结合力的主要组成部分(占52.5%)。贵金属烤瓷合金中含有 Sn、In、Cu,非贵金属中含有的 Cr、Ni、Be 等元素在氧化过程中生成 SnO_2、In_2O_3、CuO_2、Cr_2O_3、$NiCr_2O_4$、BeO_2 等氧化物,与瓷粉中的氧化物形成同种氧化物的过渡层(如聚硅酸锡等),产生很强的化学结合力。

2. 机械结合力　金-瓷结合面上经过氧化铝喷砂处理后,会产生一定程度的粗糙面,这既增加瓷粉对烤瓷合金的润湿性,又增加了接触面积,也大大提高了机械结合力(占金-瓷结合力的22%)。瓷粉熔融后进入合金表面的凹陷内,还会产生压缩力(占金-瓷结合力的25.5%)。

3. 范德华力　金属与瓷之间熔融结合后,会产生紧密贴合后的分子间的引力,即范德华力,该力在两者结合中起多大作用有待进一步研究证实。

三、制作烤瓷熔附金属修复体的材料要求

烤瓷熔附金属修复体兼有金属的强度和瓷的美观,但如果金属与瓷的界面结合不良或形态设计不合理,会造成瓷层破裂或脱落,色泽调配、修饰不良或牙颈部处理不当会引起烤瓷修复体美观问题等。临床上遇到的失败病例,往往涉及烤瓷材料的生物学匹配、金瓷匹配和色彩学匹配这三个方面。其中金瓷匹配是影响修复体成功的关键因素之一。因此,对烤瓷合金和瓷粉应有如下要求:

1. 烤瓷合金与烤瓷粉应具有良好生物相容性,符合口腔生物医学材料的基本要求。

2. 两种材料应具有适当的机械强度和硬度,在正常殆力和功能情况下不致变形和磨损。烤瓷合金应具备较高的弹性模量,铸造性能好,收缩变形小,并具有良好的润湿性,以便与瓷粉牢固结合。

3. 两者的化学成分应各含有一种以上的元素,在烤瓷熔融时发生化学变化,促使两种材料能紧密地结合成为一个整体,实现化学结合。

4. 烤瓷合金与烤瓷粉的热膨胀系数应在一定的范围内匹配。

5. 烤瓷合金的熔点应大于烤瓷粉的熔点。合金的熔点必须高于瓷粉的熔点 170～270℃，以保证在金属基底上熔瓷时不发生金属基底熔融或变形。

6. 各类烤瓷粉的颜色应具有可调配性，且色泽长期稳定不变。

第二节　烤瓷熔附金属冠桥的设计

一、烤瓷熔附金属冠桥金属基底设计

（一）金属基底的基本要求

1. 金属基底的外形

（1）要正确形成金属基底外形：金属基底的外形应与预备后基牙的解剖形态相协调。临床上基牙牙体组织缺损较大，应先用修补材料恢复外形后再行牙体预备，不能靠增加金属基底或瓷层局部厚度来恢复牙冠外形。

（2）要为瓷面提供足够的空间：唇、颊面至少 1.0mm，切端 1.5～2.0mm。要尽可能保证瓷层厚度一致。瓷层厚度过厚，容易形成气泡，外力作用下容易引起折裂。因此，烧结的瓷必须有金属的支持，瓷层过厚的地方可考虑由金属基底适当恢复其厚度。

2. 金属基底表面的要求　金属表面不能有锐角、锐边，表面要形成光滑的曲面，防止应力集中而导致瓷裂。

3. 金属基底的厚度　一般贵金属基底厚度不得低于 0.5mm，非贵金属基底厚度不得低于 0.3mm。金瓷修复体的金属基底不能过薄，过薄基底在喷砂打磨时易穿孔，成为高温下界面应力集中区，冷却时也不能给予表面瓷足够的压应力。如果采用钛金属作为金瓷修复体的基底，由于钛的弹性模量较低，那么在不透出金属色的前提下可适当加厚金属基底厚度。

（二）金属基底龈边缘的设计

1. 边缘的特点　金瓷冠唇颊侧边缘处金属基底的厚度往往较薄，而在金瓷冠制作过程中，金属基底要经过铸造、打磨、高温烧烤等过程，这些操作都增加了金属基底边缘部位变形的可能，造成边缘密合不良。

2. 边缘的强度　金瓷冠的边缘部位是应力比较集中的区域，而金瓷冠唇、颊侧边缘的瓷层比较脆弱，容易产生崩瓷等问题，因此要保证金属与瓷的匹配以及边缘有足够的厚度。

3. 边缘的类型

（1）有圈边缘：预备体龈边缘全部为金属基底，形成宽约 0.5～0.8mm 的金属颈环。由于显露金属，美观性较差，但冠边缘密合性及强度均较好（图 7-2）。

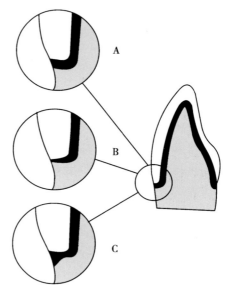

图 7-2　有圈边缘

A. 宽边有圈边缘有角肩台；B. 窄边有圈边缘有角肩台；C. 宽边有圈边缘带斜面肩台。

（2）无圈边缘：无角肩台或有角肩台与预备体龈边缘全部是金属基底，但无金属颈环，边缘逐渐变薄，在与牙表面交界处形成刃状，这样就可以弥补金属颈环暴露金属的缺点，且可以保留其边缘密合性好、强度高等优点。采用这种边缘时，预备体龈边缘宜做成较宽的直角肩台，以增加金属边缘的强度和为瓷提供较多的空间（图7-3）。

（3）全瓷边缘：金属基底的边缘仅覆盖预备体龈边缘内侧的一小部分，其余全部被肩台瓷覆盖。其优点是美观性好，但因瓷层收缩变形大，易影响颈缘密合性，且易发生瓷裂。为保证瓷层强度，一般要求颈部预备成宽 0.8mm 以上的肩台。使用肩台瓷可提高颈缘的密合性、美观和强度（图7-4）。

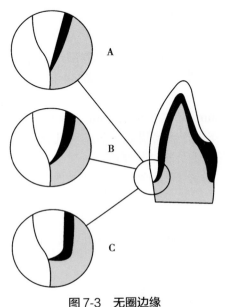

图7-3　无圈边缘

A. 刃状金属边缘刃状肩台；B. 刃状金属边缘羽状肩台；C. 刃状金属边缘有角肩台。

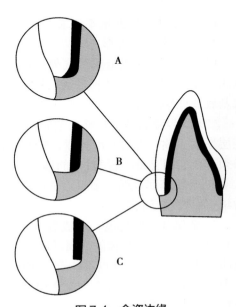

图7-4　全瓷边缘

A. 瓷层移行覆盖有角肩台；B. 瓷层覆盖部分有角肩台；C. 瓷层全部覆盖有角肩台。

（三）金－瓷结合部设计

金属基底龈边缘以外的金-瓷结合部的位置应避开咬合着力点，以防发生瓷裂；也要避免直接暴露于唇颊侧，以免影响美观。为了保证金属与瓷有良好的对接，而且金属能为瓷层提供良好的支撑作用，金属可制作成阶台台面与瓷交界面呈平面对接形式，阶台应与咬合压力的方向垂直，阶台台面的宽度应不少于 0.5mm，以 1mm 为佳。这样可将产生在金-瓷结合面上的剪切力变为压应力，消除由于应力不均所导致的瓷层内部隐裂。切不可将金-瓷结合处设计成斜面对接形式，因为斜面对接不仅降低了金属对瓷的支撑作用，而且容易在对接处产生间隙，导致菌斑和牙石附着，同时由于此处瓷层过薄还会使遮色瓷暴露，影响美观。

（四）金属桥架的设计

1. 金属桥架包括固位体的金属基底、桥体支架和连接体 3 个部分。制作方法可分为整体铸造法和焊接法，焊接法又分为前焊法和后焊法。

（1）整体铸造法：即铸造时将固位体金属基底和桥体支架的熔模连接成整体进行铸造。制得的金属桥架强度高，但由于精度容易受到影响，只适用于单位少的短固定桥。另外，从基牙上取下熔模包埋时，容易导致边缘部分变形，操作时动作宜轻柔。

（2）焊接法：多用于长跨度多单位金瓷桥制作。即将金瓷桥完成固位体、桥体、支架熔模后，切割成若干段分别进行包埋、铸造，再通过焊接使各部分连接成一个整体金属桥架。如焊接准确，可有效避免长桥架的收缩变形，获得适合性良好的金瓷桥。随着烤瓷修复材料性能的提高，加工精度提高，焊接法的应用已逐渐减少。

使用高熔焊料，先将分段金属桥架焊接成整体，再行塑瓷，称为前焊法；将分段金属桥架烤瓷后，用低熔焊料，在烤瓷炉内焊接成整体固定桥，称为后焊法。此外，也可采用激光焊接的方法进行焊接。

2. 桥体设计

（1）瓷覆盖形式的选择：桥体分为全瓷覆盖桥体和部分瓷覆盖桥体。全瓷覆盖桥体的表面，除舌侧颈环和邻面接触区为金属，或仅邻面接触区为金属外，其余部分都用瓷层覆盖。上颌磨牙桥体若为全瓷覆盖设计，舌尖承受殆力时易导致瓷折裂，需引起特别注意，应将桥体支架设计成能对抗和承受殆力的形式，对于容易引起瓷折裂部位的瓷层下应有相应的金属基底支撑。部分瓷覆盖桥体冠的表面，除前牙桥体舌面龈端的大部分和后牙桥体殆面、舌面以及前、后牙邻面接触区用金属恢复外，其余部分用瓷层覆盖。当前牙桥唇舌径较小或后牙桥殆龈间隙较小时，可采用部分瓷覆盖。

（2）桥体支架的大小：通常情况下，固定桥桥体的支架容易做得过大，而导致铸造缺陷。因此，在不影响桥体强度的前提下，桥体支架应尽可能小，并为瓷层留出均匀足够的空间，一般余留空间厚度为1～1.5mm。使用贵金属铸造时，小桥体支架还可以减少患者的经济负担和减轻桥体重量。

（3）桥体组织面的设计：桥体与黏膜接触部位应有瓷层覆盖，桥体金属龈端与牙槽嵴黏膜之间至少有1mm的空间供瓷层覆盖。因为瓷是牙科材料中与组织亲和性最好的材料，菌斑不容易附着。金-瓷结合部不要设置在黏膜接触区，因为金-瓷结合部的烤瓷容易成多孔区域，易成为不洁区。只要是在金属强度允许的范围，应尽量将金-瓷结合部放在远离牙槽嵴黏膜面的区域。

（4）中空桥体的设计：中空桥体是为解决桥体支架过大带来的各种问题而设计的方式。桥体的形态是从基底部开始全部挖成空洞状。空腔内填入瓷并形成桥体基底。这样可防止铸造缩孔的发生，减轻了桥的重量和金属使用量。中空桥体的形态应做到：①开口敞开，洞内尽量不能有倒凹；②空洞内部不能形成锐角；③开口边缘不能形成锐边。

3. 连接体设计 连接体位于天然牙的邻面接触区，其设计要综合考虑金瓷桥的强度、美观、自洁性和易清洁性。

（1）强度的要求

1）连接体的尺寸与强度的关系

①厚度（牙长轴）：桥体承受负荷时，最重要的因素是连接体的厚度。桥连接体的强度与厚度的3次方成正比。即连接体的厚度增加2倍，它的强度相应增加8倍。

②宽度（唇、颊舌径）：桥体的强度与连接体的宽度成正比，连接体的宽度增加2倍，强度也增加2倍。

③长度：桥连接体的强度与长度的 3 次方成反比。长度越长，桥的弯曲强度越低。

2）连接体的断面形态：在综合考虑强度、自洁性及美观性时的设计应为圆三角形（前牙）或圆长方形（后牙）。

3）在不影响美观的前提下，应尽量增加连接体的切龈向和𬌗龈向厚度，前牙可延伸至接近切缘，后牙延伸至𬌗面附近。

4）连接体的四周应呈平缓的曲面，不能形成锐角或窄缝以避免应力集中。

（2）美观的要求：在不影响咬合关系的情况下，前牙连接体应尽可能向舌侧龈方增厚，以保证瓷层空间。前牙为了美观，邻沟向连接体内深入，连接体在唇侧几乎不可见。𬌗外展隙也应有一定的宽度和深度，形成边缘嵴。

（3）自洁性和易清洁性的要求：连接体龈方的邻间隙应留足空间位置，应易于清洁和能够自洁。连接体下部应呈圆缓的 U 形凹面，而不是 V 形狭缝。

二、烤瓷熔附金属冠桥瓷面设计

在瓷冠设计时，应根据口腔上下牙列的咬合关系和美观要求来决定瓷冠的覆盖形式、瓷材的选择及瓷层厚度。烤瓷熔附金属全冠的瓷面设计有两种形式，即全瓷覆盖和部分瓷覆盖。其重要性在于，有效地利用了金属与烤瓷两种材料的特性，既发挥了烤瓷材料的美观效果，又发挥了金属材料的坚韧性能，从而兼顾了美观效果和咀嚼功能。

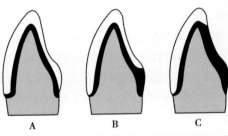

图 7-5　全瓷覆盖（A、B）和部分瓷覆盖（C）

瓷覆盖的基本形式大致可分为全瓷覆盖和部分瓷覆盖两种。但两种的划分并不十分明确，一般来说，如果前牙舌隆突以上或后牙颊侧及颊舌牙尖全部被瓷覆盖可认为是全瓷覆盖，其他的则可认为是部分瓷覆盖（图 7-5）。

1. 全瓷覆盖　适用于咬合关系正常的前后牙。

前牙咬合正常，前伸𬌗至切缘对切缘时有组牙保护，𬌗力不大、牙体预备有足够空间时，可设计成只有舌侧颈环的全瓷覆盖。与前牙设计不同，一般情况下磨牙还是比较容易形成瓷包裹颊、舌侧牙尖的全瓷覆盖设计。需要注意的是，全瓷覆盖设计时，𬌗面中央以及舌侧边缘处是应力集中部位，如果𬌗面中央瓷层过厚或舌侧边缘处没有形成良好的金瓷平面对接，就比较容易发生瓷裂或者崩瓷。

2. 部分瓷覆盖　适用于咬合紧、超𬌗小、𬌗力大的前后牙或作为固定桥的固位体。

前后牙咬合较紧时，无法预备出足够金瓷复合结构的瓷层空间，可设计为部分瓷覆盖型。前牙舌侧可采用金属设计，瓷层只覆盖至舌侧切缘 2～3mm 处；后牙咬合面用金属覆盖后，瓷内部发生应力折裂的概率就大为减少，设计时应注意尽量使金属承受𬌗力，金 - 瓷结合部要避免放在咬合接触区。

邻接面一般设计为瓷覆盖，所以金 - 瓷结合部应避开邻接区而移到𬌗面或者舌面；前牙邻面要求全瓷覆盖，以避免邻面金属颜色透露而影响美观。后牙全瓷覆盖型由于边缘承受𬌗力较大，邻面交界线可设计在邻接区以下 1mm 的位置，以便形成对瓷有力的支持台阶，提高强度。

第三节　烤瓷熔附金属全冠塑瓷前的准备

一、金属基底预处理

（一）金属基底瓷结合面的处理

金属基底经患者口内试戴后，在塑瓷之前，需要对其表面再进行一次理化方面的处理。

1. 金属表面的打磨调整　铸造出来的金属基底表面附着有包埋材的细小颗粒、金属小瘤以及过厚的氧化膜，必须打磨去除。同时还要对金属基底的形态、厚度进行调整。其表面的状态关系到金-瓷结合的强度，表面稍粗糙有利于金瓷的机械结合，但是磨头选择不当或打磨方向不正确导致表面过分凹凸不平，涂塑的瓷粉不能进入凹陷深部而留有深部空隙，烧结时在空隙里的空气就成为气泡从瓷面上反映出来，从而影响金瓷的结合强度和表面颜色。因此，打磨调整时应尽量使用钨钢磨头（图7-6），尽可能沿一定的方向轻轻用力，为了能调整细部结构可选用各种专用磨头。使用碳化硅砂石磨头时，磨切下来的砂粒和结合材料易被卷入金属表面的凹陷内而成为发生气泡的原因，应谨慎使用。

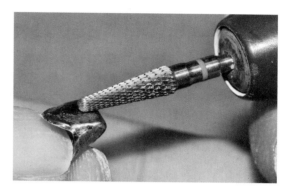

图7-6　金属表面的打磨调整

2. 喷砂　喷砂的目的是清洁和粗化金属表面，借助金属表面的凹凸以扩大金-瓷结合面积，使金属与瓷相互嵌合，起到锁结作用，提高结合强度。

（1）喷砂类型及粒度：牙科喷砂常用的砂有两种类型，即金刚砂和氧化铝砂。金刚砂（碳化硅）用于一般铸造支架的喷砂，其纯度、硬度较低，而氧化铝颗粒（Al_2O_3）则用于金属烤瓷修复体金属基底冠的喷砂，其纯度和硬度较高，粒度以 $50 \sim 100 \mu m$ 为佳，过细或过粗均影响金瓷的结合强度。

（2）喷砂机喷嘴流量：利用压缩空气的压力带动喷砂机内的氧化铝颗粒从喷枪的喷嘴中喷出，冲刷铸件的表面。喷砂机喷嘴直径为 3.5mm，如果喷嘴直径大于 $4 \sim 4.5mm$，气压变小，砂粒分散，起不到金属表面的粗化作用，喷砂时金属基底冠应边转动边喷砂，使各个表面均匀喷到，以喷嘴距金属表面 10mm 左右的高度和 135° 的倾角最为理想（图7-7）。

（3）喷砂机压力：喷砂机内最大压力不得超过 $686 \sim 784kPa$。压力过大，易打穿金属基底冠；压力过小，起不到冲刷作用（图7-8）。

3. 清洁　将金属基底冠在打磨、喷砂过程中的污染物质洗净。首先用蒸汽压力清洗机冲洗，然后置入小玻璃皿内，加入无水乙醇一同放入超声清洁机内，用超声波清洁 $1 \sim 2$ 分钟，然后用一清洁器械夹持冠的操作柄，并置于耐火瓷盘上，此时不得用手或其他污物接触金属基底。待其自然干燥后，检查是否呈均匀银灰色，如有不清洁斑点，应重新喷砂或更换清洁液，再次清洁，直至呈清洁的银灰色。然后准备送进烤瓷炉内进行下一步操作。

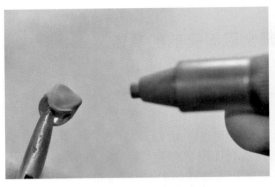

图 7-7 金属基底表面喷砂

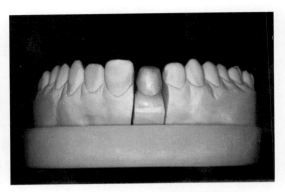

图 7-8 金属基底喷砂后图

如果基底是贵金属材料,清洁液应改用氢氟酸或 30% 盐酸液体进行清洗,然后用中和液中和,再用蒸馏水超声清洗。

4. 排气和预氧化

(1)排气的目的:被熔化的合金在离心浇铸过程中,晶间带入少量气体,而这些气泡对金 - 瓷结合强度有破坏作用。排气时的温度一般比瓷的烧结温度高 30℃,通过排气可去除金属表面有机物和释放金属表层气体,以防发生气泡,并消除可能对金 - 瓷结合不利的因素。

(2)预氧化的目的:预氧化是指合金在一定条件下表面形成一薄层氧化物,而此氧化层是金瓷化学结合的必备条件。非贵金属合金中有多种微量元素,如 Ti、Sn、Mo、Ta、Si、Mn、Fe、Al、Co 等,这些微量元素除提高机械强度外,还能增加金 - 瓷结合强度(Ti、Sn、Mo、Fe 形成氧化铬和氧化镍),而且与添加元素互相争夺氧化物。因此,非贵金属必须进行预氧化。

一般来说,0.2～2μm 厚的氧化层,可达到最大的结合强度。氧化不足不能提供足够的金瓷化学结合和良好的润湿效果,氧化过度将形成过厚的氧化层,此氧化层的热膨胀系数与瓷不匹配,在金瓷复合体加热或冷却过程中就会形成薄弱易损的残余应力而导致界面直接折裂。

(3)具体操作:将超声清洗过的金属基底放在烤瓷耐火盘的支架上。如烤瓷合金为贵金属合金,则需要在其表面均匀涂一薄层金属处理剂。金属基底连同耐火盘在炉膛口得到充分干燥后送入炉内,按照所用材料的操作说明掌握排气预氧化的温度与时间。一般是高于烤瓷的烧结温度 30℃ 左右,保持 3～5 分钟,再升温到 1 000℃,真空度达到 10.1kPa,并放气,在空气中预氧化 5 分钟后,取出冷却,避免用手或不洁之物接触,以免污染金属基底冠表面。以上处理可以有效地除去合金与瓷熔附过程中妨碍两者相结合的因素,如包埋材料及金属的细碎片等;可以加强合金与瓷的结合力,防止瓷产生气泡,增加其强度与美观等。

(二)金属基底表面颈缘的处理

1. 贵金属合金基底表面颈缘的处理　贵金属烤瓷合金基本上无颈缘灰暗现象。即使如此,为了稳妥起见,仍应在唇侧颈缘部涂上金黄色粘接剂后,再依厂商说明予以烧结。其方法是:在金属基底冠唇侧边缘,用笔蘸黄金结合剂涂擦约 1mm 宽。由于该剂黏性很强,带来涂布困难,因此,有必要在涂抹或烧制时,将其放在四氯化碳中溶解后,涂布于边缘,或慢慢烘干,以免其浸染其他不需涂抹部分。涂上黄金结合剂后,边缘成了金黄色,这部分的不透明瓷只需涂很薄一层即可,甚至不涂也行。这较之常规操作,既克服了为去掉边缘黑线，必须涂上较多的不透明瓷，以致完成后的牙冠在唇侧边缘处有高反射率不透明的缺点，而且也可避免不透明瓷的多孔性刺激龈缘，引发牙周病的发生。

2.非贵金属合金基底表面颈缘的处理　非贵金属合金较之贵金属合金更易形成颈缘黑线，这已是公认的事实。但是，金黄色粘接剂却很难熔附于其边缘之上，因此，不能采取与贵金属合金相同的方法来处理非贵金属合金。可采用如下方法：

（1）用氧化铝（颗粒直径为50～100μm）喷砂。

（2）在完全洗净后的金属表面涂一层非常薄的不透明瓷，高于不透明瓷的烧结温度10～20℃进行烧结。

（3）用一种表面处理剂涂布金属基底颈部，再根据说明书中所示时间表烧结。该表面处理剂的烧结温度与上述黄金结合剂相比要低，但与不透明瓷的烧结温度没有多大差别。烧结后即可按常规塑瓷，乃至成形、烧结，直至完成。

二、常用烤瓷涂塑工具

1.调瓷盘　堆放调拌瓷粉的基盘，可以用玻璃板替代。

2.调刀　用于从容器中取出瓷粉及调拌瓷粉。可用金属或玻璃等成品制成。

3.小毛笔　用于瓷粉成型。用貂毛制作的毛笔性能最佳。根据不同的操作需要，可使用不同型号大小的专用毛笔。一般来说，小号笔用于染色，中号笔用于细微处的操作，较大号笔用于瓷的涂塑，大型柔软笔则用于平整光滑涂塑后瓷层的表面。

4.成型工具　包括成型刀在内的各种成型器具，用于瓷粉成型、牙冠部窝沟等细节的刻画。

5.回切刀　用于瓷粉切割，刀片厚度较薄，约为0.1mm。

6.夹持器　用于夹持烤瓷冠的夹持柄，利于塑瓷、震动等操作。

7.吸水纸　用于吸取瓷粉中多余的水分。要求吸水性好、吸水后纸张上的纤维不易脱落。实际操作中一般使用含有较长纤维不易破碎的面巾纸。

8.小锤　用于敲击模型产生震动以致密瓷糊。

9.海绵　用于吸取毛笔尖上的水分，使毛笔含有适当的水量，以便于蘸取瓷粉进行塑瓷（图7-9）。

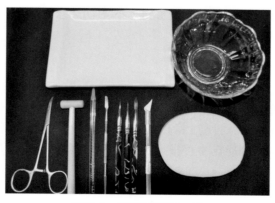

图7-9　常用的塑瓷工具

三、烤瓷设备

真空烤瓷炉是口腔修复科烧烤牙用瓷体的专用设备之一。烤瓷炉分卧式、立式两类。为了达到满意的烤瓷修复效果，要求真空烤瓷炉具备以下功能：①烤瓷炉应具有控温设备，并能显示烧烤过程中的各项参数；②烤瓷炉的最高温度应能达到烤瓷的熔解温度；③烤瓷炉应具有抽真空功能，并能控制真空度以提高烤瓷质量。

（一）操作

烤瓷炉的操作主要包括程序内容的更改和程序的运行。

1. 程序内容的更改

（1）调出所要更改的程序。

（2）选择所要更改的内容。

（3）利用数据键更改此项内容。

2. 程序的运行

（1）根据烤瓷需要，调出适当的程序。

（2）使用手控键将炉台降到底位，放置需要烧烤的修复件。

（3）利用启动键，使烤瓷炉开始工作。

（4）工作完成后用手控键，将炉台升起至封闭状态，最后关闭总电源。

（二）维护保养

1. 经常保持烤瓷炉的清洁，尤其是密封圈附近不能留有砂砾。每次使用完毕后应罩上防尘罩。

2. 烤瓷炉的机械系统如出现运转不灵或噪声大，可加少许润滑油。

3. 在烤瓷过程中修复件不能过高、过宽，以避免瓷与炉膛内壁接触，否则可能发生粘连。

4. 必要时用银棒测试套装材料进行炉内温度校正，以保证炉内温度准确控制。

（三）常见故障及其排除方法

由于现代烤瓷炉多数采用集成模块形式制造。有微电脑自检功能的烤瓷炉，可根据烤瓷炉显示的故障原因进行排除检修。如不能排除的，均应立即切断电源，请专业维修人员进行检查维修。

第四节　塑瓷技术和形态修整

一、塑瓷技术

烤瓷的涂塑过程受塑瓷方法、瓷致密方法和吸水技术等诸多因素的影响。

1. 塑瓷方法　能否获得具有自然色泽的烤瓷牙，取决于各瓷层恰当的厚度和正确的塑瓷，其中塑瓷方法尤为重要。目前，常用的塑瓷方法以使用工具不同分为调刀法和笔积法，两种方法各有特色，实际操作中可根据个人的熟练程度灵活采用。其特点区别如表 7-1 所示。

在塑瓷过程中，采用"回切技术"有助于获得与天然牙相似的层次感。所谓"回切技术"，是指在塑瓷时，先用牙本质瓷形成牙冠的外形，然后震动压实，再依照牙釉质层及透明

表 7-1　塑瓷方法比较

调刀法	笔积法
不会有水分过多现象	因毛笔含有水分,过多时需用面巾纸、纱布吸水,如配合"热风技术"可提高工作效率
可以大量涂塑、较少埋入气泡,且可用调刀背切压,因此简单、快捷,效率高	少量多次地涂塑,因反复涂塑,埋入气泡机会增多,也较费时
少量追加瓷粉时,水分易被下层吸收,较难控制细节。为了追加填入,常需加压,易压入气泡,且易使下层瓷粉松动,导致裂痕产生	少量追加时,因笔尖湿润使追加瓷易与先前涂塑瓷相融合,适用于细节上的操作,如牙釉质瓷和特殊色烤瓷的涂塑
可用调刀在瓷表面抹平或轻敲,来震动瓷层,使瓷层致密	填压时必须使用别的器具来震动瓷层,使瓷层致密

层厚度的需要量在牙本质瓷上回切,再将牙釉质瓷及透明瓷从切端向冠中央移行涂塑,充填回切后的间隙,恢复牙冠外形,以仿照天然牙被牙釉质及透明层包被的效果。

2. 瓷致密方法　涂塑好的瓷泥中含有较多的水分,为排出瓷粉中的多余水分和混入的空气、增加瓷泥密度、减少烧结时的收缩、提高烧烤后瓷的强度,必须让多余的水分析出。使涂塑后瓷层致密的技术有以下几种:

(1)震动法:这种方法最常使用,也比较容易掌握。通过震动的方式使瓷粉沉积、致密,让多余的水分析出表面,其方法有多种,如利用雕刀柄上的刻纹震动夹持烤瓷冠的夹持器、用小槌敲击瓷冠的模型以及使用超声波振荡器振荡等(图 7-10,图 7-11)。

(2)调刀法:使用雕刻刀或调刀,一边填压瓷粉,一边使其表面光滑,同时除去多余的表面水分。操作时应注意调刀的力度,避免破坏瓷层。

(3)毛笔法:先涂塑的瓷泥表面有较多水分时,可用笔尖蘸瓷粉去吸水,并利用虹吸现象吸取下层水分。也可用较干燥的毛笔直接将水分吸走。

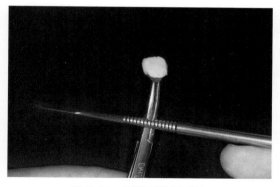

图 7-10　利用刻纹震动法

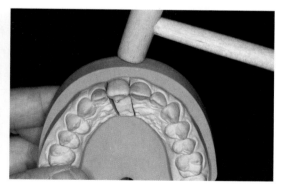

图 7-11　用小槌敲击震动法

(4)平整法:瓷涂塑完成后,用笔在表面轻轻抖动,水分就会浮出表面,瓷粒也会发生运动,填平凹陷,表面因此光滑变平,然后再吸去多余水分。

(5)沉淀法:先除去部分涂塑瓷泥的水分,再在其表面加少量水分,瓷粉颗粒就会发生运动,并在其最稳定的位置上呈致密状态沉积下来,这时再吸去多余的水分。

> **塑瓷过程中的吸水技巧**
>
> 　　塑瓷过程中的吸水是通过之前的致密填压操作，产生震动而使瓷层内的水分析出，再用面巾纸吸去水分。吸水操作应注意以下几个问题：
>
> 　　（1）震动和吸水操作使瓷粉中的水分产生流动，从而带动遮色瓷或颜料的微粒渗入其他瓷层中，有可能影响最终成品的色调。因此，调拌瓷粉时不宜加水过多。
>
> 　　（2）在吸水时可吸走遮色瓷或颜料的微粒，增加了烤瓷的透明度，减少了颜料的遮色作用，烧结后会使烤瓷冠金属颜色外透而呈暗黑色。因此要避免反复加水、吸水的操作。
>
> 　　（3）在用面巾纸吸水时，用力过大会使塑瓷的瓷粉各层变位变形。操作时动作要轻柔，面巾纸轻靠瓷层表面，不能用力压。

　　另外，为解决以上问题，简化操作手续，也可用"热风技术"替代吸水操作，就是用吹风机的湿风干燥（但此法并不代替填压致密工序）。在实际操作中，可采用吸水技术和热风技术相结合的方法进行瓷粉的涂塑。即涂塑牙本质瓷时可用面巾纸吸水，在对牙釉质瓷和透明瓷进行少量涂塑追加、邻面的补缺和最后填压等阶段的操作时，就可使用这种"热风技术"。

二、各部分瓷的涂塑

（一）遮色瓷的涂塑及烤瓷冠底色的完成

　　底色是指主体瓷涂塑前的打底颜色。它取决于金属表面的颜色、遮色瓷的颜色、牙冠颈部颜色、底部染色等四种颜色的综合影响。因为遮色瓷并非完全不透明，金属基底冠表面尤其是颈缘金属颜色会对底色色调产生较大的影响。因此，在实际操作时要用遮色瓷、颈缘肩台瓷及染料来涂塑烤瓷冠的底层。

　　1. 遮色瓷的涂塑　　遮色瓷又称不透明瓷，是牙冠底色的主体部分和烤瓷熔附金属全冠的颜色基础，所以应该注意确定颜色及厚度。遮色瓷在金属表面烧结后的厚度一般为 0.2～0.3mm，如使用遮色糊剂则为 0.15mm 左右。涂塑遮色瓷时要求能均匀地涂布于金属基底表面，以最薄的厚度达到遮色的效果，留出更多的空间以增加牙体瓷的厚度，从而使修复体的颜色效果更为自然逼真。这就需要熟练并准确掌握遮色瓷的操作技巧，并应符合以下要求：

　　（1）遮色瓷的调拌：用玻璃棒将瓷粉调拌成适度的冰淇淋状（图 7-12）。如调拌物中水分过多、流动性过大则很难进行塑瓷和填压，可用面巾纸或纱布吸去过多水分，直至调拌物有适当的流动性。

　　（2）金属表面的润湿：在遮色瓷涂塑前一定要注意使金属表面润湿，这样才能使遮色瓷与金属表面产生更好的吸附（图 7-13）。

　　（3）遮色瓷的涂塑：适宜用笔积法操作，因为笔积法对细节的操作容易掌握。笔毛不要含过多水分，在玻璃板下垫湿毛巾、调齐笔尖，将稀稠度适宜的瓷泥按适当的厚度涂在金属基底冠表面。

　　在塑瓷过程中，如果水分过多，可用面巾纸和纱布吸取。具体操作方法是轻轻震动塑瓷的金属基底，溢出水后，立即吸去。反复进行，使烤瓷泥流动性减少，即使在震动时，也不会流动。

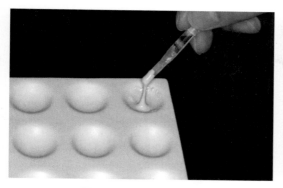

图7-12　遮色瓷的调拌

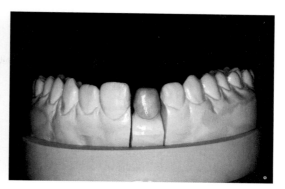

图7-13　金属基底表面润湿

（4）遮色瓷的烧结法：有一次烧结法和二次烧结法两种。二次烧结法是指，遮色瓷第一次涂敷极薄（图7-14），按高于指定温度10～20℃烧结，而第二次则用通常的方法塑遮色瓷、烧结（图7-15，图7-16）。有些遮色瓷在出厂时已调配成糊状，可以直接涂塑。

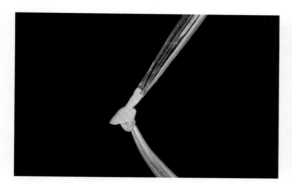

图7-14　第一次涂塑遮色瓷

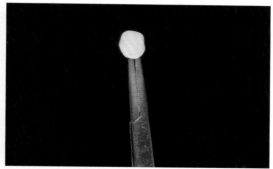

图7-15　第二次涂塑遮色瓷

2．牙颈部烤瓷的涂塑　牙颈部瓷的涂塑方法是在不透明瓷上从牙颈部向切端方向涂塑薄薄的一层，由于瓷泥烧结后的体积收缩，颈部瓷泥应堆塑比预期的体积更大，侧面观应呈水滴状（图7-17）。因为牙颈部烤瓷厚度有限，其色调容易受遮色瓷的影响。为了形成与自然牙颈部相似的色泽，通常在颈部使用着色剂或深色遮色剂。为了增加半透明效果，改用新的塑瓷方法，即采用遮 - 体瓷混合瓷粉。这是一些厂家特殊配制的瓷粉，其塑瓷方法与常规的牙颈部烤瓷操作基本一致，但它有利于降低牙颈部、邻面、唇侧等牙本质瓷层较薄部位的底层遮色瓷的强反射，从而表现出一种自然色调。

牙颈部瓷烧结的温度应比主体部位烤瓷的温度低20～30℃，牙颈部瓷最好不要与其他主体部分烤瓷同时塑瓷和烧结。如果将牙颈部瓷与其他主体瓷同时塑瓷，一方面不能进行合理的配色和调和；另一方面，在塑瓷过程中，还会因填压操作等原因造成牙颈部瓷的移位、变形。

3．底色染色　当牙齿颜色有特殊要求或烧结后底色与所要求的色调不相协调时，可用染色的方法来调整底色，最终起到调和牙色的作用。

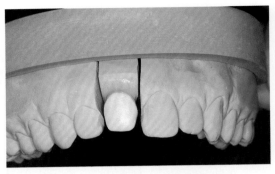

图 7-16　遮色瓷第二次烧结后

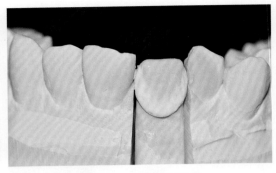

图 7-17　牙颈部瓷涂塑

　　一般情况下，常用单色不透明烤瓷来塑瓷烧烤，然后采用底色染色方法对牙颈色和切端色进行调整、染色。使用时应严格按照厂商的使用要求进行染色和烧结。

（二）牙本质瓷的涂塑

　　1.　塑瓷　牙本质瓷又称体瓷，是烤瓷修复塑瓷操作的主体部分，为了使瓷层具有清晰的层次结构，采用先形成完整修复体的形态，然后进行回切的操作方法。在塑瓷时，要防止瓷粉中混入气泡，可用足够分量的瓷粉一次涂塑并迅速成型，而后采用震动法等使瓷粉致密，防止在以后的操作中使牙本质层变形（图 7-18）。此阶段所涂塑和成型的牙冠形态已经与最后成型的冠相似（图 7-19），由于外层还要覆盖透明瓷，因此不必依照通常方法多涂塑20%，只需在切缘稍微厚 2mm 即可。这是作为下阶段进行牙本质瓷层回切的标志，也是牙切端瓷颜色涂塑的基础。

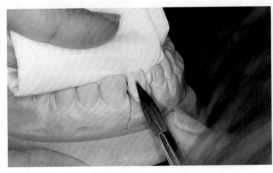

图 7-18　牙本质瓷涂塑

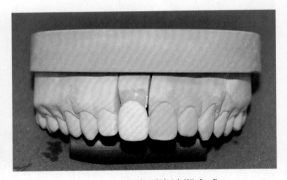

图 7-19　牙本质瓷涂塑完成

　　2.　回切　牙本质瓷回切是一项重要操作步骤，除了为表面牙釉质瓷和透明瓷提供空间位置之外，还能使制成的牙冠呈现良好的包被效果和美观的移行部。

　　在回切牙本质瓷的时候，应在切削部位按设计做记号，再依据记号来切削牙本质瓷。这样才不易出现因无标记而随意乱切削，致使回切不准影响效果的现象。牙本质瓷的回切分三步：

　　（1）唇面的切削：唇面的切削包括切 1/3 回切、中 1/3 回切及回切面的修整三部分。牙齿的唇面是一个弧面，因此不能从切端一直到牙颈部作为一个平面进行切削，应从切 1/3 处和中 1/3 处分两面切削（图 7-20）。首先，从牙本质瓷的切端唇边缘 1mm 处画线标记，在离唇面切 1/3 处下刀切削（图 7-21）；再沿中 1/3 处的平面切削瓷层（图 7-22），用毛笔抹掉两平面相交的棱角，平整两个平面，使之成为曲面。

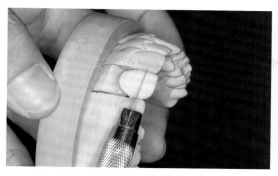

图 7-20　唇面回切划线

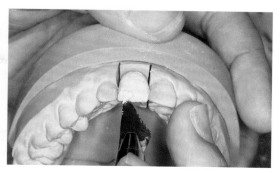

图 7-21　唇面切 1/3 回切

（2）邻接面的切削：为表现出牙釉质瓷对牙本质瓷的包绕效果，需要用和唇面回切相同的方式进行邻面回切。在邻面除了切龈向之外，颊舌向也有一定的凸度，操作时，应注意维持邻面的这种凸度。在回切之前也应画出精确的标记线，切削时应该注意从邻接面的切端到牙颈部以及唇面到舌面均为圆滑的弧面（图 7-23）。

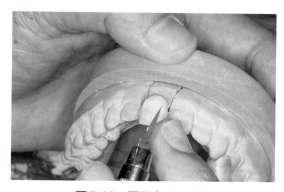

图 7-22　唇面中 1/3 回切

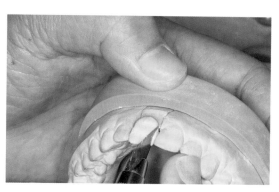

图 7-23　邻接面回切

（3）指状结构的形成：与天然牙发育沟相应的牙釉质内侧存在着手指状的牙本质结构，在切端常表现出山峰状的高透明度形态。参照所画的标记线，在冠的发育沟处牙本质瓷表面，从切端到中 1/3 与切 1/3 交界处之间刻上浅"V"字沟（图 7-24），用毛笔抹平沟底，修整出形态自然的指状沟形态（图 7-25）。

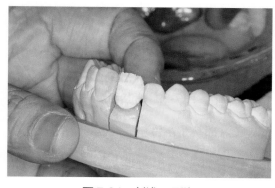

图 7-24　刻浅 V 形沟

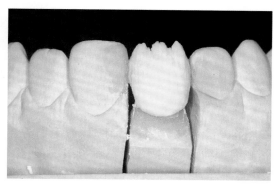

图 7-25　形成指状沟

（三）牙釉质层瓷的涂塑

涂塑牙釉质瓷的部位和量基本上与牙本质瓷的回切量相同或稍少，用少量的牙釉质瓷朝牙颈部方向，在牙本质瓷上涂塑。用牙釉质瓷涂塑后的牙冠，与最后要完成的牙冠等大或稍小。在牙切端要盖住牙本质瓷，并做成与手指状构造相似的形态（图7-26）。这时牙本质瓷的涂塑原型可作为牙釉质瓷涂塑的支撑，并防止在此阶段牙本质瓷的移位。

（四）透明瓷的涂塑

完成牙釉质瓷的涂塑后，用透明瓷覆盖整个唇面，考虑到烤瓷收缩和形状修整，塑瓷后的牙冠要比完成的牙冠大15%～20%（图7-27）。只有这样，在烧结收缩后呈正常形状的烤瓷熔附金属全冠表面才会形成0.2～0.3mm的透明烤瓷。要注意的是透明瓷不能过厚，否则牙冠颜色会变暗而稍呈蓝色调。

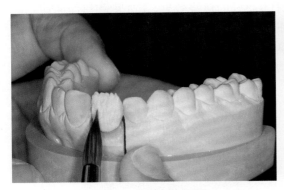

图7-26　釉质层瓷涂塑

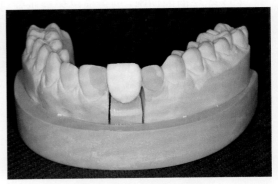

图7-27　透明瓷涂塑

为了使切缘的舌面也产生牙釉质色包被效果，切削牙冠的切1/3舌面部分瓷体，用透明瓷或牙釉质瓷回填（图7-28）。

把塑瓷完成后的牙冠从模型上取下来，在邻接面用透明瓷或牙釉质瓷追加涂塑烧烤后收缩的部分（图7-29）。

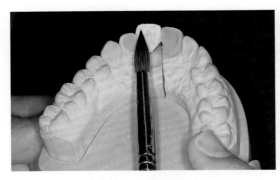

图7-28　舌面修整

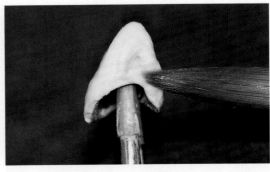

图7-29　邻接面修整

将塑瓷完成的牙冠瓷坯，用湿毛刷清洁金属基底内部（图7-30），防止瓷粉遗留在金属基底组织面而影响就位；然后再用刷子将整个瓷层表面刷平，最后将其放在耐火盘的支架上，置于烤瓷炉口，按要求干燥预热（图7-31），在水分充分蒸发后，送进炉内，按规定程序，抽真空烧结。然后逐渐冷却，形成烤瓷熔附金属全冠修复体的雏形。

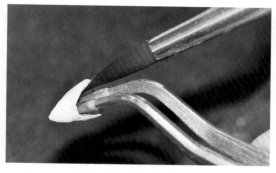

图7-30 清洁牙冠内部

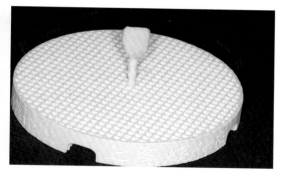

图7-31 按要求干燥预热

烧结程序根据所用烤瓷炉及瓷粉系列的不同而有所差异。在确定烧结工艺程序时,主要根据生产厂家的使用说明,并参照使用过程中烧结质量做相应的调整。烤瓷炉都具有程控选择的功能,可预先设定几十种乃至上百种程序,以便用于不同烤瓷系列的烧结。

（五）桥体的塑瓷

桥体塑瓷的基本方法与上述相同。由于涂塑瓷体积较大,在塑瓷过程中注意不能破坏层状结构,同时应注意以下几点:

1. 桥体塑瓷前,缺牙间隙牙槽嵴部分的石膏表面要涂硬化剂,干燥后再涂分离剂,以便瓷比较容易从石膏模型上取下。必要时,塑瓷前可在石膏模型表面铺上一层薄的湿纸巾。

2. 吸水时压力不能过大,致密操作次数不能过多、时间不能过长。

3. 涂塑桥体基底面时,要根据事先设计,形成一定的形状,并使表面平滑,防止食物嵌塞和淤积。

4. 桥体唇颊侧颈缘要形成一定的根形,并与邻牙相协调。

5. 注意牙冠外形、外展隙及邻间隙的正确形成,保证修复体的美观和牙齿自洁作用。

6. 在制作多单位烤瓷桥时,要用湿的薄刀片在各牙间隙处沿牙长轴方向分割,把各个牙冠从牙本质瓷层分开,以避免烧结后出现与牙体长轴平行的不规则裂纹（图7-32）。

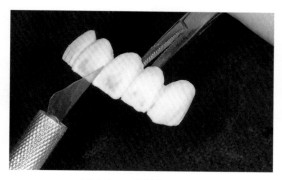

图7-32 分割各牙间隙

（六）塑瓷时的注意事项

在不断地涂塑而带来的压力、填压操作的震力、吸水压力的作用下,有可能产生瓷层位置的移动交错。尤其是对于牙釉质瓷、透明瓷涂塑后产生瓷层的变形会造成牙冠色调的不自然。

1. 塑瓷过程中动作要轻柔，不能挤压。

2. 瓷粉不宜调得太稀。

3. 毛笔上含水要少。

4. 避免过度震动吸水和挤压。否则，可能会导致正常层次结构的变形和崩塌。

5. 瓷粉搅拌时不宜太干，塑瓷后应立即烧结。否则，烧结后的瓷冠缺乏清晰明了的层次结构，表面出现裂纹或微孔。

6. 应严格按照烤瓷烧结程序进行操作，不得随意改变。

三、修复体外形修整与上釉

烤瓷熔附金属全冠烧结完成后，还需要经过试戴、外形修整、上釉等一系列操作，才能使修复体功能与美观达到临床的要求。

（一）修复体形态修整

1. 试戴就位　检查烤瓷修复体边缘，看是否完全就位（图7-33）。在塑瓷过程中，一些瓷粉颗粒可能进入修复体的组织面，影响修复体的就位，因此，试戴前先仔细检查修复体的组织面是否有残留的瓷，最好在放大镜下操作。尤其是透明瓷颗粒，烧结后是透明的，肉眼很难发现。去除陶瓷碎屑时可以用小的金刚砂针进行调磨。

2. 邻面调整　将戴入修复体后的代型轻轻地复位于模型上，如果不能完全就位，不要用强力使其就位，可以利用红色的咬合纸确认触点过紧的地方（图7-34），然后用打磨工具进行磨除（图7-35）。

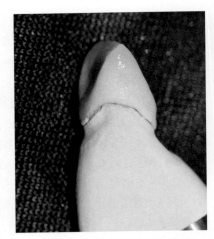

图7-33　修复体在代型上就位

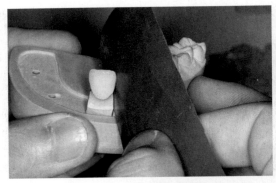

图7-34　检查邻面接触区

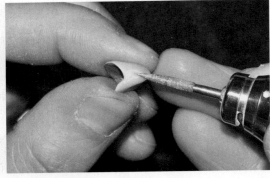

图7-35　邻面打磨修整

3. 唇舌面修整　修复体在工作模型上复位之后，可以参照邻牙、对颌牙及牙齿本身的解剖形态对其外形轮廓进行修整。先用铅笔在修复体表面画出修复体的外形轮廓线（图7-36），然后用粗磨石修改外形（图7-37），最后用细砂磨石来形成光滑的抛光面。

4. 形成表面结构　触点和外形完成之后，要根据相邻的天然牙的形态和表面质地，形成修复体表面的结构纹理及特殊形态。

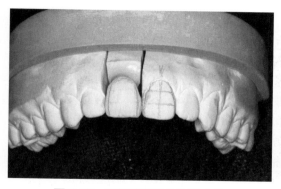

图 7-36 画出修复体外形轮廓线

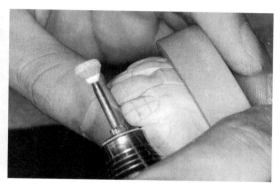

图 7-37 唇面形态修整

5. 金 - 瓷交界处打磨 消除金瓷之间的台阶,形成流畅的金瓷衔接,使用抛光石轮从交界线向金属边缘方向进行打磨,不要相反,否则金属颗粒会污染瓷层。

最后将整个修复体的各个表面进行抛光,再次将修复体就位到模型上,检查和评估整个修复体的外形轮廓、表面结构,以及与邻牙关系是否协调。

（二）上釉

经过外形修整后,修复体还需通过上釉才能形成天然牙的光泽,上釉的方法通常有 2 种:自身上釉和釉液上釉。

1. 自身上釉 自身上釉指的是将修复体烧结到一定温度的过程,这个温度常与原来的烧结温度相同或比原来的烧结温度稍高。具体的操作需按照厂家规定的操作要求进行。在烧结过程中,瓷表面会充分熔融,充填不规则的或多孔的表面。

2. 釉液上釉 釉液上釉是涂一薄层清亮的釉液（图 7-38）,它可以在修复体上产生很光亮的效果。釉液使用的是低熔瓷粉,其烧结温度比牙本质瓷烧结温度低 20～60℃。

上釉结束自然冷却后,修复体形成天然牙的光泽,至此,整个烤瓷熔附金属全冠的制作步骤完成（图 7-39）。

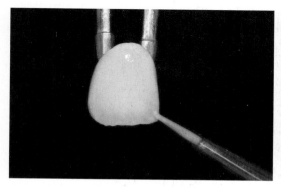

图 7-38 釉液上釉

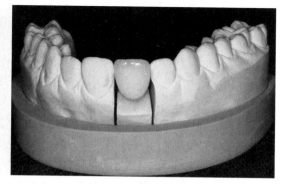

图 7-39 完成的修复体

（张 晨 翟晓棠）

第五节 色彩的控制

陶瓷修复体以其良好的美观效果得到了患者的青睐,颜色的协调是达到美观效果的关键。然而,颜色是微妙的,色彩的微细变化会影响修复体的效果,因此,如何保证修复体与天然牙色泽的匹配一直是口腔医师、口腔技师共同关注的问题,要获得逼真的牙齿颜色效果,必须了解基本的色彩学原理、颜色的测量方法及相关配色、比色技术以及在涂塑过程中对瓷层厚度的控制、烧结次数和表面光滑度的把握等相关知识。

一、颜色物理学

颜色存在必须有光源、物体和观察者这三个相互结合的因素,如果不是这三个因素都在,颜色也就不存在。

颜色感知的基本过程为:光源发出光,光可能直接到达人眼或者穿过物体,如果光与物体发生反应,一部分光被物体吸收,未被物体吸收的光波(被反射、穿透或直接射入人眼)由视锥或视杆细胞所感觉,通过大脑认知为特定的颜色。

颜色复制的过程,通过采用三维色彩模型方式,主要建立两种颜色模型:

1. 发射模型 RGB 颜色模型 电子媒体(如电脑监视器和电视)通过发射有红、绿、蓝(RGB)光混合的光波刺激人眼中的视锥细胞而产生视觉。如果 RGB 光波混合将能够产生白光,基于这一原因,红、绿、蓝被称为加色三原色。采集被发射媒体复制影像的过程(例如利用数码相机拍照图片)与人眼识别颜色的过程相似。数码相机采集微小像素的红、绿、蓝光,将其按不同的强度混合产生各种颜色,数码相机可能会与人眼一样产生主观数据。

2. 反射和透射媒体 CMY 颜色模型 诸如印刷资料和照片等是反射媒体,而像幻灯片和透明体等是透射媒体,它们分别通过表面发射光和透射光被识别,对于发射和半发射介质颜色的产生是由材料的色彩吸收性质决定的,如墨水和染料。这些材料能吸收一些波长的光波并发射(反射)另一些光波而产生特定的颜色,这种颜色系统的主要色调是通过吸收 RGB 光波波长其中之一并发射(反射)其他光波而产生,称作青、品红、黄(CMY)。红色被吸收,绿色和蓝色被反射产生青色;绿色吸收,红蓝色被反射时产生品红色;蓝色被吸收,红绿色被反射时产生黄色。减少这三种颜色就意味着没有光波被吸收,即其他各种波长的光均可被(发射),结果产生了白色,因此,青、品红、黄色被称为减色三原色;相反,三种颜色(CMY)都存在时,导致所有光波被吸收而没有发射或反射,即形成黑色。

二、牙科色彩学

当我们知道了颜色如何被感知和复制之后,我们将它用于牙科,特别是用在比色技术方面,在这之前我们必须对颜料颜色、颜色空间有一定了解。

(一)颜料颜色

1. 初级色 与减色三原色相似,是指红、黄和蓝。当 RGB 光波其中之一被吸收时即可被观察到,当绿色被吸收时观察到红色,蓝色被吸收时观察到黄色,红色被吸收时观察到蓝色。

2. 次级色 两种初级色结合形成次级色:红色与黄色结合产生橙色,黄色与蓝色结合产生绿色,红色和蓝色结合产生了紫色。

3. 补色　之所以称为补色是因为互补颜色结合在一起,能获得很好的色彩效果。补色的特性是当把两种互补色等量混合时将形成灰色。互补色的颜料对是蓝 / 橙、红 / 绿、黄 / 紫色,此原理可用于改变修复体的明度,例如如果需要降低修复体的明度,加入修复体的补色使色彩变得更灰,因而降低明度。如 A3 色含有橘红色调,因此加入蓝色可降低其明度。

(二)颜色空间

在 20 世纪初,孟塞尔教授建立了一种能精确描述每种颜色的逻辑系统,用于准确地进行颜色交流。孟塞尔系统包括色相、明度、饱和度三维空间,除此之外有学者认为还应该加上透明度空间,因为透明度是美学修复的关键。

1. 色相(色调)　用于描述牙齿或修复体的颜色,如红、蓝、黄色。

2. 明度　明度即明暗程度。反射光越多,明度值越高。

3. 饱和度(彩度)　色彩的强度或饱和程度和纯度,某种特定色彩波长的光反射越多,这种色彩的饱和度就越高,即色彩更深更纯。

4. 透明度　相对于吸收或反射而言,透明度是指光线穿透的程度,自然牙的切端是半透明的,精确确定透明度是美观修复成功的关键。

三、临床操作对色彩的控制

很多因素会影响到人对色彩的感知,在口腔操作的比色过程中,光线条件、环境、观察者都在对色彩的感知和评定中扮演重要的角色。

(一)影响临床比色的因素

1. 光源　光源是颜色产生的重要条件和影响因素,不同的光源条件下相同的物体可以呈现不同的颜色,因此光源的种类、强度对于正确分辨颜色有重要意义。

口腔比色中要求使用全光谱光源。1931 年,国际照明委员会确立 ABC 三类标准光源,1964 年又增加了 D 光源,这些标准全光谱光源的使用减少了由于光源的偏差对测色结果的影响。临床上进行比色应该使用标准照明体 D50,因其所提供的照明最接近自然日光的照明,比色一般推荐在自然光线充足的窗口进行,最好是在晴天的上午 10 时或者下午 2 时进行比色,这时的光线色温是理想的 5 500K。然而,即使使用了这些校色光源,也不能完全保证比色的正确,主要有两方面因素,第一是光干扰,通常口腔诊室里有三种光源:自然光、白炽灯(以红、黄光线为主的光源,缺少蓝光)和荧光灯(以蓝、绿光线为主的光源,红光较弱)。口腔医师就是在这些光线的冲突中比色的,因此,医师在比色时应在多种光源下进行,以避免不同种类光源造成的色度差异。第二是同色异谱现象的存在,所谓的同色异谱现象是指两个物体在一种光线下表现出一致的颜色,而在另一种光线下颜色不同的现象。也就是说,两个色样具有不同的光谱发射率曲线,而有相同的刺激值。因此,为了避免同色异谱现象,医师也应该在不同的光线下进行比色。尽管如此,由于从某种程度上说同色异谱是无法避免的,临床医师应事先向患者说明修复体的颜色在不同光线下发生轻微的变化是正常的。

2. 对比效应

(1)明度对比:视觉对于光线的判断不是独立的,主要是因为物体的相关光线受到背景或者周围环境的对比。如果背景是暗的,那么物体会显得明亮。

（2）色调对比：对色彩的感知会因为周围的对比色而发生变化。例如，牙齿或修复体会在橙色的背景下呈现淡蓝色，而在黄色的背景下略带紫色。利用这种对比，在比色前先看补色，再观看牙齿的色型。

（3）饱和度对比：一个物体被放在低饱和度的背景中颜色会显得比较浓，而放在高饱和度的背景中颜色则会显得比较淡。

（4）面积对比：物体的尺寸也会对色彩的感知产生影响。例如，两个同样颜色的物体，较大的物体会比较小的物体看起来更亮；同样，两个相同尺寸的物体，较亮的物体会比较暗的物体看起来更大。

（5）空间对比：一个接近观察者的物体会显得较亮和较大，同样，一个相对退后的物体会显得较暗和较小，这种现象经常可以在重叠牙和扭转牙上看到，内陷的牙齿看起来更暗。

3. 观察者

（1）年龄：随着年龄的增长，眼睛中的角膜和晶状体变黄，造成比色时出现棕黄色误差，导致分辨白色和黄色变得越来越困难。这个问题从 30 岁开始出现，50 岁以后变得更加明显，60 岁以后会出现临床症状。60 岁以后很多人都会在感知蓝色和紫色时出现明显障碍。

（2）两眼差异：两眼差异是由于左眼和右眼的感知不同造成的。选色时应将比色板放在需比色牙的上方或下方（不要放在两旁），这样可避免由于两眼差异造成的误差。

（3）视疲劳：疲劳对于色调和饱和度的精确判断影响最为显著，而且，颜色可能会被认为是褪色和模糊的，因此比色应迅速，不宜超过 7 秒。

4. 粘接剂对色彩的干扰　粘接剂对修复体最终成色有较大影响，尤其对透光性较高的全瓷修复体影响更大。提高或降低粘接剂的明度，可有效地改变修复体的明度及彩度，同时增加或减小粘接剂的彩度亦可有效地改变修复体的彩度；然而，随着瓷层厚度增加，不同颜色的粘接剂对明度与彩度的影响逐渐减弱。

（二）比色方法

口腔修复临床常规比色中，常使用两种方法进行比色，一种是使用比色板常规比色，另一种是使用颜色比色仪比色（图 7-40）。下面简要介绍一下这两种方法：

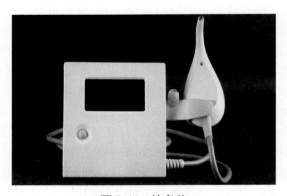

图 7-40　比色仪

1. 常规比色

（1）比色板：目前国内应用普遍的比色板是经典 16 色比色板（图 7-41）和 3D-MASTER 29 色比色板（图 7-42）两种。

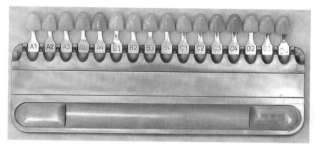

图 7-41　VITA16 色比色板

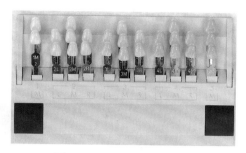

图 7-42　VITA 3D 比色板

　知识拓展

比色板简介

1. 经典比色板　经典 16 色比色板是目前最经典的口腔科比色板,在国内临床上仍然广泛应用。共有 16 块色片,以色调的不同分为 A、B、C、D 四组,分别代表红棕色、红黄色、灰色、红灰色,每个色相组中根据彩度的不同分为 1、2、3、3.5、4 等几个级别。但是该比色板颜色分布不规则,排列不具系统性。同时没有考虑明度这个重要的指标,因此在临床应用中有一定的局限性。

2. 3D-Master 比色板　针对传统经典比色板的局限性推出了三维比色系统,综合考虑了颜色的明度、彩度、色相这三个基本特征,在排列和分布上更加合理。Vita 3D-Master 比色板的 29 块比色片按照明度不同分为 5 组,1～5 组明度值逐渐降低;在每个明度组中根据彩度的不同分为 1.0、1.5、2.0、2.5、3.0 这几个级别,彩度逐级增高;在每个明度组中根据色相的不同又分为偏黄的 L 组、偏红的 R 组和介于红黄之间的 M 组。比色方法如下:①确定明度:在自然光源下用明度 1～5 组中 M 组比色片的中值 M2 确定天然牙的明度级别,可从明度的中值 3M2 进行比较,选择出正确的明度级别;②确定彩度:在确定明度组的 M 组比色片中选择彩度的等级;③确定色调:观察天然牙的颜色是偏黄 L 还是偏红 R,挑出与牙齿最为接近的牙齿颜色模板。

使用比色板比色存在很多问题:①比色板所包括的颜色范围过窄,一般 9～30 种颜色,而天然色颜色范围广(约 800 种颜色),因此比色板不能完全表达所有天然牙颜色;②比色板的各种颜色排列缺乏逻辑性和系统性;③比色板的颜色在颜色空间内的一些区域聚集、重复,而在另一些区域却空缺;④比色板的瓷层厚度与实际所做修复体的瓷层相差甚远;⑤即使同一厂家生产的比色板本身也同样存在着颜色差异;⑥比色结果不能转换成 Lab 系统。然而,比色板如果不是被用于最终答案,而作为视觉评价还是有用的。

(2) 比色方法:临床上用比色板比色时首先要对牙齿进行分区,通常有两种分区方法,即"九分区比色"和"四分区比色"。"九分区比色"就是用一个"井"字将牙齿的唇面分为基本均等的九个区域,然后对每一部分进行比色,在图中予以标注(图 7-43)。而"四分区比色"是把唇颊面分为四个区域——中央部基色区(牙齿的中央部颜色较为均一,通常代表牙齿的整体色调)、颈部高饱和度区(颈部颜色比较深,其饱和的高于中央基色区)、切端高透明区(切端的色饱和度较低,有不同的透明度)和边缘嵴接触区(两侧边缘嵴的色调、透明度常有特殊染色）（图7-44）。然后将比色结果在技工单上按照颜色的实际分布绘制比色地图，对每个分区颜色进行标注。如遇有颜色分布非常有特点的牙齿应标注特殊染色区域，绘制较详细的比色地图（图7-45）。

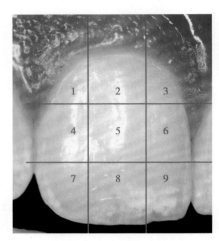

图7-43　九分区法

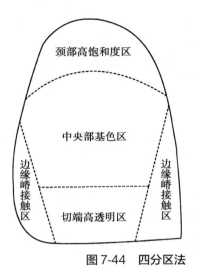

图7-44　四分区法

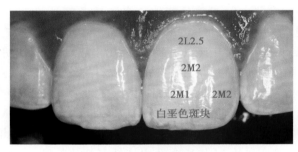

图7-45　比色图

2. 比色仪比色　为了达到比色结果的客观量化和精准，各公司推出了比色仪等数字化的比色系统，现有的数字化比色系统是将数字成像与色度分析方法结合或者与分光光度法结合的产品。它的优势在于：第一无环境干扰；第二无光线干扰；第三结果可重复；第四不受比色者经验技巧影响。数字化比色为医师在完成高度美学仿真修复体中提供了明显的便利。报告更加客观，图像的采集时间更短，而且多数系统都可以在修复体送回临床前进行颜色的确认。然而，由于其成本高，影响了它们的广泛应用，另外在采集方面的有效性还需进一步研究，再加上单独使用比色仪比色，提供给技师的信息量有限。

3. 理想的比色　理想的比色方法是将常规比色与比色仪结合起来。首先，使用比色仪确定整体基本色型和每个牙三部分（颈、体和切端）的颜色，然后使用比色板视觉确认仪器所选色型的准确性。接着拍摄比色仪推荐的比色板色型与牙列中被比色牙的参考照片和明度最高和最低色型的照片（图7-46），另外还要拍摄大笑和周围牙列的参考照片，拍摄参考照片时应该使用发射率为18%的灰色板背景，以减少外部颜色干扰和对比效应，最后将比色信息传递给技工室。

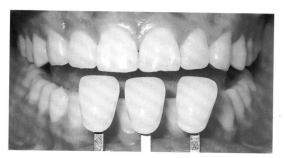

图 7-46　牙齿与比色板的照片

四、医技交流对色彩的控制

精确的色彩交流是修复体美学和谐以及整体成功中不可或缺的部分。传统比色中大部分的颜色确定是由医师和技师用眼睛完成的,这种包含主观的颜色获取过程是医师与技师之间交流的障碍之一。在常规比色时,临床医师只提供了比色板色型这一简单记录,而使用比色仪比色时所提供的数据又有限,因此最好是将比色记录、比色仪采集的色彩信息和细节,连同参考照片一同发送给技师,这样技师就能够有足够的信息精确地制作修复体。

技师在拿到参考照片时,首先要确定照片颜色还原与实际颜色有无差异,简单的判断方法是拿选定的比色板与照片中的比色板比较有无色彩差异,如无差异,则可信任照片所提供的颜色信息。另外还要注意照相机不同的闪光会影响比色板色彩[这是因为闪光灯色温的变化,因此正确选择闪光灯色温(5 500K)对拍摄没有偏差的比色信息很重要]。然后技师近距离地观察研究照片,如果条件许可的话,安排技师与患者见面,让技师直接近距离观察患者的牙齿颜色细节,最后技师综合各方面数据开始制作修复体。

五、技工室制作对色彩的控制

技工室必须将所有提供的颜色信息认真分析。绘制瓷系统色彩图,标明哪里需要特殊效果瓷来获得期望中的细微色彩结构。形态修整后如果修复体不匹配,还可以使用外染色剂来调整颜色。在制作过程中需注意:

1. 不透明瓷厚度对修复体色彩的影响　不透明瓷的使用是在全瓷修复体中遮盖基底层的金属色并显出该修复体颜色的基调,与体瓷层、釉瓷层共同呈现修复体颜色。金属颜色的覆盖与否与不透明瓷厚度、遮色能力和塑瓷工艺有关。不透明瓷的厚度在 0.3mm 时可以遮盖所有的底层金属色,这时的厚度称为不透明瓷的最佳厚度。

2. 体瓷厚度对颜色的影响　当体瓷厚度在 0.5～1.0mm 时,试件颜色有显著差异,随着瓷层厚度增加,体瓷色彩变化如下:①当瓷层的厚度低于 1.5mm 时,修复体的色彩随着瓷层厚度的增加而出现变化,其变化特点为修复体混合色趋向红色,彩度增加;②当瓷层厚度大于 1.5mm 时,色彩变化不易为肉眼所识别。

3. 烧结次数对修复体色彩的影响　首次烧结的金瓷修复体的明度最大,当烧结次数增加,尤其是 5 次以上时,金瓷修复体的明亮度下降,彩度加大,使修复体的色泽缺乏层次感,而色相改变不明显,另外,反复烧结会引起修复体表面自身釉化效果降低或失去釉化层。

4. 烧结温度对修复体色彩的影响 不透明瓷的烧结温度低于规定的标准温度烧结时，颜色改变较大，尽量不要低于标准温度烧结；体瓷随着升温速度加快、色差和明度差加大；透明瓷、牙釉质瓷的色差和明度差，对升温速度的改变不敏感，色素在高温下化学性能相对不稳定，烧结温度对色素的颜色改变影响较大，釉化温度对金瓷修复体颜色改变有明显的影响。随着温度的升高，其颜色变深，逐渐呈现蓝绿色。自身上釉的修复体彩度高于上釉瓷者。

5. 真空负压 烧结瓷粉通常应在真空负压条件下进行，以便消除瓷粉涂塑时所形成的气泡，同时真空负压在烧结过程中对透明瓷、牙釉质瓷、体瓷、修饰瓷瓷粉的色差，明度差有重要的稳定作用，应避免在非真空状态下烧结。

6. 表面光滑度对修复体色彩的影响 表面纹理决定了天然牙或烤瓷修复体表面光线的散射和反射程度。光滑的表面能反射出更多的入射光，而粗糙表面使入射光均匀地向各方向漫反射。因此，表面越粗糙，其光亮度越低。不透明瓷、体瓷的表面光滑度对颜色有影响，其变化的特点有：

（1）色相：一般来说，色相不随体瓷粗糙度的改变而改变，但当不透明瓷表面很光滑时，可使 A3 色由黄向黄红色偏移。

（2）彩度：对 B1 色瓷粉，表面无光泽的不透明瓷的彩度比表面有光泽者大；对 A3 色瓷粉，不透明瓷层的表面无光泽，而体瓷表面光滑的修复体，其彩度下降。

（3）明度：对 A3 色瓷粉，表面光滑可增加修复体的明亮度。

7. 染色技术对修复体色彩的影响 有些患者的牙齿的颜色层次较丰富，需要通过特殊染色技术来完成。牙齿特殊染色可分为内染色和外染色。内染色技术就是直接在不透明瓷表面涂上各种特殊的颜色或者在牙本质瓷瓷层内加入彩色瓷粉进行配色，其技术要求高，制作出来的烤瓷冠逼真，有很好的光学效果。外染色技术相对较简单，该技术是在烤瓷冠完成后表面上色以纠正颜色偏差。外染色通过采用釉液调和所需的各色瓷粉在上釉烧结时完成染色过程。无论是内染色技术还是外染色技术都需要技师有丰富的操作经验、对牙齿结构和彩色瓷粉烧烤后颜色变化的把握。如果模仿牙齿的隐裂，有的隐裂是牙齿发育时形成的基釉板，从釉牙本质交界处形成，因此要模仿这种隐裂就要从牙本质瓷粉和透明瓷粉的交界处模仿起才自然，应使用内染瓷粉，不能用外染瓷粉；有的隐裂是外伤引起的裂痕，应从外模仿到内，外染和内染结合起来才更逼真。如果要模仿老年人的磨耗面的色彩，即自然牙暴露的牙本质，在牙组织胚胎学里称为"牙本质死区"。这部分的牙本质小管已经封闭钙化了，而且还有色素沉着在牙本质小管里，所以在制作中用"二次回切法"也就是"埋色法"来模仿制作，也只有内染色才能做得逼真。

（张 晨 王 彬）

第六节 金属烤塑技术

以铸造金属为基底，表面用光固化复合树脂恢复牙齿外形的冠、桥修复体。因树脂部分需要放在专门的光固化器（内置多个卤素光源，聚合强度高，时间短）内完成，故称烤塑修复体。

知识拓展

聚合瓷

近年来，硬质树脂越来越多地被应用到牙齿美容修复。其中新产品聚合瓷，具有卓越的美观效果，能轻松地再现天然牙色泽，机械性能好，因此脱颖而出。聚合瓷属于瓷填料超硬树脂的一种，它突破了传统瓷和树脂的界限，结合瓷和树脂的特性，兼有瓷和树脂的成分。在美观上类似瓷，在操作上类似树脂，硬度与天然釉质接近，它兼具烤瓷和复合树脂的长处，又弥补了它们的众多不足之处。它能够制作嵌体、贴面、单冠，还可用于制作套筒冠和种植修复体、咬合加强修复等；冠边缘适应性好，具有良好的生物相容性和美学性能。

一、硬质树脂

硬质树脂是 20 世纪 70 年代发展起来的一种新型牙科材料。它具有硬度高、耐磨耗性好、机械强度高、耐热性高、吸水性低及不易变色等特点。宜作冠桥修复，并能与某些合金结合，形成金属与树脂的混合冠，又被称为"金属烤塑"。

（一）材料组成

甲基丙烯酸甲酯（MMA）单聚或共聚体，并加入经偶联剂处理的无机填料，这些无机填料的加入有效地提高了树脂的力学性能。如果采用超微填料还可使聚合出来的树脂很容易被抛光。内部加入光引发体系实现光照聚合。

（二）材料性能

复合树脂由于配方的不同所体现出的性能不尽相同，大致体现出三大方面的优势：

1. 美学性　具有天然牙的光学特性，表面抛光的效果好。

2. 物理性能　抗压强度与抗张强度平衡，而且有适度的咬合磨耗。

3. 操作性　优越的膏体操作性，也有流动型的硬质树脂。

（三）金属和树脂的结合机制

金属与树脂过去主要靠机械式倒凹固位，其问题在于义齿佩戴很长时间和受到口腔中唾液及温度变化的影响，会出现金塑交界面的间隙，这使得金属与树脂的结合不尽如人意。为了提高树脂和金属之间的结合强度，科学家们利用了以下事实：不饱和的硅烷一方面可与二氧化硅结合，另一方面又可以与聚甲基丙烯酸甲酯（PMMA）或饰面树脂结合。因此，科学家研究出了一种方法，经过氧化铝喷砂过的金属表面会生成一层极薄的二氧化硅层，之后以硅烷作为中介粘接剂使遮光层树脂粘固于二氧化硅层上。这样一来就为金属和树脂提供了化学结合力，可以使结合更加牢固稳定，还可以取消机械固位所用的倒凹，使得饰面层具有较大的有效厚度而得到较好的色调效果。

在金属基底和树脂饰面间采用黏合固位的目的是在两者之间形成无缝隙的结合。根据用途的不同，人们实际采用两种方法：一种是不采用机械式倒凹而只依靠粘接的方法；另一种是既依靠机械式倒凹又依靠粘接的方法。目前，常采用第二种。

二、金属烤塑修复体制作

金属烤塑修复体可以被理解为树脂饰面技术，其饰面冠的层次结构和金属烤瓷冠的结构基本一致（图7-47）。

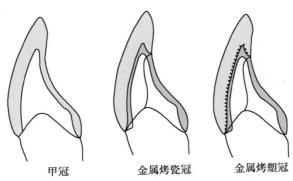

甲冠　　　　金属烤瓷冠　　　金属烤塑冠

图7-47　金属烤塑冠结构示意图

现以临床上常见的某知名品牌硬质树脂材料的制作流程为基础对金属烤塑冠的制作进行描述。

（一）可卸代型制作

制作方法同金属烤瓷冠可卸代型制作，详见第三章第三节。

（二）熔模制作

金属烤塑冠的熔模制作与烤瓷冠基本一致，区别在于基底冠完成后的表面固位装置的形成，常规制作完熔模后，需在熔模表面涂布粘接剂（图7-48），并将150μm的固位珠均匀撒在表面，设置固位珠的作用是为金属和树脂间的结合提供机械锁合力（图7-49）。

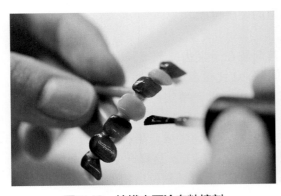

图7-48　熔模表面涂布粘接剂

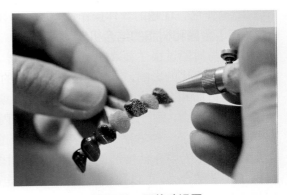

图7-49　固位珠设置

（三）铸造打磨及表面处理

常规铸造后打磨，用氧化铝砂喷金属冠的表面（图7-50），然后用蒸汽清洗机或超声波清洗机清洗（图7-51）。

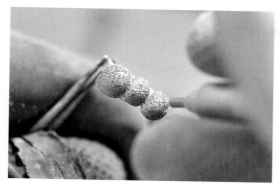

图 7-50　氧化铝喷砂

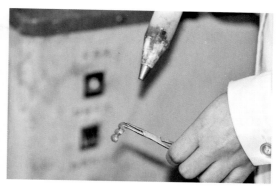

图 7-51　蒸汽压力清洗机清洗

（四）树脂饰面涂塑

1. 涂布金属处理剂　在将要堆塑树脂的金属冠表面用小毛刷涂布金属处理剂，干燥 10 秒钟。经处理剂处理过的金属表面能和将要涂布的遮色剂之间产生化学反应，进而达到了金属与树脂间的化学结合（图 7-52）。

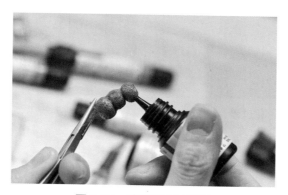

图 7-52　涂布表面处理剂

2. 预遮色剂的涂布和光固化　用小毛刷将预遮色剂涂布在有固位珠（添加或固位槽）的冠表面，然后光固化。注意确保预遮色剂进入到固位珠后面的微小倒凹区域，以增强其机械锁合力（图 7-53）。

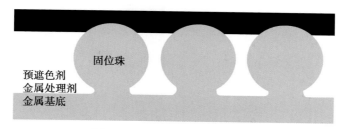

图 7-53　预遮色剂涂布示意图

3. 遮色层的涂布和光固化　用小毛刷涂布薄薄的一层遮色层（图 7-54），然后光固化（图 7-55，图 7-56）。可以重复涂布 2～3 次，直到将金属颜色遮盖。

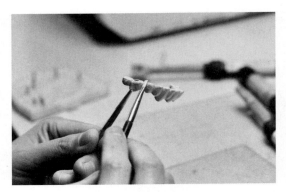

图 7-54 遮色层涂布

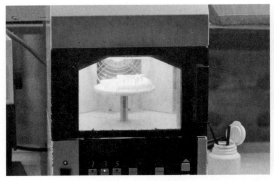

图 7-55 光固化过程

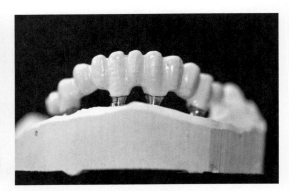

图 7-56 遮色层光固化完成

4.颈部树脂的堆塑和光固化 将颈部树脂堆塑到颈部区域,移行延伸到冠的中部,然后光固化。

5.体层树脂的堆塑和光固化 用体层树脂堆塑外形,形成牙本质层的形态(图 7-57),成型后光固化。前牙注意形成指状的发育叶形态(图 7-58)。

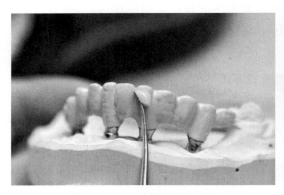

图 7-57 牙本质层树脂堆塑

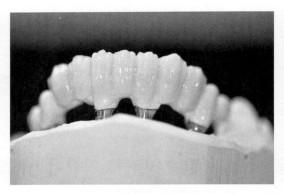

图 7-58 前牙形成指状的发育叶形态

6.切端树脂的堆塑和光固化 在牙釉质层堆塑切端树脂并修形固化。如果需要可以在最后光固化前,在表面涂布阻氧剂(图 7-59)。

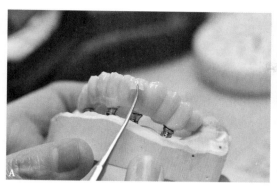
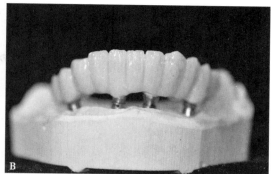

图 7-59　牙釉质层树脂堆塑
A. 牙釉质层树脂堆塑　B. 牙釉质层树脂堆塑完成

（五）形态的修整与抛光

1. 形态修整　由于树脂中加入了大量的瓷填料，使其显示出了较强的耐磨性，对其表面的处理应选用相配套的打磨工具（图 7-60）。

2. 完成与抛光　形态修整完成后，用精细的抛光材（图 7-61）再处理，然后用小毛刷蘸氧化铝抛光膏抛光修复体的表面和细微结构（图 7-62）。

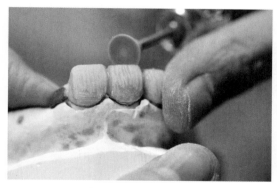

图 7-60　形态修整

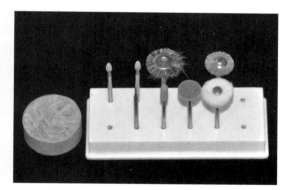

图 7-61　树脂专用抛光工具

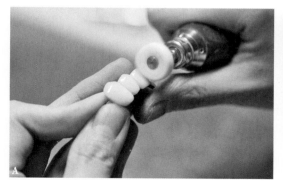
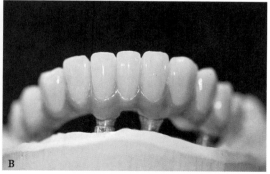

图 7-62　金属烤塑冠抛光
A. 金属烤塑冠抛光　B. 抛光完成

注意在完成修复体和抛光的过程中必须避免过热。此外,没有进行充分抛光的修复体表面会被咖啡、香烟等染色。

三、硬质树脂的其他应用

硬质树脂除了用于金属基底的饰面,在临床上还可以用于制作甲冠、嵌体和贴面。此三种应用无须制作金属基底,提高了修复体的美观性,而且可以满足患者不希望口内存在金属的要求。

此三种修复体的制作流程大致相同:

1. 涂布间隙涂料 在代型组织面涂布专用间隙涂料,注意涂布时要离开修复体边缘1~2mm 的距离。

2. 涂布分离剂 待间隙涂料干燥凝固后涂布专用分离剂。

3. 堆塑树脂 待分离剂干燥后分层堆塑硬质树脂并于光固化炉内固化,在一些器械难以达到的细微部位可配合流动性的硬质树脂,以保证修复体与预备体组织面密合。

4. 形态的修整与抛光完成 采用配套的打磨抛光工具对修复体进行打磨抛光。

小 结

本章主要介绍了烤瓷熔附金属修复技术及金属烤塑技术。涵盖金属烤瓷冠的基本结构及烤瓷冠的制作材料;烤瓷熔附金属冠桥金属基底的设计要求及瓷面设计方式的选择;烤瓷熔附金属冠塑瓷前的准备,包括金属基底的打磨调整、喷砂、清洁、排气与预氧化;瓷涂塑技术的基本流程,包括遮色瓷的涂塑、颈部瓷的涂塑、牙本质瓷的涂塑、回切技术、牙釉质瓷的涂塑、透明瓷的涂塑、烧结后的形态修整及上釉;色彩学知识,影响颜色的各种因素及比色准确性的因素影响等,以达到烤瓷熔附金属冠色彩的控制;金属烤塑技术的基本流程等。

思考题

1. 烤瓷冠金属基底、桥体及连接体设计的基本要求有哪些?
2. 烤瓷冠金属基底塑瓷前处理要求?
3. 塑瓷的基本步骤是什么?
4. 修复体比色步骤和要点是什么?
5. 叙述金属烤塑冠的制作流程。

（张 晨 王 莹）

第八章 全瓷技术

学习目标

    1. 掌握：热压铸瓷技术的操作流程

    2. 熟悉：粉末法全瓷技术、铸造玻璃陶瓷技术、计算机辅助设计和计算机辅助制作全瓷技术

    3. 了解：粉浆涂塑玻璃渗透技术

    全瓷技术制作出来的修复体以其色泽自然逼真、导热低、不导电、生物相容性好、无须金属加强等优点已经成为目前临床主流修复技术。早期的全瓷材料由于脆性大，限制了它的普及。近年来，随着陶瓷材料性能的改进，抗折裂强度已经能满足临床需求；同时，随着全瓷加工工艺的发展，为全瓷修复体的制作提供了保障。

    本章主要介绍粉末法全瓷技术、失蜡法全瓷技术这些经典的应用技术，计算机辅助设计和计算机辅助制作（CAD/CAM）技术见第十一章。

第一节 粉末法全瓷技术

    粉末法全瓷技术根据制作方法的不同分为粉浆涂塑全瓷技术和粉浆涂塑玻璃渗透技术。前者是直接在耐高温代型上涂塑粉浆制作基底内冠，烧结成形后再涂塑饰面瓷，后者先在代型上涂塑高强度的底层材料，然后进行玻璃料渗透，再涂塑烧结饰面瓷。

一、粉浆涂塑技术

    粉浆涂塑技术是将一定量的瓷粉用蒸馏水调拌成粉浆，涂塑在铂金箔基底或特种耐火代型材料上，经过高温烧结制成全瓷冠的技术。1886 年，Land 首先采用在石膏代型上铺以薄层铂金箔作为底衬，然后在铂金箔上堆塑高温长石质瓷粉浆，之后烧结完成全瓷冠。后来是直接将铝核瓷烧制在耐火代型上，克服了在铂金箔上烧烤时的困难，提高了强度和边缘适合性。然而，由于强度仍不高，边缘适合性略差，逐渐被其他工艺所替代。

    下面简要介绍工艺流程：

1. 复制耐火代型

（1）工作模型制作：采用超硬石膏灌注模型，等 30 分钟待石膏硬固后取出制作可卸工作模型（其制作方法见第四章）。

（2）涂代型间隙料：在可卸代型上涂 2～3 层间隙料，厚约 25μm。

（3）涂分离剂：为使复制材料能从复制盘和复制圈内顺利脱离，在复制盘和复制圈内壁涂一层分离剂。将可卸代型固定在复制盘的中央，套上复制圈。

（4）灌注复制材料：调拌复制材料，迅速注入复制盘内，边振动边灌注。

（5）翻制耐火代型：待复制材料完全凝固后，取下复制盘和复制圈，把可卸代型从复制材料中取出，然后灌入调制好的耐火材料，并在耐火材料的表面插入耐火棒，凝固后取出，完成耐火代型的翻制。

2. 制作基底内冠

（1）润湿耐火代型：将磷酸盐耐火代型浸泡于清水中，直到代型内完全没有气泡冒出为止。这样做是为了防止耐火代型从瓷粉中吸收水分。

（2）涂塑基底内冠：从水中取出耐火代型，用吸水纸吸干，将配制成糊状的铝瓷用小毛刷均匀涂刷在耐火代型上，共涂刷 3 次，总厚度不得超过 0.75mm，可在舌侧颈部适当加厚一些。

（3）烧结：每涂刷一层都要进行烧结。首先在 600℃烤瓷炉内预干燥 3 分钟，然后在 10 分钟内升温至 1 170℃，维持 1 分钟，炉外自然冷却。

（4）与耐火代型分离：烧结后用喷砂的方法去除耐火代型材料，并在原可卸代型上试戴调整。

3. 涂塑外层瓷冠　完成的铝瓷基底内冠相当于金属烤瓷冠的金属基底内冠，在铝瓷基底内冠上涂塑各种瓷粉，即可完成高强度铝瓷冠的制作，外层瓷涂塑方法同金属烤瓷冠。

二、粉浆涂塑玻璃渗透全瓷技术

粉浆涂塑玻璃渗透全瓷技术是指将液状氧化铝陶瓷或其他粉浆涂塑在复制的专用耐火代型上，然后通过耐火代型上孔隙的毛细管作用吸收粉浆中的水分，使粉浆致密形成核冠雏形。然后，将其连同耐火代型一起放在高温下烧结形成多孔的核冠底层（孔隙率 20%～30%）。接着再涂上玻璃料烧结，熔化后的玻璃渗入氧化铝瓷或氧化锆瓷等微粒孔隙中，从而消除了微粒间的孔隙并限制可能的裂纹扩张，增强了材料的强度并且使不透光的白色陶瓷变成有一定透光性的牙本质色渗透陶瓷。内核冠形成后，再常规堆塑饰瓷材料完成最终修复体。与粉浆涂塑技术相比，用玻璃渗透方法制作的陶瓷具有孔隙率低、强度高的优点。粉浆涂塑渗透玻璃产品包括玻璃渗透尖晶石陶瓷、玻璃渗透氧化铝陶瓷和玻璃渗透氧化锆陶瓷三种类型，其强度由低到高，透明度则由大到小。玻璃渗透尖晶石陶瓷透明度较高而抗弯强度相对较低，主要适用于前牙单冠修复，也可用于嵌体及高嵌体修复；玻璃渗透氧化铝陶瓷透明度适中，抗弯强度较高，可达（450±50）MPa，主要适用于前牙三单位桥和前、后牙单冠修复；玻璃渗透氧化锆陶瓷强度相对最高，抗弯强度可高达（600±30）MPa，但因其透明度较低而主要适用于后牙单冠和三单位的前牙及后牙桥修复。

（一）材料组成

1. 专用石膏代型材料　主要成分为二水硫酸钙（$CaSO_4 \cdot 2H_2O$），其烧结时的失水收缩率远大于陶瓷基底层的收缩率，因而烧结后核冠或基底层很容易从代型上取下，而不需要喷砂处理。

2．陶瓷成分及组成特点　玻璃渗透氧化铝陶瓷材料所含氧化铝的纯度高达 99.99%，粒径为 $0.5\sim3.5\mu m$；玻璃渗透尖晶石陶瓷材料是以镁铝尖晶石为主晶相的，尖晶石粒径为 $1\sim5\mu m$；玻璃渗透氧化锆陶瓷材料含有 69% 氧化铝和 31% 氧化锆，粒径为 $1\sim5\mu m$。

3．渗透玻璃　主要含有氧化硅、氧化镧、氧化铝、氧化钙等成分。不同底层陶瓷材料含有各自专用的玻璃粉。有数种颜色，与蒸馏水调拌成糊状后，涂于核冠外表面，经过渗透烧结，于 1 100℃ 熔融，通过毛细管作用渗入底层陶瓷微孔中，形成均匀的网状交联结构，可明显提高氧化铝、氧化锆或尖晶石陶瓷等基底的抗弯强度，此为该系统的最大特点。

4．饰瓷　采用专用的饰瓷材料与基底层瓷配套使用，可以很好地再现天然牙的外形和色泽，使修复体自然逼真。

（二）工艺流程

1．模型制作　在牙体预备后制取印模，用超硬石膏灌注两副工作模型，其中一副用于制作可卸代型，另一副不做代型分割，用于试戴、转移和最终检查完成后的底冠。

2．修整可卸代型　填平缺损和倒凹。

3．在可卸代型上涂布间隙涂料　需涂布 $2\sim3$ 层（约 $45\mu m$），注意间隙涂料不要涂在肩台上。

4．制备桥体熔模　固定桥修复时，应在桥体位置制作熔模支柱，以帮助基底材料定型，同时加快基底材料应用过程中液体的挥发，熔模支柱不能有任何的倒凹（图 8-1）。

5．复制耐火代型　使用硅橡胶复制可卸代型，待硅橡胶硬化后脱模，喷表面张力去除剂，调拌专用代型石膏并灌注，1 小时后脱模，用彩色铅笔标记出预备体边缘线（图 8-2）。

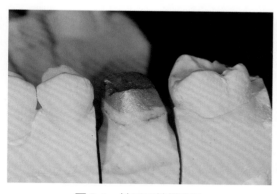

图 8-1　缺牙区熔模支柱

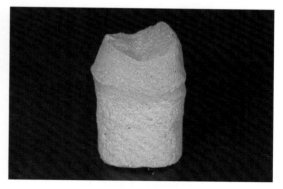

图 8-2　复制好的耐火代型

6．涂分离剂　耐火代型修整后用毛刷均匀地涂一薄层分离凝胶，应盖过预备体边缘线之外。干燥 10 分钟后，准备进行粉浆涂塑。

7．粉浆涂塑基底材料　首先将混合液、添加剂和瓷粉按规定比例混合，并在振荡器上振动成无黏性的均质体，抽真空 1 分钟。粉浆具备一定的流动性，在一定压力下可硬固（图 8-3）。然后用毛笔将粉浆涂塑到代型上至预定的冠核形态（图 8-4）（前牙底冠的厚度至少为 0.5mm，舌面至少为 0.7mm，后牙底冠的咬合面厚度至少 0.7mm，其他区域的厚度至少为 0.5mm）。注意涂布动作要迅速且不间断，否则会出现分层的"洋葱皮效应"。用手术刀仔细修改边缘直至能看见铅笔标记。涂塑好的内冠和蜡相似,可以用雕刻刀等工具完成最初的内冠形态(图8-5)。

8.干燥 涂塑完成的底冠加热后小心取下,此时的底冠极为脆弱,干燥30分钟后进行烧结。

9.烧结 将底冠素胚放入全瓷炉内进行第一次烧结。烧结程序:从室温用6小时升温至120℃,再用2小时升温至1 180℃,保持2小时,然后炉内自然冷却至400℃,打开炉膛后再降至室温。

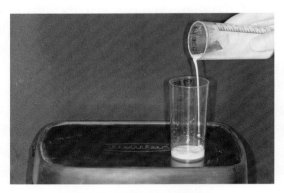

图8-3 混合完成后的粉浆

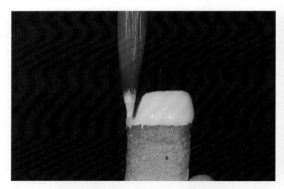

图8-4 用毛笔进行粉浆涂塑

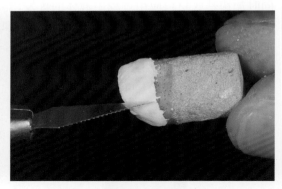

图8-5 用雕刻刀完成内冠形态

10.试戴 首先去除间隙涂料,然后小心地将烧制好的底冠放在模型上试戴,如有必要可以使用低速、细颗粒金刚砂车针少量调改,但应注意不要加力,特别是在底冠边缘区域。

11.内冠的修补、检测 边缘小的缺损可以使用修补剂(一种蜡与氧化铝的混合物,可以用蜡刀在合适的温度下操作)修补。使用专用测试液检查烧结好的底冠是否有小裂痕,如发现缺陷应放弃,并重新制作(图8-6)。

12.玻璃渗透 将相应的玻璃粉(内冠的色调、半透明性和强度是通过玻璃渗透获得的)与蒸馏水混合成较稀至中等黏稠度,用毛笔在底冠的外表面进行玻璃粉涂覆,底冠的边缘不能涂覆。涂好后放在铂金针上进行第二次烧结(图8-7)。

烧结程序:在600℃左右的炉膛口干燥数分钟,然后用30分钟左右时间从600℃升温至1 140℃,再在1 140℃保持2.5小时,然后炉内冷却。

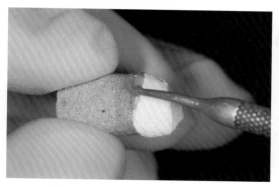

图8-6 用修补剂修补微小缺陷

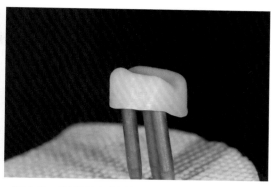

图8-7 将涂覆玻璃粉的内冠进行玻璃渗透烧结

13. 去除多余的玻璃 先用粗金刚石车针或其他不产热的打磨工具去除多余的玻璃粉，调磨深度不要到达底层冠表面。然后用 $50\mu m$ 的氧化铝颗粒在 $0.6MPa$（颈部减为 $0.3MPa$）压力下喷砂去除打磨后仍残余的玻璃粉。

14. 饰面 在渗透好的内冠表面涂塑饰面瓷，其制作过程同金属烤瓷修复体。

知识拓展

全瓷粘接

　　全瓷修复体的粘接取决于树脂与牙体粘接、树脂与陶瓷粘接两个方面：树脂与牙体的粘接主要有两种，牙釉质粘接和牙本质粘接，目前使用的粘接剂大多为牙釉质牙本质通用的粘接剂，其设计重点是针对牙本质，同时对牙釉质也有很好的粘接效果，这类粘接强度基本可以满足临床需要，而陶瓷与树脂之间的粘接仍然是相对薄弱的环节。树脂与陶瓷的粘接主要依靠陶瓷与树脂之间的机械嵌合作用和化学粘接作用。主要通过对陶瓷表面进行粗化、硅烷化等技术来达到目的。全瓷体系由于其化学成分的不同可以分为硅酸盐基陶瓷、氧化锆基陶瓷等，各有其特点，其粘接要求也不相同。硅酸盐基陶瓷具有极佳的美学性能，常用于贴面或嵌体。这类全瓷修复体常规用氧化铝喷砂后氢氟酸酸蚀，再涂布硅烷偶联剂就可获得较高的粘接强度。而氧化锆基陶瓷的抗折强度高，广泛应用于各类固定义齿、全冠、种植体和根管桩核的制作。传统的酸蚀技术对该类陶瓷无效，但是表面改性过后，粘接的耐久性能提高。因此，这类全瓷修复体常规氧化铝喷砂后先涂布硅涂层进行表面改性，再涂布硅烷偶联剂来获得较高的粘接性能。

（王思钱 王 彬）

第二节 失蜡法全瓷技术

　　失蜡法全瓷技术主要有铸造玻璃陶瓷和热压铸瓷两大类。这两种方法的制作步骤都与铸造金属修复体的制作类似，也是需要通过制作熔模，然后包埋、焙烧、铸造。前者是将陶瓷块高温熔融铸造，后者则是将陶瓷块低温加热挤压成型。

一、铸造玻璃陶瓷技术

铸造玻璃陶瓷在最初融化铸造时呈一种非晶玻璃态，然后通过一定的温度进行结晶化处理形成玻璃相和结晶相共存的玻璃陶瓷，它的硬度、热导率、折光率、透明性和半透明性等与牙釉质接近，弯曲强度可达 152MPa。铸造玻璃陶瓷主要有两大类：一类为云母系铸造玻璃陶瓷，其晶化前玻璃体含 SiO_2、MgO、K_2O 较多，晶化后生成物主晶相为四硅氟云母。它的组成包括 45% 玻璃和 55% 四硅氟云母。另一类为磷酸钙结晶类铸造玻璃陶瓷，其晶化前玻璃体含 CaO、P_2O_5、SiO_2 较多，晶化后生成物是磷灰石结晶。

下面简要介绍铸造玻璃陶瓷全冠的工艺流程：

1. 模型制作 用硬石膏制备可卸模型。
2. 涂间隙涂料 全冠和嵌体涂两层间隙涂料，贴面需要涂布三层间隙涂料。
3. 熔模制作 根据需要制作出全冠的形态或基底冠的形态。
4. 安插铸道 铸道连接处必须圆钝，避免锐角。
5. 包埋 使用专用的包埋材料包埋熔模，遵守搅拌时间和步骤。
6. 铸圈的焙烧、铸造 铸造陶瓷材料经失蜡铸造工艺成型，然后在高温下将富含 SiO_2 和 K_2O 的玻璃进行熔化，制成修复体的坯体。
7. 瓷化 将修复体坯体放入结晶炉中经过 650℃ 的热处理成核并在 1 075℃ 高温下作用 10 小时控制晶核生长，形成四硅氟云母晶体。此过程可明显提高玻璃陶瓷的强度和韧性。
8. 去包埋材 将修复体从结晶炉中取出，在室温冷却后，在一定压力下喷砂去包埋材。
9. 试戴 将瓷化后的修复体放在模型上调改试戴。
10. 着色和上釉 经结晶化处理后的铸造陶瓷修复体，牙色比天然牙白，需经染色上釉方可形成与天然牙颜色匹配的修复体。

二、热压铸瓷技术

热压铸瓷技术又称为注射成型铸瓷技术，是采用注射热压工艺将陶瓷在高温下加压注入型腔制作全瓷修复体的技术。其过程类似于铸造玻璃陶瓷的铸造过程。同样是常规制作修复体或基底冠熔模，然后包埋，在一定压力下将软化而不是融化的瓷注射或压铸到石蜡形成的熔模空腔中形成修复体雏形，最后在修复体雏形上染色或涂塑烧结饰瓷材料。

（一）材料组成

1. 热压铸瓷材料 根据瓷块玻璃基质中晶体种类的不同，可将热压铸瓷材料分为以下三种：

（1）白榴石基热压成型全瓷材料：主要晶相成分为白榴石，其含量为 35%～55%，结晶尺寸 3～10μm。但由其所形成的修复体挠曲强度比其他全瓷强度低，仅有 120Mpa，因此仅适合于前后牙单冠和贴面。

（2）二硅酸锂基热压成型全瓷材料：主晶相成分为二硅酸锂长晶体，其含量约为 60%。该技术形成的修复体挠曲强度较高，可达 400Mpa，断裂韧性也较大，操作过程较短，边缘精确性较好。目前应用较为广泛，它们主要适用于贴面、前后牙单冠及前牙、前磨牙三单位桥等修复。

（3）尖晶石注射成型全瓷材料：含 85% 氧化铝及部分氧化镁。用失蜡法形成铸腔，将含氧化铝和氧化镁的坯料软化、注入模腔，在1 300℃高温下加热8小时成核。其制作的修复体边缘适合性较好，但强度低、价钱昂贵、制作过程复杂，已很少被使用。

2．包埋材料　热压铸瓷所专用的包埋材料是一种磷酸基包埋材，不含石膏成分，因为石膏会对瓷块造成损害。包埋材料根据铸圈的升温方式分为快速包埋材和普通包埋材，其中快速包埋材无须预热，可直接放入最终温度的烤箱中，从而节省工作时间，提高效率。包埋材料要求能够补偿瓷块的收缩量，不引起热应力和收缩应力，并具有良好的排气能力。

3．饰面瓷　热压铸瓷块最好选择相同系统中的饰面瓷粉配套使用，如在不同瓷系统中选择应注意饰面瓷粉的膨胀系数和烧结温度要与热压铸瓷底层材料相匹配，否则易产生崩瓷。

（二）工艺流程

热压铸瓷常用操作技术有三种：染色技术、回切技术、涂层技术。所谓染色技术是指熔模制作时，牙冠设计成全解剖的修复体形态，压铸后染色和上釉即可。回切技术是指熔模制作时在牙冠的切端或咬合面进行回切，压铸后用切端瓷涂塑，这样修复体层次感更丰富。涂层技术是指熔模制作时设计成内冠，压铸后用体瓷、切端瓷涂塑，这样能达到个性化效果。具体操作流程如下：

1．模型制作　用超硬石膏制作可卸工作模型（制作方法见第四章）。

2．涂间隙涂料　首先在代型表面涂硬化剂保护石膏代型，硬固剂不能改变代型的体积，然后涂布间隙涂料。

（1）单冠、贴面：最多涂两层间隙涂料，每层间隙剂厚为9～11μm，注意涂布间隙涂料时应离开颈缘1mm。

（2）嵌体和高嵌体：最多涂三层，一直到肩台边缘。

（3）固定桥：基牙同样需要涂二层间隙涂料，此外在缺失牙侧再多涂一层，可以避免摩擦（图8-8）。

3．熔模制作

（1）染色技术的熔模：雕刻全解剖牙冠形态（图8-9）。

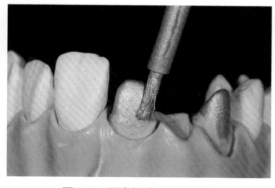

图8-8　固定桥涂布间隙涂料

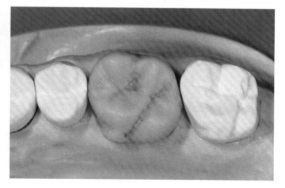

图8-9　染色技术的熔模制作

（2）回切技术的熔模：首先制作全解剖牙冠形态，然后用硅橡胶制作记录印模，在切端1/3处回切，注意不要过度设计发育叶外形，舌侧（腭侧）不需进行回切（图8-10）。

（3）涂层技术的熔模：首先制作全解剖牙冠形态，然后用硅橡胶制作记录印模，进行整体回切（图8-11）。

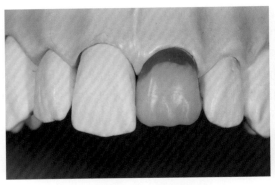

图 8-10 回切技术的熔模制作

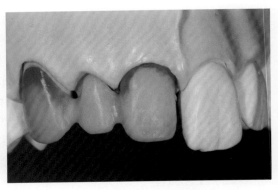

图 8-11 涂层技术的熔模制作

不论采用回切技术还是涂层技术都应注意最低厚度要求（即压铸材料/涂层材料的比例），修复体中高强度部分（压铸材料）必须占到或超过修复体全层厚度的50%，比如，整个修复体厚度为0.8mm，内冠最低厚度为0.4mm，涂层瓷粉最大厚度为0.4mm，在牙体制备过大的情况下，过多的空间必须由内冠材料修复，而不是涂层材料。另外应该注意在基牙和桥体间的连接体至少为16mm²，即4mm×4mm。在前牙桥内，如果在接触区不容易做到4mm×4mm的厚度，可以减到3mm，同时切端到颈部的部分增加到5～6mm。

4. 安插铸道　铸道要安插在顺着铸瓷材料流动的方向并且是熔模最厚的地方，以免影响铸瓷材料的流动性。

（1）单冠：铸道取决于熔模体积大小，通常直径为2～3mm，长度为3～8mm，铸道方向与修复体长轴平行，如果只有一个单冠熔模，那么需要再安插一根假象铸道（图8-12）。

（2）固定桥：对于三单位固定桥应与牙体长轴成45°～60°，将直径2～3mm圆形铸道直接附于基牙上。对于极为精细的熔模（例如下颌前牙），为加强包埋材料的稳定性，最好在桥体上附加一条辅助铸道（图8-12）。

（3）熔模距离铸圈及铸圈顶最少10mm，熔模和铸道总长度最大15～16mm，修复体间距最小3mm，所有铸道连接点必须圆钝，避免锐角，熔模避开铸圈的热中心位于铸圈上中1/3处（图8-13，图8-14）。

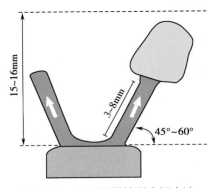

图 8-12 单冠熔模铸道安插方法

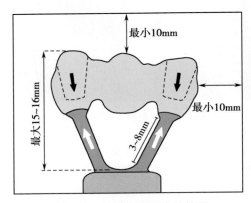

图 8-13 熔模在铸圈中的位置

5. 包埋　用铸瓷专用包埋材料包埋。要根据熔模的重量选择包埋圈和瓷块的大小。具体做法是：先称铸圈底座重量，然后再将熔模固定在铸道底座上称重，两者差即为熔模重量。采用配套软铸圈，将铸圈安置在包埋底座上，根据包埋材料的使用说明，按水粉比先手工调拌 30 秒，再真空搅拌包埋材料 2 分钟，将调拌好的包埋材料在振荡器上缓慢倒入包埋圈中，注意避免产生气泡，小心盖上底盖。包埋材料硬固后，去除表面软圈和底座，将其放入压力聚合器内，10 分钟后取出。这样做有利于抽出包埋材料中的气泡。注意包埋材料不能进入铸道，并且避免吸入，因为其含有石英粉末。还应注意在包埋前熔模表面不能使用任何清洗剂。

6. 预热　根据包埋材料的种类选择不同的预热方式，快速包埋材料在包埋 45～60 分钟后直接置入烤箱，在 850℃维持 45～60 分钟（小铸圈 45 分钟，大铸圈 60 分钟），每增加一个铸圈延长 15 分钟。常规包埋材料在包埋 60 分钟后室温下放入烤箱，300℃维持 30 分钟后再于 850℃维持 45 分钟，多个铸圈时预热时间相应延长。包埋圈放在炉膛的后部，以便均匀加热，铸道口向下倾斜。注意不要预热瓷块和氧化铝推杆（图 8-15）。

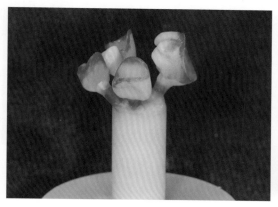

图 8-14　铸道安插完成

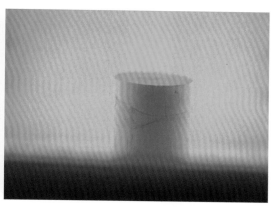

图 8-15　铸圈在烤箱内预热

7. 压铸　当预热结束后，首先将冷的瓷块放入热的包埋圈，将有瓷块圆形无印记的一面放入包埋圈，有印记的一面需要向上以便再次确认瓷块的颜色，接着将涂有分离剂的冷的氧化铝推杆放入热的包埋圈，然后迅速将包埋圈从预热炉中取出，放入热的铸瓷炉中央，这个步骤要快，30 秒左右，防止包埋圈温度下降过多（图 8-16）。最后按下开始键开始所选的铸瓷程序，当压铸程序结束后，使用铸瓷专用钳将包埋圈从铸瓷炉中迅速取出放在金属冷却格上让其自然冷却，不要使用压缩空气来加速它的冷却，此冷却格能保证包埋圈快速均匀冷却，防止不应有的热量积累（图 8-17）。

8. 去包埋材料　铸圈冷却到室温后，大约 60 分钟，包埋圈会出现裂纹，这是因为不同材料（氧化铝推杆，包埋材料，压铸材料）不同的热膨胀系数所致，这些裂纹在冷却过程中产生，不会影响铸件的结果。在冷却的包埋圈上标记氧化铝推杆的长度（图 8-18），用切片分离包埋圈（图 8-19），用石膏刀在预定的破裂点分离包埋圈。接着先用粗玻璃珠以 0.4MPa 压力进行喷砂，喷去大部分包埋材料，使铸件与铸圈分离，再改用细玻璃珠以 0.2MPa 压力进行喷砂，仔细喷除残留的包埋材料。喷砂时喷嘴方向应与铸件表面保持斜角，不能垂直喷射以避免破坏薄弱的边缘，也不能长时间固定于一点喷射。注意不要用氧化铝喷砂，否则易磨损铸瓷修复体（图 8-20）。

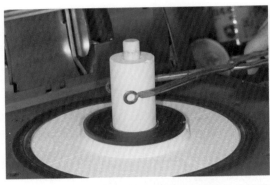

图 8-16　将放入压铸推杆的铸圈置入铸瓷炉中铸造

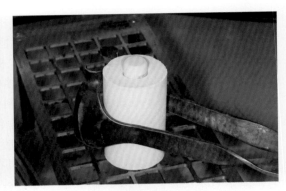

图 8-17　将包埋圈放在铁架上冷却

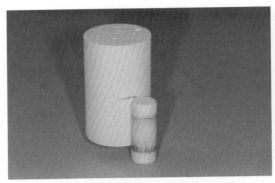

图 8-18　标记压铸推杆长度

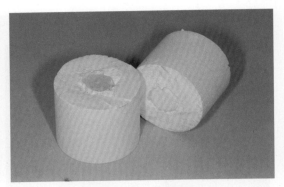

图 8-19　用切片分离铸圈

9. 去除反应层　去除包埋材料后，将铸件放入专用的酸蚀液中用超声波振荡清洗 10～30 分钟。确保铸件完全浸在酸蚀液中（图 8-21）。接着用流动的水或蒸汽清洗。然后小心使用氧化铝（100μm）去除白色反应层，最大使用 0.1MPa 压力。确保铸件内外表面的反应层完全去除。如果反应层没有完全去除，则容易形成气泡。气泡会导致结合问题和涂层瓷粉的破裂。

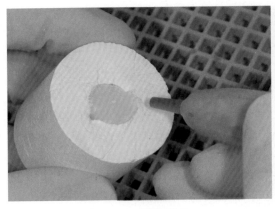

图 8-20　铸件喷砂

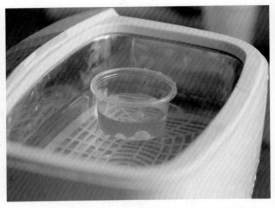

图 8-21　用酸蚀液在超声波中振荡清洗去除反应层

10. 打磨试戴 使用正确的打磨工具对铸件进行精修和调整。如果使用不合适的调磨工具可能会出现铸件边缘破碎和局部过热。首先用金刚砂片切割铸道并用水冷却，避免陶瓷材料过热，建议采用低速轻压方法调磨铸件，铸道连接点要打磨圆滑，将代型上的间隙涂料去除并小心就位，注意打磨后铸造内冠的厚度不应小于 0.7～0.8mm。如果使用回切和涂层技术需要在涂层前用氧化铝（100μm）在 0.1～0.2MPa 压力下喷砂，在结合层烧结前要使用流水并用蒸汽彻底清洗（图 8-22～图 8-24）。

11. 结合层烧结 在回切技术中，使用透明切端瓷、效果瓷或者修色剂和染色剂在切 1/3 处涂一薄层进行结合层操作。在涂层技术中，用薄体瓷或体瓷均匀地在内冠表面涂一薄层进行结合层操作。无论是回切技术还是涂层技术，其具体操作步骤均是先在内冠上涂一薄层釉液，然后在其上均匀地撒一薄层瓷粉，最后将其放在烤瓷炉内烧结（图 8-25～图 8-27）。

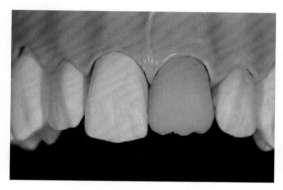

图 8-22 回切技术的铸件就位

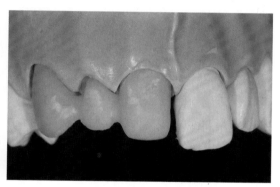

图 8-23 涂层技术的铸件就位

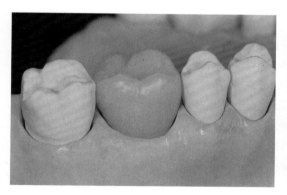

图 8-24 染色技术的铸件就位

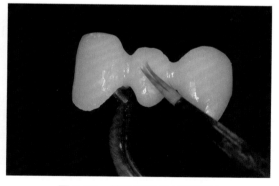

图 8-25 结合层操作（涂釉液）

12. 饰面与染色 将铸瓷内冠放于代型上，开始用饰面技术或染色技术完成修复体的外部形态和颜色。通常贴面、嵌体采用染色技术，而冠、桥修复体多采用饰面技术。其具体制作过程同金属烤瓷修复体。注意外部涂层所选的染料和瓷粉必须与内部热压铸瓷材料有协调匹配的膨胀系数和烧结温度（图 8-28，图 8-29）。

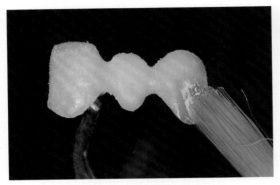

图 8-26　结合层操作（撒瓷粉）

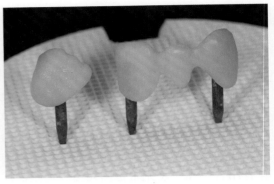

图 8-27　结合层烧结完成

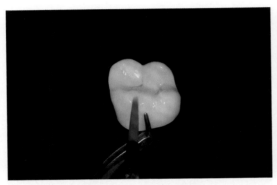

图 8-28　染色技术染色

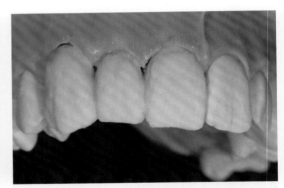

图 8-29　涂层技术堆塑瓷层

 知识拓展

牙体组织、桩核和粘接水门汀对全瓷修复体色泽的影响

　　牙体组织、桩核和粘接剂对全瓷修复体透射性有影响，临床上全瓷修复体常结合桩核修复死髓牙，当光穿透瓷层后，基牙、桩核和粘固剂的颜色将会对修复体的颜色和半透性产生影响，特别是对于半透性较高的全瓷修复体影响比较明显。临床发现，变色的死髓牙对半透性较高的全瓷冠的颜色影响较大，使其明度值下降。透射性较高的修复体颜色还受粘接剂影响，应该慎重的选择粘接剂的颜色以保证粘接前后颜色不改变。有研究表明：树脂粘接剂的半透性较高，玻璃离子粘接剂次之，磷酸锌粘固剂最低。基于这些因素，推荐在比色时应参考基牙、余留天然牙的半透性和明度来选择合适的全瓷材料。低明度、高半透明性的天然牙应选择高透瓷块（HT），半透明性低者如变色的牙体应选择低透瓷块（LT），桩核修复的基牙可选择氧化锆材料或遮色瓷块（MO）做底层核，然后上饰面瓷。

（王思钱　王　彬）

第三节 计算机辅助设计和计算机辅助制作全瓷技术

计算机辅助设计(computer aided design,CAD)和计算机辅助制作(computer aided manufacture,CAM)简称CAD/CAM,是当今世界发展最快的技术之一。其中,CAD是指利用计算机及其图形设备帮助设计人员进行产品的设计;CAM是指利用计算机来实现生产设备的控制与操作,对产品进行加工成型。CAD/CAM技术在口腔修复领域中的应用已经十分广泛。

与传统加工方法相比,CAD/CAM技术不再需要制作熔模、包埋、铸造或装盒等工序,目前用于口腔修复的CAD/CAM系统可以加工各种类型的固定修复体,可制作嵌体、高嵌体、贴面、全冠、基底冠、固定桥的桥架、种植体的上部结构等。

(一)可加工的材料种类

CAD/CAM技术目前可以加工各种类型的材料,包括:蜡、复合树脂、陶瓷、金属等。陶瓷材料中目前以加工氧化锆陶瓷材料及玻璃陶瓷类材料应用最为广泛。

(二)工艺流程

1.模型数据采集方式(采集方法见第十一章)

2.计算机辅助设计(设计方法见第十一章)

3.计算机辅助制作(制作方法见第十一章)

4.打磨试戴 根据制作的不同材料使用正确的打磨工具对CAM件进行精修和调整。

5.结合层烧结 根据CAD/CAM设计制作的是全冠、基底冠或桥架,决定是否要上结合层。全冠可以直接染色上釉,基底冠及桥架需要上结合层。其具体操作步骤均是先在内冠上涂一薄层釉液,然后在其上均匀地撒一薄层瓷粉,最后将其放在烤瓷炉内烧结(图8-25~图8-27)。

6.饰瓷与染色 将全瓷内冠放于代型上,开始堆塑饰面瓷,采用堆塑饰面瓷技术或染色技术完成修复体的外部形态和颜色。通常贴面、嵌体采用染色技术,而冠、桥修复体多采用堆塑饰面瓷技术,其具体制作过程同热压铸造玻璃陶瓷修复体。注意外部饰瓷所选的染料和瓷粉必须与内部基底冠瓷材料有协调匹配的膨胀系数和烧结温度(图8-28,图8-29)。

(王思钱)

第四节 全瓷相关常见问题及处理

目前,全瓷修复体制作系统较多,其中临床应用较为广泛的是渗透氧化铝陶瓷、热压铸造玻璃陶瓷、计算机辅助设计和计算机辅助制作(CAD/CAM)全瓷。各种全瓷修复系统的核心均在于陶瓷基底的制作,而在该制作过程中,也经常由于各种原因造成陶瓷基底存在缺陷,而这种缺陷往往难于修补,因此对其应以预防为主。以上述三种较常用的全瓷修复系统为例,分析造成陶瓷基底缺陷的原因,以便在制作中注意防范,进而减少陶瓷基底缺陷的发生。

(一)渗透陶瓷基底常见问题及原因分析

1.氧化铝粉浆中出现微小颗粒 造成该问题的主要原因有:调制氧化铝粉浆时搅拌不

均匀或未使用超声波振荡器；使用超声波振荡器时未用冰水进行降温处理，导致氧化铝粉浆局部升温过快。

2. 烧结后胚体出现裂纹 造成该问题的主要原因有：粉浆涂塑时环境温度过高，氧化铝凝固过快；粉浆涂塑时环境温度过低，氧化铝未完全凝固即开始进行形态修整；氧化铝烧结时升温速度过快；氧化铝烧结时低温阶段（120℃）维持时间过短；复制石膏模型时环境温度过高，石膏水粉比过高，导致石膏膨胀过大。

3. 氧化铝胚体渗透不完全 造成该问题的主要原因有：玻璃料量不足；最高温度维持时间太短；渗透温度过低。

4. 氧化铝胚体表面色斑 造成该问题的主要原因有：氧化铝胚体渗透过程中混入石膏等杂质；铂箔表面污染。

5. 打磨修形过程中胚体断裂 造成该问题的主要原因有：打磨工具选择错误，没有选择金刚砂磨头进行打磨；打磨时转速过高；打磨时压力过大；氧化铝胚体过薄。

6. 前牙桥胚体烧结后发生断裂 造成该问题的主要原因有：粉浆涂塑时桥体部位连接有细缝；胚体烧结时升温过快；石膏基牙表面存在倒凹或者表面粗糙，导致烧结过程中氧化铝与石膏无法分离。

（二）热压铸造玻璃陶瓷基底常见问题及原因分析

1. 铸瓷包埋材裂圈 造成该问题的主要原因有：使用了其他品牌的包埋材；包埋时，包埋材过薄；包埋圈底部不平整、铸圈在炉膛中放置的位置有偏差，导致压铸时压力失衡；包埋圈固化及烘焙时间不正确，包埋圈强度不足；选择了不匹配的压铸程序。

2. 压铸不全 造成该问题的主要原因有：蜡型超过包埋圈要求的重量标准；铸道安插方式不正确，影响压铸过程中瓷块流动方向；茂福炉设备温度不准确，预热未达到850℃，茂福炉与压铸设备距离过远，铸瓷炉未预热至700℃，导致压铸时铸圈温度过低；真空设备真空值未达到要求，致使压铸时压力不足；压铸程序选择错误；压铸推杆有损坏，导致压铸过程中压力不均衡；使用压铸过的旧瓷块，导致压铸时流动性不够；使用氧化铝喷砂开圈时，喷砂力度过大，铸件边缘被损坏。

3. 铸件表面粗糙、有瘤 造成该问题的主要原因有：没有正确使用包埋材，真空调拌不够，导致蜡型表面有气泡，包埋材料透气性不佳，表面粗糙有瘤；使用蜡型清洁剂，和包埋材发生化学反应，导致铸件表面粗糙有瘤；铸圈烘焙温度及时间不正确，蜡型气化不完全。

4. 铸件有杂质 造成该问题的主要原因有：蜡型部分混入石膏等杂质，蜡型气化后，包埋圈空腔内有残留杂质；未正确使用专用包埋材料；压铸推杆未完全清洁，杂质在压铸过程中带入铸件；使用压铸过的旧瓷块，有杂质混入。

（三）计算机辅助设计和计算机辅助制作陶瓷基底常见问题及原因分析

1. 陶瓷基底切削过程中损坏 造成该问题的主要原因有：切削针变形；切削针使用寿命超过正常范围（每支切削针只能切削100个牙单位）；切削设备未安放平稳；切削架松动；熔模局部过薄；熔模局部未涂撒扫描粉。

2. 激光扫描失准 造成该问题的主要原因有：制备体无共同就位道，制备体聚合度小于2°或存在倒凹；熔模制作完成后工作模型在平行研磨仪上的位置与模型定位时的位置不一致；扫描粉涂撒不完全或不均匀；扫描架松动；固定熔模时连接线或熔模变形。

3. 陶瓷基底试戴无法就位 造成该问题的主要原因有：模型变形；代型制作时变形；

熔模制作时变形;间隙涂料过薄。

4. 陶瓷基底翘动 造成该问题的主要原因有:模型变形;代型制作时变形;熔模制作时变形;固定熔模时熔模变形。

5. 陶瓷基底断裂 造成该问题的主要原因有:桥体连接部未达到正常值要求,连接过于薄弱;陶瓷基底厚度低于0.35mm;陶瓷基底打磨时产热过高,磨头抖动过大。

 小 结

　　全瓷修复体以其色泽自然逼真、导热低、不导电、生物相容性好、无须金属加强等优点已经成为目前临床最受欢迎的修复体之一。全瓷工艺技术包括 CAD/CAM 全瓷技术、失蜡法全瓷技术、粉末法全瓷技术。CAD/CAM 全瓷技术将在后面章节详细介绍,粉末法中的粉浆涂塑技术和玻璃渗透技术由于其工艺烦琐,强度不高,边缘适合性差,目前临床已经较少使用。失蜡法包括铸造玻璃陶瓷和热压铸瓷技术,其中的热压铸瓷技术由于其制作出来的修复体色泽美观,透光性极好,在前牙美学修复中仍很常用,但是由于其强度仍然不足以用在后牙修复,因此必须严格掌握其适应证。铸瓷技术中容易被忽视的是其熔模最低厚度要求(压铸材料/涂层材料),修复体中高强度部分(压铸材料)必须占到或超过修复体全层厚度的50%,以及结合层的烧结,当然每个步骤都应严格按照操作流程制作,这样才能保证修复体的成功。

思考题

1. 渗透玻璃陶瓷包括哪些成分?
2. 铸瓷材料有几类?哪一类强度更高?
3. 铸瓷瓷块颜色如何选择?
4. 铸瓷铸道安插需要注意什么?

（王思钱）

第九章 打磨和抛光技术

 学习目标

1. 掌握：金属、陶瓷的打磨和抛光基本程序及要求。
2. 熟悉：打磨和抛光器械的选择及使用。
3. 了解：打磨和抛光的原理及意义。

第一节 打磨和抛光的原理和意义

义齿的打磨、抛光技术是指通过机械加工和电解等方法使义齿的表面达到高度光洁的技术。制作完成的修复体，在戴入患者口内之前，都必须经过打磨与抛光，使修复体的表面平整、光滑，从而有利于口腔组织保健，同时也使义齿易于清洁，提高修复的美学效果（图9-1）。

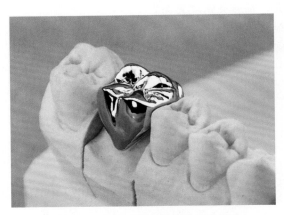

图9-1 打磨、抛光后的金属全冠

一、打磨和抛光的基本原理

（一）打磨

打磨包括切削和研磨两个步骤。

1. 切削　切削是指用刀状或粗粒度磨料的磨具磨切物体表面,修整物体的外形,减小物体体积的过程。磨具在机械外力(电动或气动)的作用下旋转,当表面的刀刃或磨料与被切削物体表面接触并给予一定的压力时,刀刃或磨料便嵌入其中,磨切物体表面,使物体的外形得到改变,体积减小,从而完成切削。一般来说,切削时磨去物体的量越多,速度越快,物体表面磨切的痕迹越深。

2. 研磨　研磨是指用细粒度磨料的磨具对物体表面不断进行平整,以减小其表面粗糙度的过程。研磨的原理与切削相似,都是磨切的过程。研磨时,磨具的转速较切削时略快,施加于被磨物体上的压力较小,磨切物体的量较少,物体表面磨切的痕迹较浅。磨料的粒度越小,物体的表面磨后越平整和光滑。

(二)抛光

抛光是在高度打磨的基础上,对修复体表面进行光亮化处理。抛光包括机械抛光和电解抛光。

1. 机械抛光　是利用抛光器具和材料,用机械加工的方法反复摩擦物体表面,消除表面划痕,使表面光洁如镜。

2. 电解抛光　是通过电解液与金属之间的氧化-还原反应,使凸起部分被溶解,在金属铸件表面形成一层薄膜,从而使铸件表面达到平滑光亮。主要用于可摘义齿铸造支架的抛光。

二、打磨和抛光的意义

表面粗糙、边缘锐利的修复体会直接刺激口腔组织,可导致软组织炎症及损伤口腔黏膜,严重者甚至诱发癌变;另外食物残渣在粗糙的修复体表面容易沉积,影响口腔卫生。经过打磨、抛光精细加工后的修复体,其表面平滑光亮,利于口腔各器官的健康和正常功能活动;减少了对口腔组织的损伤,避免口腔黏膜炎症的发生;减轻了患者的异物感,缩短患者对修复体的适应期;有利于口腔卫生维护;能提高修复体的耐腐蚀性及色泽的稳定性,减缓树脂材料的老化;还可大大提高修复体的美观效果。因此,口腔修复体制作完成后都必须经过打磨、抛光,减小因表面粗糙带来的负面影响。

第二节　打磨和抛光的类型

一、按打磨和抛光的方法分类

打磨和抛光的方法包括喷砂法、化学法、机械法和电解法等。

(一)喷砂法

喷砂法是将金属铸件置于喷砂机的喷嘴下,利用净化压缩空气的压力,驱动砂料从喷嘴中喷出,直接冲刷铸件表面,以去除铸件表面黏附的包埋材料及金属氧化膜,使其表面光洁。喷砂抛光适用于非贵金属高熔合金铸件的表面清理。贵金属及低熔合金铸件表面的黏附物不能用喷砂的方法去除,因为喷砂会增加其表面的损耗,其表面黏附的包埋材料多用刷子清理或用化学抛光来去除。

根据铸件种类和所用合金选用不同的喷砂材料,金属冠桥铸件通常选用100~150目的金刚砂颗粒，而烤瓷基底冠桥铸件通常选用大小为 50～250μm 的氧化铝颗粒。

　　喷砂时压缩空气的压力应视铸件的厚度而定：如铸件的厚度是 0.5～1.5mm，工作压力为 0.15MPa；铸件的厚度是 1.5～4.0mm，工作压力为 0.25～0.35MPa。喷砂时应不断改变铸件的位置，使铸件的各面被均匀喷射，避免某处因冲刷过多而变薄，影响铸件的强度，铸件与喷嘴的距离应在 5mm 以内。

（二）化学法

　　化学法是将金属铸件浸渍于强酸、强碱液中，通过氧化 - 还原反应对金属表面进行溶解处理，使金属铸件表面变平滑的方法。对非贵金属高熔钴铬合金铸件，在无喷砂机的情况下，可采用化学抛光方法处理铸件的表面，将铸件放入 20% 的氢氧化钠水溶液煮沸，使氢氧化钠与铸件表面的二氧化硅发生化学反应，生成硅酸盐从铸件上脱落下来；或将铸件放入 45% 的氢氧化钾水溶液中煮沸，也可取得满意的效果，最后用热水冲洗，以去除铸件表面的残留液。对镍铬合金烤瓷冠桥金属基底一般不采用碱处理，以免影响金 - 瓷结合。对于贵金属铸件（如金合金），因其不能用喷砂机进行表面氧化层的清除，多采用酸处理，最常用的方法是将铸件加热到 300～350℃后，随即投入到浓盐酸中进行表面处理。

（三）机械法

　　机械法通常是将各种打磨、抛光磨头安装固定在打磨、抛光机上，通过磨头的高速旋转，磨切、抛光修复体表面，使表面光滑平整的方法（图 9-2）。

　　在打磨过程中，用力应得当，严格遵循高转速、轻压力的原则。因为转速越低、压力越大，所形成的切痕越深；转速越高、压力越轻，所形成的切痕越浅。切痕深，后续工作会增多，也易造成修复体各组成部分标准数值的改变。因此，修复体的粗研磨、中研磨及细研磨，乃至抛光的全过程均应遵循高转速、轻压力的原则。

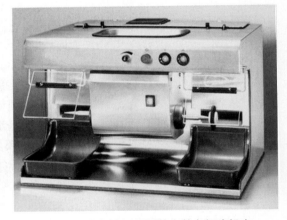

图 9-2　将布轮和毛刷轮安装在打磨机上

　　影响机械打磨抛光的因素主要有以下几个方面：

　　1. 手机的转速与工作压力　打磨、抛光物体表面的效率与手机的转速成正比，与施加在物体表面的工作压力成反比。即在正常情况下，手机转速越高，施加在物体表面的工作压力越小，则打磨、抛光效率越高。但在不同的工作状态下，选用的工作压力应不尽相同：粗磨时的工作压力大于细磨，细磨时的工作压力大于抛光。

　　2. 磨具与磨料的硬度　不同的修复体采用不同的材料制作，其硬度各不相同（表 9-1）。磨具的硬度应比被磨物体的硬度大。磨切硬度高的物体，要求使用的磨具与磨料的硬度也要高，否则容易引起磨具与磨料的大量损耗，磨具的使用寿命缩短，提高了成本，又降低了工作效率；而磨切硬度低的物体，则可采用硬度相对较低的磨具与磨料（表 9-2）。

　　3. 磨具与磨料的粒度　打磨和抛光物体表面时，要求磨具与磨料的粒度粗细有所不同。打磨时应采用粗粒度的磨具与磨料，以提高工作效率；而抛光时则要求使用较细粒度

表 9-1　牙齿和常见口腔材料的努氏硬度值(KHN)

材料名称	KHN	材料名称	KHN
水门汀	40^7	瓷材	460^7
牙本质	68^7	轻石	560^8
金合金	145^7	砂石	800^9
银汞合金	155^8	氧化铝	$1\,900^8$
金钯 MCR 合金	192^8	金刚砂	$2\,000^9$
镍铬合金	267^8	碳化硅	$2\,500^9$
牙釉质	343^7	宝石	$8\,000^{10}$
镍铬铍 MCR 合金	367^8		

表 9-2　打磨不同义齿材料的磨具选择

义齿材料	可选用磨具
树脂	碳化硅、碳化硼、刚玉
非贵金属	碳化硅、氧化铝、金刚砂、钨钢、碳化硼
纯钛金属	金刚砂、钨钢
贵金属	氧化铝、钨钢
瓷	金刚砂、氧化铝

的磨具与磨料,以消除磨痕,使被磨物体表面光滑。整个打磨、抛光的过程,要求磨具与磨料的粒度先大后小,由粗而细。如过早使用粒度过细的磨具打磨,则工作效率大大降低。

4. 磨料颗粒的外形　磨料颗粒的外形对研磨速度和质量也有影响。为了提高研磨速度,要求磨料颗粒的外形为不规则形,并具有锋利的尖、角、边、刃。如果磨料颗粒外形为圆形,且表面光滑,则打磨、抛光效率将大大下降。研磨效果也因磨料颗粒在磨具基底上排列方式的不同而不同(图 9-3)。其中,A 和 B 研磨平滑而少振荡;C 研磨快,划痕深,磨屑不易堆积、堵塞磨具;D 有效切割研磨面小,粘接剂被除去的机会大,磨具振荡明显,易产热。

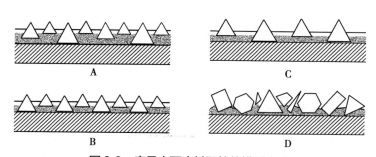

图 9-3　磨具表面磨料颗粒的排列方式

A. 颗粒大小差异较大,排列紧密　C. 颗粒较大,排列稀疏
B. 颗粒大小差异较小,排列紧密　D. 颗粒排列紧密,形态差异大

5. 粘接剂的性能　将不同形状、不同大小的磨粒粘接制成各种不同外形的磨具时，要求使用的粘接剂粘接强度高，又能及时地将已没有磨切作用的磨粒脱落，而且还能耐冷、耐热、耐腐蚀。

6. 磨具的形状　因为不同修复体的表面形态各不相同，所以必须选用各种不同形状的磨具，这样才能在研磨过程中，使磨具到达修复体的各个部位，准确地雕刻出修复体的细节形态，而不改变修复体应有的外形（图9-4）。

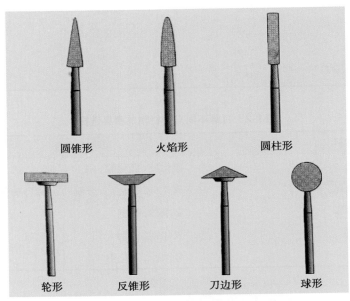

圆锥形　　　　火焰形　　　　圆柱形

轮形　　　反锥形　　　刀边形　　　球形

图9-4　磨具的形状

（四）电解法

电解法亦称电化学法，在电解抛光机内完成。主要用于18-8不锈钢、钴铬合金和镍铬合金，在仔细地机械打磨磨平后进行电解抛光，使其外形更加光亮、美观。其工作原理是：将需要抛光的金属铸件置于电解抛光机的阳极上，并浸没于相应的电解液中，电解槽处于阴极，通电后发生电解，直流电通过电解液在阴阳两极之间引起氧化-还原反应，便在被溶解的金属表面形成一层黏性薄膜，由于铸件表面不平整，凸起部分所覆盖的薄膜较薄、电阻小、电流密度大而被迅速溶解；而凹陷部分所覆盖的薄膜较厚、电阻大、电流密度小而表面溶解较少，于是凹凸不平的表面逐渐平整、光滑。电解的程度及最终效果，与电解液的成分、温度及电流密度等有关。

二、按被打磨抛光物的材质分类

（一）金属打磨抛光

与树脂、陶瓷等材料相比，金属铸件的黏性较大。打磨时铸件表面的凸起部分被磨切，同时产热，并与表面的切削沟和小孔发生融合，使铸件表面逐渐平坦。粗磨时铸件表面被磨切，而抛光时则不被磨切，只是进行光亮化处理。

（二）陶瓷打磨抛光

与金属和树脂相比，陶瓷的质地硬而脆，较难抛光，一般在打磨后经上釉处理，才能使表面光亮。

（三）树脂打磨抛光

树脂没有黏性，打磨时不会出现融合现象，只是凸起部分被磨除而逐渐达到平滑。需要注意的是：树脂质地较软，打磨时过快的转速或过大的压力都会产生高温，使树脂软化变形。

第三节　打磨和抛光器材及使用

一、打磨和抛光器械

（一）喷砂机

喷砂机（sand blaster）是用于清除修复体铸件表面残留物的设备，利用压缩空气的气压将砂粒喷射到金属修复体的表面，达到打磨的效果。压缩空气的气压需达到 0.2～0.8MPa。喷砂用的砂粒分为锐角状金刚砂和球状玻璃体两种，前者多用于去除铸件表面的氧化膜，后者则较易获得打磨效果。喷砂机常与高频离心铸造机配套使用。

喷砂抛光机有三种类型：一是手动型，即用手拿住铸件在喷砂嘴下进行抛光；二是自动型，即将铸件放入转篮中，转篮一边旋转一边对铸件进行喷砂抛光；三是笔式喷砂机，主要用于烤瓷修复体的抛光，笔式喷砂机又分为双笔式和四笔式两种类型（图9-5）。

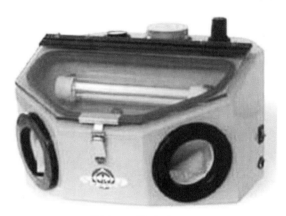

图9-5　笔式喷砂机

（二）金属切割打磨机

金属切割打磨机（metal cutting polishing machine）主要用于切割铸件和打磨、抛光义齿等。良好的金属切割打磨机应具有性能稳定、噪声小、体积小、工作时振动小、防尘好及操作简便等优点（图9-6）。金属切割打磨机规格很多，常用的有台式和便携式两种。

（三）技工用微型电机

技工用微型电机（laboratory handpiece）又称微型技工打磨机。在马达的旋转轴上装上打磨工具，可用于切削和研磨义齿。最高转速可达 30 000r/min。该机以电为动力，具有转速高且可调节控制、切削力强、噪声小、工作时振动小、体积小、携带方便等优点（图9-7）。

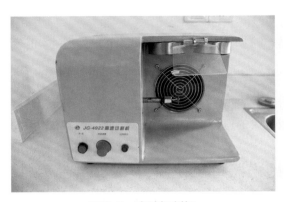

图9-6 高速切割机

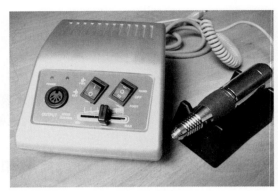

图9-7 微型电机

随着高新技术的应用,如大转矩无刷、免加油维护、高精度、无铁芯式微型电机等,使微型电机的设计有了很大改进,从而有效地提高了工作效率和义齿的加工质量。

（四）涡轮机

以压缩空气为动力驱动手机微型轴承,使钻头和车针旋转,产生切削的力量。涡轮机的特点是振动小、转速高、噪声小（图9-8）。

（五）技工打磨机（dental laboratory lathe）

在工业马达的旋转工作轴上安装打磨工具,主要用于各种修复体的打磨和抛光。打磨机的旋转速度分为快速和慢速两档,由旋转式速度转换开关控制（见图9-2）。

（六）蒸汽清洗机

用压缩空气使洗涤液形成蒸汽,喷射到修复体表面,去除机械研磨后残留在修复体表面的各种附着物（图9-9）。

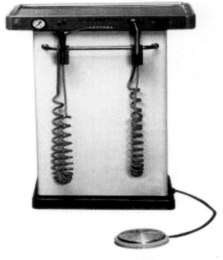

图9-8 涡轮机

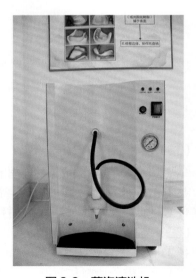

图9-9 蒸汽清洗机

（七）超声波清洗机

在清洗槽中注入蒸馏水，加入洗涤剂，利用超声波振荡使污物与修复体分离，而修复体不被损伤。主要用于烤瓷、烤塑金属冠等几何形状复杂且高精密度铸件的清洗（图9-10）。

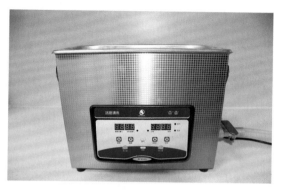

图9-10 超声波清洗机

二、打磨和抛光工具

 知识拓展

磨具的种类

常用的打磨磨具一般分为涂附磨具和固结磨具两大类。涂附磨具又称柔性磨具，是指用粘接剂把磨料黏附在可挠曲基材上的磨具，常见有砂纸、砂布等。固结磨具是将磨料用结合剂粘接压制成形，并具有磨削功能的磨具，根据磨料的不同，可分为普通固结磨具（刚玉、碳化硅）和超硬固结磨具（金刚石，金刚砂）；或者根据结合剂不同，分为树脂结合剂、橡胶结合剂和金属结合剂等。口腔固定修复体打磨所使用的磨具主要是固结磨具。

（一）打磨工具

1. **切削用磨具**　主要指用于切割铸道的切割砂片和用于切削的磨头，钨钢钻头是常用的一种切削磨头，它是以碳素钢为主要成分制成的不锈钢钻，一般是在钨、钛、钽等的碳化物粉末中加入钴，经高温烧结而成。钻针分为低速、高速钻针两种。切削端形状有圆柱形、球形、倒锥形和杯形等（图9-11）。

2. **研磨用磨头**　主要用于研磨，是用粘接剂将碳化硅、金刚砂、氧化铝粘接固定在金属杆一端所制成的各种形状的磨头。不同材质的磨头，其用途也各不相同。

（1）金刚砂磨头：硬度高，用于研磨金属或切削牙釉质，切割效率高（图9-12）。

（2）碳化硅磨头：将碳化硅颗粒压制而成，硬度稍低，质地较细腻，主要用于金属和树脂的研磨（图9-13）。

（3）刚玉磨头：包括白刚玉、棕刚玉等品种，是将氧化铝颗粒粘固制成，质地较硬，主要用于瓷的打磨（图9-14）。

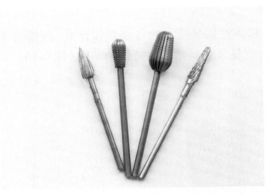

图9-11 钨钢钻头

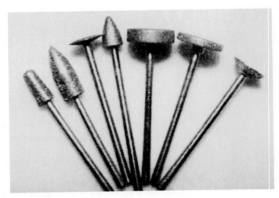

图9-12 金刚砂磨头

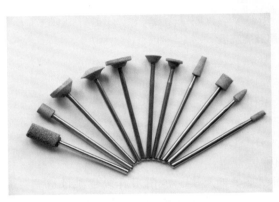

图9-13 各式碳化硅磨头

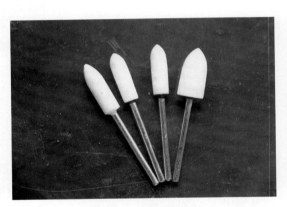

图9-14 白刚玉磨头

（二）抛光工具

在对修复体进行抛光时，抛光材料需要借助一些工具才能使用。抛光工具有带柄和无柄之分，无柄的工具需配备夹持针或在抛光机上使用。

1. 橡皮轮　橡皮轮是指把碳化硅、氧化铝的微粉以及金刚砂结合到橡胶里制成的各种形态的橡胶磨头，原料混合后在模具内加压而成（图9-15），分粗磨橡皮轮和细磨橡皮轮两种类型：

（1）粗磨橡皮轮：用于金属、烤瓷牙和复合树脂的抛光，抛光时容易产热。

（2）细磨橡皮轮：一般配合抛光膏或糊剂使用，用于金属、烤瓷牙和复合树脂的抛光及牙体组织的抛光。

2. 抛光轮　抛光轮是用布或皮革制成的，也称布轮或皮轮（图9-16）。配用石英砂、浮石粉在湿润状态下抛光树脂。配合含有氧化铁或氧化铬的抛光膏抛光金属表面，常用的抛光膏是由氧化铬或氧化铁粉末与蜡和硬脂酸等混合后制成的。

3. 毡轮　毡轮是用毛毡制成的磨轮，也称绒轮，硬度大于抛光轮，有轮状和锥状及其不同规格的制品。一般配合各类抛光膏使用（见图9-16）。

4. 毛刷轮　毛刷轮用猪鬃或马鬃制成，有多种规格，可以配合各类抛光材料抛光金属和树脂,也可用专用的小毛刷配合抛光材料抛光牙面。常用于人工牙邻间隙及义齿表面的抛光(图9-16)。

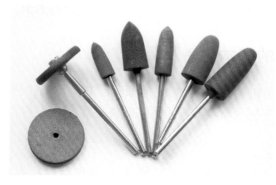

图9-15　各式橡皮轮磨头

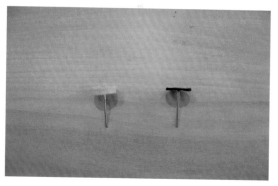

图9-16　布轮、绒轮及毛刷轮

三、打磨和抛光材料

(一)打磨材料

1. 金刚石　金刚石为碳的结晶体,是自然界中硬度最大的物质,可制成各种切削、研磨工具,是切削牙釉质最有效的材料。

2. 碳化硼　硬度接近天然金刚石,可制成各种切削、研磨工具,用来研磨金属和树脂。

3. 碳化硅　其微小的颗粒用于制作砂纸、砂轮、砂片、磨头等研磨切削工具,用来研磨金属和树脂。

4. 刚玉　可制成各种标号的水砂纸或磨头,主要用来打磨树脂,还可以做喷砂用。

5. 石榴石　可制成砂纸、磨具,常用于研磨硬质合金。

6. 石英砂　除用于制作砂纸和研磨剂外,还可以用不同的粒度对修复体表面进行喷砂处理。

(二)机械抛光材料

1. 氧化铬　氧化铬与蜡和硬脂酸等混合制成抛光膏,呈绿色,俗称"抛光绿"。适用于镍铬、钴铬等合金的抛光。

2. 氧化铁　俗称"红铁粉",一般是将红色的氧化铁细粉末与蜡和硬脂酸混合做成抛光膏,用于抛光贵重金属和铜合金。

3. 浮石粉　主要成分为二氧化硅,为颗粒状硬度较低的细磨料,常用于抛光软、中硬度的合金,也可抛光牙体组织、树脂。

4. 石英砂　用特别细的石英砂(粒度>200目)和水或甘油混合呈糊状,用于抛光树脂。

5. 硅藻土　硅藻土是由硅藻类植物的硅质细胞壁沉积而成的天然物质,是一种中等硬度的抛光剂。

6. 氧化锡　将氧化锡与水、乙醇或甘油等调成糊状,用于抛光牙体组织或修复体。

7. 碳酸钙　碳酸钙为白色颗粒状,用沉淀法制备出各种粒度的粉末,常加水、甘油做成抛光膏使用,用于抛光牙体组织和修复体,也是牙膏中常用的打磨剂。

（三）喷砂材料

1．金刚砂　用于去除铸件上的包埋材料及其金属表面的氧化物。

2．氧化铝砂　用于烤瓷合金基底的常规表面处理、清洁及产生合适的粗糙面。

3．玻璃珠　玻璃珠为球状无铅碳酸，它能产生均匀的亚光效果，获得平滑光洁的表面。

第四节　打磨和抛光的基本程序及要求

各种口腔修复体的打磨、抛光都必须遵循由粗到细、先平后光的原则。其基本操作程序是：粗磨、修整外形；细磨、平整表面；抛光。不同的材料其操作程序略有不同。

一、金属的打磨抛光

金属打磨、抛光的特点之一是操作难度大，尤其是高熔合金，其硬度大，铸件结构复杂，研磨时粉尘多。因此，金属铸件的打磨、抛光需要配备较好的设备和磨具，以减轻工作强度，提高工作效率。

义齿金属部分常由高熔合金铸造而成，金属铸件须经过喷砂处理，去净包埋材料，然后用切割片切除无保留意义的铸道和排气道。嵌体的铸道因需留作口内试戴用的把柄，故应在试戴合适后才可切除；烤瓷熔附金属冠的金属基底冠上的排气道，是筑塑瓷时夹持的把柄，故应在筑塑瓷后才可切除。切除铸道后的铸件即可进行研磨工作。

（一）喷砂

金属修复体铸造完成冷却后，用木榔头等工具轻轻敲击铸型，使铸件从包埋材料中分离出来。再用铁钳夹住铸道口反复振荡铸件，使内层包埋材料大部分脱落，然后对高熔合金铸件进行喷砂处理。贵金属和中、低熔合金铸件多采用刷子刷或用工作刀手工去除表面黏附的包埋材料，而不进行喷砂处理。

1．喷砂操作步骤

（1）接通气源，将空气压缩机的气管与喷砂抛光机管路接通。

（2）接通电源，箱内照明灯亮。

（3）将粒度为80目左右的金刚砂适量装入工作仓。

（4）调整喷砂压力，4～6kPa。

（5）放入铸件。选用自动喷砂机时，将铸件放入转篮，关好密封机盖；选用手动喷砂机时，先放入铸件，密封机盖，然后把手从套袖口伸入箱内，手持铸件，启动工作开关，将铸件以45°角对准喷嘴喷砂以清洁铸件表面，使铸件的每个部位都能均匀冲刷，避免某处因喷砂过多而变薄。喷砂后关闭工作开关，关闭电源，清洁工作台。

2．注意事项

（1）金刚砂应保持干燥和清净，以防堵住吸管或喷嘴。

（2）喷嘴内孔直径为3～5mm，长期使用会磨损扩大，造成喷砂无力，效率降低，应及时更换喷嘴。更换喷嘴时应断开电源，以防触电。喷嘴距铸件的距离应在5mm左右。

（3）经常清除滤清器中的水和油，定期清除过滤袋中的存留物。

（4）经常保养空气压缩机，保证喷砂抛光机有正常的气源供应。

（5）当观察窗玻璃被砂模糊后应及时更换玻璃，保证有良好的观察效果。经常注意密封件的好坏,防止砂外扬。

（6）换砂时将箱体下方的密封螺母旋开,放出砂,然后旋紧螺母,从箱体上面放入新砂。

（二）化学抛光

1. 金合金的酸处理　金合金因其不能用喷砂机进行表面氧化层的清除,因此多采取酸处理法。常用的方法是将金合金铸件加热至暗红色,随即投入浓盐酸中,以去除其表面的氧化物,并具有校正色泽的作用。

2. 钴铬合金和镍铬不锈钢的碱处理　镍铬烤瓷合金由于要保证其与瓷的化学结合作用,一般不宜用碱处理的方法,以免影响金-瓷结合。

（三）粗磨

粗磨是利用各种磨具,在一定的压力、速度条件下,对铸件表面各部位进行不同方向、不同角度的反复磨切,使铸件达到厚薄适宜、边缘圆钝、外形美观并符合设计要求。由于砂石和磨料有粒度粗细之分,因此,对铸件表面的磨平效果也不一样。粗磨的原则应是由粗到细,手法为轻压力、快速度。粗磨的操作步骤如下:

1. 切割铸道

（1）操作步骤与方法

1）将机器平放在工作台上。

2）扳动电源开关,接通电源。

3）检查切割砂片是否与机器其他部位可能发生碰撞或与防护罩相摩擦,然后再启动电动机。

4）双手拿稳铸件,切割砂片对准铸道根部,尽量平齐铸件表面,将铸道切断（图9-17）。

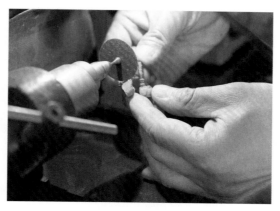

图9-17　切割铸道

（2）操作注意事项

1）切割时,注意砂片转速不能过快,否则因离心力的作用易发生砂片飞裂事故。

2）切割金属不可用力过猛,或左右摆动,以防砂片折断或破裂。

3）操作者不可正面对准旋转的切割砂片操作,应位于与砂片有一定角度的部位操作,以免发生意外。

4）在整个操作过程中,应采用吸尘器收集砂灰,以防环境污染,并保护操作人员的身体健康。

5）砂片两面必须垫上软垫板（石棉纸或有一定厚度的橡皮），防止砂片压紧时发生压裂或破碎。

6）砂片使用一段时间后，容易磨损或破裂，应及时更换同型号的砂片。

2．修整外形

（1）要求：用微型技工打磨机配合各种磨具将铸道的残余部分逐渐磨平，还要磨除金属铸件表面的小瘤、边缘毛刺、铸道切痕等，达到表面平整（图9-18），然后修整铸件边缘及外形，使铸件厚薄适宜，边缘圆钝，外形美观并符合设计要求。选用恰当的钻头磨除冠组织面的金属小瘤子和修整咬合面的沟、嵴等（图9-19，图9-20）。然后即可在模型或可卸式代型上试合、调整，达到完全就位。

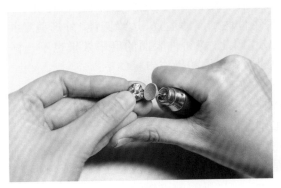

图9-18　用砂轮打磨金属冠

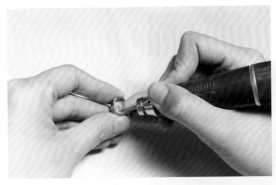
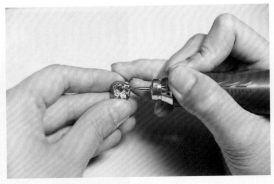

图9-19　用小球钻磨除冠组织面的金属小瘤子　　图9-20　用细金刚砂钻修整金属冠咬合面的沟、嵴

（2）方法与步骤

1）接通电源。

2）选择电机的旋转方向及速度。

3）选用砂轮或磨头，并夹持到打磨夹头上。砂轮或磨头夹持柄的直径现通用的国际标准为2.35mm。

4）用脚控制电机的开关，按步骤和要求逐一打磨。

（3）注意事项

1）不能在夹持头松开的状态下使用电机。

2）砂轮等夹持柄如有弯曲切勿使用。即使是微小的弯曲，在高速旋转时，也会产生剧烈抖动，既影响打磨铸件的质量，也会缩短轴承的寿命。

3）每次启动电机时，一定要从最低速开始，并仔细检查砂轮等有无抖动现象，以免发生危险。

4）使用直径较大的砂轮，要降低电机转速，以免影响铸件的打磨质量。

5）打磨时用力要均匀，且不宜过大。

（四）细磨

金属修复体的外形修改完成后，各部位厚度基本符合要求，即可进行细磨。

1. 操作步骤及方法

（1）用粒度较细的金刚砂磨头（磨料粒度120～200目）将铸件表面反复磨平整，对磨头不易到达或表面凹凸不平的部位，如牙冠面的尖、嵴、窝、沟处，冠桥的连接体、外展隙、邻间隙等处，应换用较细小的砂石轻轻打磨，但牙冠邻面接触区不能打磨。

（2）将砂布条卷曲在砂纸夹轴柄上，用较慢转速，对铸件打磨面进行进一步的细化磨平，此时的工作压力不宜过大，并不断转动修复体，反复打磨。对砂布卷不易到达的部位，可选用各种不同的金刚砂橡皮轮进行抛光（图9-21）。

（3）用布轮、毛刷等磨具加浮石粉糊剂反复对铸件表面摩擦，在摩擦过程中，要经常变换方向，从不同的角度摩擦被打磨的部位，使修复体表面高度平整。

2. 注意事项

（1）对不同金属的修复体，应使用专用的磨轮、砂石，防止污染。

（2）在修整打磨过程中，应采用冷水降温或使用不产热的砂轮、砂石，防止铸件产热变形。

（3）注意对铸件细小部位（如连接体、牙尖、冠边缘、邻接点）的保护，打磨时用力要得当，应在修复体完全就位的情况下，再进行表面磨平。

（4）加强个人卫生和安全防护，防止金属粉末及打磨器材对人体的危害。

（五）金属表面的光亮处理

主要采用机械法对金属表面进行光亮处理，先用橡皮轮进行抛光，消除磨痕，使铸件更加平滑，再用布轮蘸抛光膏做最后抛光，使铸件表面出现均匀的光泽，光亮如镜（图9-22）。抛光后的铸件用酒精棉球擦洗，去除表面黏附的抛光膏。

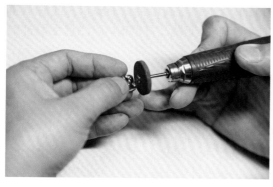

图9-21 用橡皮轮抛光

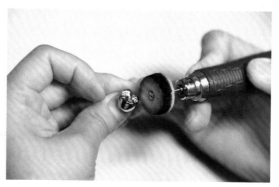

图9-22 用布轮蘸抛光剂抛光

（六）钛及钛合金的打磨抛光

钛及钛合金导热性能差，在打磨过程中，具有散热慢、易氧化的特点，采用常规方法打磨、抛光，金属表面易出现研磨性硬化现象。因此钛及钛合金铸件表面的打磨、抛光是否得当，将直接影响铸件表面的光亮度、耐腐蚀性和机械强度。

1. 喷砂处理钛及钛合金铸件表面时，不能使用石英砂，以避免在喷砂处理时一边去除反应污染层，一边又形成新的污染层。必须使用氧化铝砂，氧化铝砂为 50～80 目，铸件表面进行喷砂处理后，铸件表面露出银灰色。最好是采用湿性喷砂，以降低其表面温度，以免再次生成反应污染层。

2. 钛及钛合金铸件经过化学酸处理后，在后期研磨时，可明显缩短研磨时间，降低劳动强度。经过化学酸处理的铸件，再用直径小于 25μm 的玻璃珠喷砂后才可进行抛光处理。常用的配方是：氢氟酸 10mL，硝酸 45mL，蒸馏水 45mL。酸处理的时间应控制在 30 秒内，避免因时间过长而影响铸件的精度。酸洗后要用清水充分清洗铸件。

3. 粗研磨钛及钛合金铸件　粗研磨时，应注意尽量选用产热少或不产热的砂石。打磨的手法是间歇性的、顺时针方向，由点到面的磨改方法。要求打磨面积要小，压力要轻，使铸件不产生研磨性硬化现象，同时还要防止磨头的砂石嵌入铸件的表面。

4. 细研磨

（1）金刚砂橡皮轮研磨：即采用常规的各类金刚砂橡皮轮对钛及钛合金铸件进行研磨的方法。

（2）筒研磨法：所谓筒研磨法是将被加工铸件、研磨料、水及添加剂放入筒式研磨槽内，由于研磨筒在运动中产生转动和振动，使研磨料的混合物和被加工铸件之间产生摩擦，将铸件表面研磨平滑、平整。该方法的特点是不产生粉尘污染，劳动强度低，不会产生常规打磨过程中的产热现象。

5. 抛光　机械抛光法：采用软布轮或黑毛刷，蘸钛及钛合金专用抛光膏对合金表面进行抛光的方法。使用抛光绿膏对钛及钛合金铸件进行抛光的效果也比较理想。经抛光后的钛及钛合金铸件不能立即进行水洗，要使表面氧化膜完全形成后方可进行水洗，否则其表面会产生变暗的现象。

（七）中熔合金的打磨抛光

中熔合金的打磨比高熔合金的打磨要容易。打磨的马达或手机为中等转速，磨具多为中等硬度的金属磨头或砂石磨头。打磨、抛光的要求及步骤与高熔合金的要求及步骤基本一致。中熔合金的抛光膏为氧化铁（红铁粉）。金合金等贵金属在打磨时，应注意保留打磨后留下的铸道及金属屑，以利合金的回收利用。

 知识拓展

铸造金属全冠打磨抛光后的表面形态要求

1. 冠边缘与基牙代型颈缘完全密合，过渡自然，不能形成悬突。冠的边缘光滑、圆钝。

2. 冠的邻面接触区为椭圆形，与邻牙接触松紧适宜，不能存在肉眼可见的缝隙。

3. 外展隙形态自然，磨牙有清晰的食物溢出沟，有利于食物排溢。

4. 冠与对颌牙的咬合关系正常，殆面无咬合高点，侧方运动没有明显殆障碍。

5. 殆面无锐利牙尖，尖、窝、沟、嵴清晰自然，殆面适当减径。

6. 冠表面形成高度抛光的镜面，表面粗糙度 Ra 值应≤0.025μm。

二、陶瓷的打磨抛光

陶瓷修复体表面的光泽最终是通过上釉后高温烧结而成的。在正常情况下，光泽的好与差，取决于上釉前瓷表面的打磨质量。因为瓷质材料脆性较大，易碎裂，所以瓷修复体的打磨要求使用振动较小的中速手机，磨具为中细粒度的氧化铝磨头和碳化硅橡皮轮。

（一）粗磨

用中等粒度的氧化铝磨头修整牙冠外形。瓷修复体的牙冠外形要求十分精致、细腻，其形态的修整是在粗磨中完成的，烧结后的牙冠形态，包括颊、舌、殆面、前牙唇面等均需做细致的调整和完善。另外还需要将可卸代型放回到牙列模型中，检查牙列的整体美观效果，使修复牙的大小、形态、排列与对侧牙、对颌牙自然、协调、左右对称。并在殆架上检查上下颌牙的咬合关系，要求在牙尖交错殆时有最广泛、最大面积的咬合接触，在非牙尖交错殆（前伸殆及侧方殆）时没有早接触。最后还需检查瓷修复体与邻牙之间有无正常的邻接关系，在送入临床试戴之前，在模型上检查时应略紧为宜。

（二）细磨

用细粒度的氧化铝磨头平整牙冠表面，消除所有磨痕。但应注意保留牙冠上的发育沟及唇面的生长线等纹理形态。

（三）抛光

用粗细两种碳化硅橡皮轮依次抛光，使瓷修复体的表面初具光泽。

（四）上釉

抛光后的陶瓷修复体经过超声波或高压蒸汽清洗后上釉烧结，才能得到光亮的表面。

 小　结

义齿的打磨、抛光是指通过机械加工和电解等方法使义齿表面高度光洁，也是修复体完成前的最后一道工序。平整、光滑的修复体表面能减少义齿对组织的刺激。打磨和抛光的方法包括机械打磨法、喷砂法、化学法和电解法；打磨和抛光的器械主要有微型技工打磨机、喷砂机和超声波清洗机等。对金属和陶瓷等修复体的打磨抛光过程大同小异，都要遵循由粗到细、先平后光的原则。使用的砂石、磨头等工具也应按照粗颗粒、中颗粒到细颗粒的顺序进行，从而提高工作效率。对于不同材料制作的义齿，其打磨抛光方法略有不同。本章的重点一是要掌握打磨和抛光的类型、常用器材及使用要点；二是要掌握金属和陶瓷的打磨抛光基本程序和要求。

思考题

1. 打磨和抛光的类型有哪些？
2. 常用的打磨和抛光器材有哪些？
3. 简述金属打磨抛光的基本程序及要求。
4. 简述陶瓷打磨抛光的基本程序及要求。

（刘绍良）

第十章　种植固定修复

　学习目标

1. 掌握：牙列缺损种植固定修复工艺流程。
2. 熟悉：牙列缺失种植固定修复工艺流程。
3. 了解：牙列缺失种植固定修复的设计。

种植义齿是由牙种植体及其支持的上部结构组成的修复体。牙种植体由体部、颈部和基台组成，经手术植入缺牙区颌骨内。上部结构在结构上与可摘或固定义齿类似，有的仅为人工牙冠，有的较复杂，由人工牙、基托、金属支架、固定螺栓及附着体等组成。上部结构通过各种连接形式与种植体的基台相连。种植义齿按上部结构与种植体的固位方式可分为固定式种植义齿与可摘式种植义齿。固定式种植义齿是借助粘固剂或固定装置将上部结构固定于基台上。该类义齿戴入后，患者不能自行取戴。可摘式种植义齿是依靠基台、牙槽嵴和黏膜共同支持的局部或全颌覆盖义齿，后者又称全颌覆盖式种植义齿。该类种植义齿的基台能适当增加固位、支持和稳定，并能防止种植体过载或不利载荷产生的损伤，它适用于种植基台数目不足或者对颌为天然牙者。本章只介绍固定式种植义齿。

第一节　牙列缺损种植固定修复

牙列缺损中最适合行种植修复的是牙列的远中游离缺失，通过种植修复，可把只能行可摘修复的病例设计为固定修复；其他情况的多个牙及单个牙缺失若条件允许目前首选种植固定修复。

种植义齿分为牙种植体和上部结构两部分。种植体的构件包括体部、基台、愈合帽、卫生帽、中央螺栓等。

一、制作种植义齿的特殊辅助部件

1. 转移杆　转移杆是用于取印模时将患者口腔内的种植体或基台在牙列中的位置转移到工作模型上的部件。

2. 替代体　替代体是用于在石膏工作模型中复制种植体或基台位置的部件，与转移杆配套使用（图10-1，图10-2）。种植义齿修复的印模与模型见第三章。

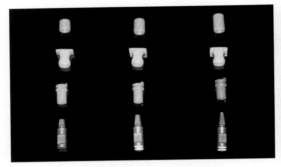 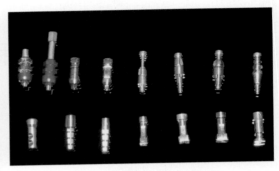

图 10-1　基台水平印模部件　　　　图 10-2　种植体水平印模部件

二、种植义齿的印模

1. 基台水平印模　拧下愈合基台，安装基台（图10-3），拧紧螺丝至相应种植系统的扭力值，安装印模帽（图10-4），制取印模，在印模上安装基台替代体（图10-5）。

2. 种植体水平印模　拧下愈合基台（图10-6），安装转移杆（图10-7），制取印模，取下转移杆，与替代体连接，转移杆复位至印模上（图10-8）。

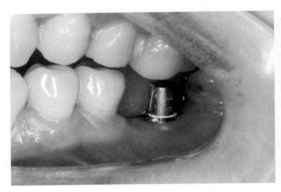 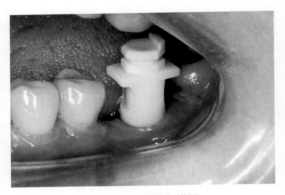

图 10-3　安装基台　　　　　　　　图 10-4　安装印模帽

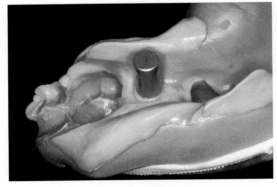 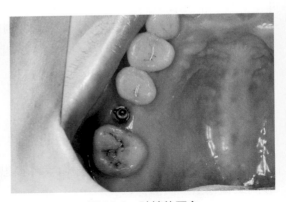

图 10-5　安装基台替代体　　　　　　图 10-6　种植体平台

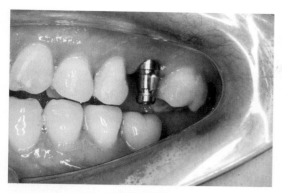

图 10-7　安装转移杆

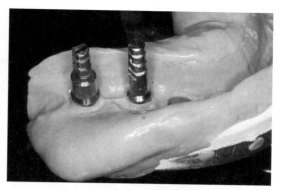

图 10-8　转移杆复位至印模上

三、模型灌注

在种植义齿的修复中，由于多数情况下种植体都在龈缘以下，这时就必须通过义龈的制作，才能在工作模型上将相当于牙龈的部位取下，以便能在直视下较好地完成修复体与基台的龈下结合部的制作。

具体的制作方法：首先涂少许分离剂于硅橡胶印模上（图 10-9），以避免义龈材料与之粘连。然后用注射器将义龈材料注射在印模组织面的种植体替代体周围，包围种植体替代体至少 2mm（图 10-10）。义龈材料硬化后，按常规法灌制石膏模型。把模型上义龈材料取下，可清楚地显示龈下基台结合部，在此基础上按常规法制作可卸式代型。

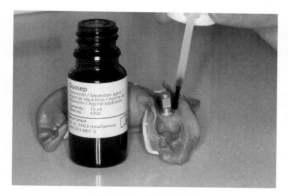

图 10-9　涂分离剂

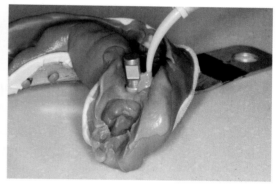

图 10-10　注射义龈材料

四、基台的选择

基台是用于种植体连接、支持和固定固位体或修复体的部分。临床医师或技师可根据患者口腔的具体情况和制作修复体的种类及患者的要求选择合适的基台。有些情况技师需要调磨基台的𬌗面与轴面，为冠桥修复体留出空间。根据制作方法的不同，基台可分为成品基台与个性化基台。成品基台由厂商提供，有不同的接口直径与穿龈高度（图 10-11）。成品基台包括：金属基台与瓷基台；直基台与角度基台；美观基台与可研磨基台。个性化基台

（图 10-12）是技师根据种植体的位置、植入方向、牙龈厚度、缺牙间隙、𬌗龈距离及咬合情况制作出的基台。个性化基台有铸接基台和切削基台。

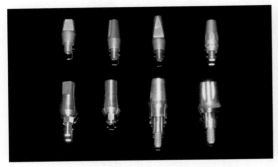

图 10-11　常用的成品基台

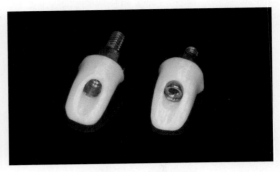

图 10-12　个性化基台

五、上部结构制作

　　牙列缺损种植固定修复上部结构的制作遵循义齿制作的一般原则，注重种植义齿的特殊性。有的种植系统上部结构的制作方法比较简单，与常规义齿类似，有的则较复杂。制作步骤包括：修复前的常规准备，制取印模和模型，记录咬合关系并上𬌗架，制作支架，试戴支架，完成上部结构，戴入上部结构等。局部种植义齿的咬合设计在后牙为组牙功能𬌗，应无𬌗干扰和咬合高点，适当降低牙尖斜度；而前牙应该尽量让𬌗力沿种植基牙长轴传导，注意咬合接触的部位，适当减少覆𬌗。为了美观和发音，前牙桥体应设计为改良盖嵴式。为了便于清洁，后牙桥体应减小接触面积，仅让颊侧龈端接触，扩大舌侧邻间隙。

 知识拓展

种植义齿制作中数字化修复技术的广泛应用

　　随着数字化修复技术的不断深入，凭借着快捷、方便、精准等特点，种植上部修复体数字化制作更加普及，牙列光学印模采集方法主要有口内扫描和模型扫描两种方法，两种方法各有特点。使用全程数字化制作技术使得种植修复体更加精准。

（一）粘接固位上部结构的制作

　　1. 单个牙缺失的制作　　单个牙缺失的种植义齿采用粘接固位时，基台与预备后的基牙类似，直接制作基底冠，然后制作金属烤瓷、全瓷或硬质树脂冠。为了兼顾种植体颈部龈组织的健康和美观，粘接固位上部结构的唇颊侧应达龈边缘，而舌腭侧应暴露种植体颈部，便于清洁。

　　（1）基台水平印模：将基台安装在种植体上之后取的印模，复制出的模型上含有基台替代体（图 10-13）。冠在基台替代体上制作，与常规冠的制作过程类似。烤瓷熔附金属冠制作过程如下：首先制作基底冠的熔模（图 10-14），应注意边缘的位置，因基台体积较小，瓷部分要有足够的金属基底支持；然后铸造完成金属基底（图 10-15）；烤瓷冠的完成（图 10-16）。

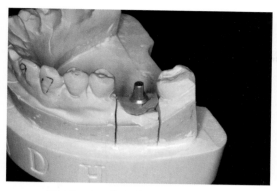

图 10-13　含有基台替代体的模型

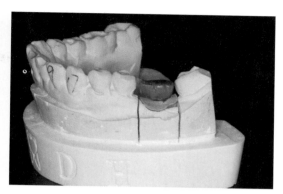

图 10-14　基底冠熔模制作

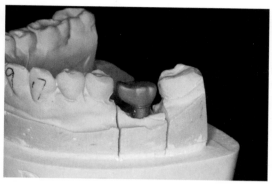

图 10-15　金属基底冠

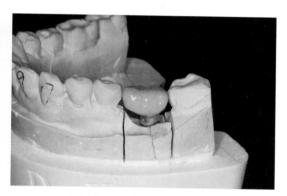

图 10-16　完成后的修复体

（2）种植体水平印模：取模前不安装基台，取模后将转移杆与种植体替代体连接好后对位安放在印模上，复制出的模型中只含种植体替代体（图 10-17）。技师制作时先安装基台（图 10-18），根据咬合关系及与邻牙的邻接关系调磨基台（图 10-19），完成冠修复体的制作（图 10-20）。此类基台在口腔内戴入时不好确定位置，需要制作基台定位器（图 10-21）。

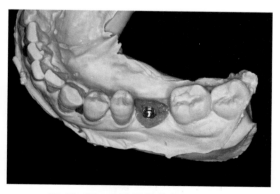

图 10-17　含种植体替代体的模型

2. 多个牙缺失的制作　多个牙缺失采用局部固定式种植义齿修复时，可根据缺牙间隙、种植体的数目、殆龈距离设计为多个单冠、联冠或种植体支持的固定桥。种植体数目与缺失牙数目相同时，多个单冠或联冠设计均可。种植体支持固定桥采用粘接固位设计时，

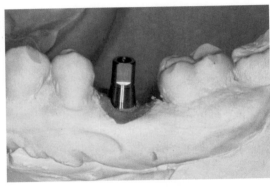

图 10-18　基台安装

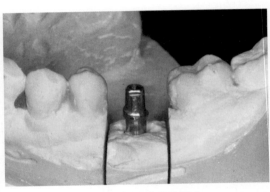

图 10-19　调磨后的基台

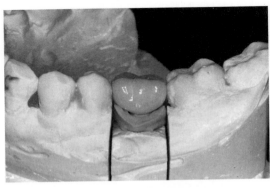

图 10-20　完成后的修复体

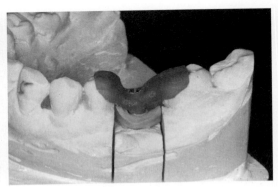

图 10-21　基台定位器

其支架的设计和制作与常规固定义齿相似。种植基牙的固位体是全冠固位形，支架由固位体、桥体和连接体组成，支架要留 1.5～2mm 的瓷层空间。支架完成后，在模型上试戴，检查固位情况、共同就位道、预留的咬合空间等，必要时可以在口内试戴。

（二）螺丝固位上部结构的制作

　　种植基台上留有固位螺孔（图 10-22～图 10-24），金属支架的固位体上设计有固位孔（图 10-25～图 10-28），支架被动地放置在种植基台上，用固位螺丝固位。前牙固位孔的位置应在舌侧，后牙固位孔的位置则在𬌗面中央或者舌面，基底冠或支架预留瓷层空间。

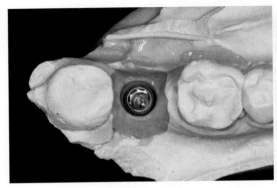

图 10-22　种植体水平印模

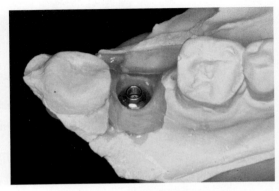

图 10-23　安放螺丝固位种植基台

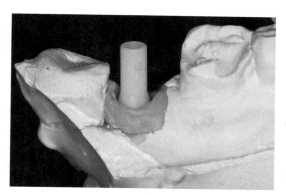

图 10-24　可铸帽安放在种植基台上

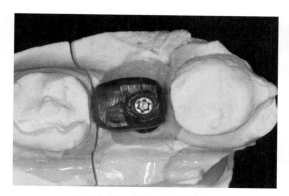

图 10-25　基底冠熔模制作

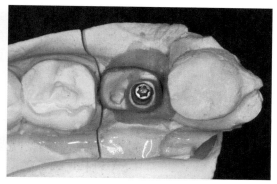

图 10-26　基底冠完成

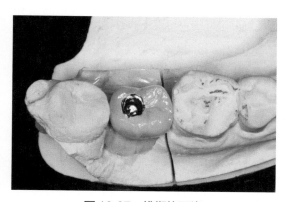

图 10-27　堆塑饰面瓷

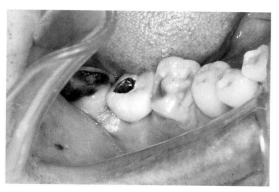

图 10-28　冠完成

　　螺丝固位多个单位种植义齿的制作难度较高，要求多个基台相互平行，达到被动就位。为了获得被动就位，可在模型上运用平行研磨仪调磨基台，同时可用以下方法制作金属支架：①使用带固位孔的可铸帽，将其被动就位，然后用蜡将其与支架熔模的其他部分连接，形成支架的熔模，通过熔铸的方法获得整体金属支架；②使用预成帽，预成帽被动就位后，用蜡将其与桥体连接形成熔模支架，通过铸造方法使预成帽和桥体熔嵌；③采用预成帽和预成桥体，或者制作固位体和桥体后，在模型上将两者焊接在一起。

　　对于螺丝固位式种植义齿,制作过程中还应该注意固位孔的预留,前牙一般留在舌侧金属上,影响不大;后牙的固位孔往往正好在殆面中央,上瓷时应预防瓷粉进入孔内。义齿就位后,应用树脂封闭固位孔避免影响咬合、防止食物嵌入。

知识拓展

粘接固位与螺丝固位的选择

　　粘接固位与螺丝固位是修复体与种植体或基台连接的两种不同方式。螺丝固位的主要优点是可拆卸、种植体周不会残留粘接剂。螺丝固位应用于修复体的预后较差或需要拆下进行修复体颈部卫生维护的病例。在穿龈部分较厚的病例,可能出现粘接剂残留在龈下,适合使用螺丝固位方式。临时修复体也经常使用螺丝固位。螺丝固位方式也有缺点。因为要预留螺丝孔,种植修复体的美观、咬合、强度都会受到影响。螺丝固位方式被动就位较难获得,固位螺丝有折断的风险。粘接固位在临床上操作较简便。研究表明,种植体边缘骨吸收及软组织反应与固位方式无关,选择哪种固位方式与临床医师的喜好和临床状况有关。

第二节　牙列缺失种植固定修复

　　牙列缺失种植固定修复即全颌固定式种植义齿,上部结构由人工牙、金属桥架组成。上部结构与基台的连接方式为固定连接。全颌固定式种植义齿的上部结构通过金属基底冠粘固于基台上,或者通过固位螺丝固定于基桩的固位孔上,因而该类义齿又分为粘固型和螺丝固位型两种。

一、牙列缺失种植固定修复的设计

　　1. 种植基台的设计　　种植基台的数目一般为 6 个,若颌骨宽大,可以设计为 6～8 个。特殊情况下种植基台数目也不能少于 4 个,此时,还应做缩短桥体,减数、减径以提高全颌固定种植义齿的支持力。另外,种植体与骨间的骨性结合率越高,种植体周围骨质越好,承担的殆力也就越大。此外,要求种植基台之间有共同的就位道,保证支架能够顺利就位。

　　2. 上部结构的金属支架设计　　内容包括材料的选择、悬臂设计和支架的适合性设计。

　　(1) 材料的选择:殆力在多个种植体上是否均匀分布,取决于金属支架的材料,材料刚性越小,支架及种植体骨界面的应力分布越均匀。但长的固定桥要求支架材料有较大的刚性,这样支架抵抗变形的能力较强,应力传递更加有效可靠。

　　(2) 悬臂设计:按有无悬臂,将全颌固定式种植义齿分为不带悬臂及带悬臂固定式种植义齿。不带悬臂全颌固定式种植义齿是指末端种植体常位于上颌结节处及后磨牙区,上部结构的远端无游离臂。这种修复方式要求种植体分散,因此传导及分散力作用好,但是,该修复方式要求有足够的种植骨量及获得种植体彼此平行的解剖条件。

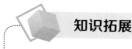 知识拓展

短牙弓

由前牙及前磨牙组成的牙弓，称为短牙弓，短牙弓可基本满足包括咀嚼、舒适的功能需求。短牙弓患者行使的殆力与完整牙列相当，但由于殆接触面积减少，咀嚼效率降低，即要完成同样的咀嚼任务，咀嚼的次数要比完整牙列增加 1 倍。世界卫生组织提出 2020 年的口腔保健目标为"老年牙列中至少保存 20 颗天然牙"。种植固定修复可使咀嚼效率明显提高，种植体作为基牙，可以满足患者的个性化需求，在短牙弓概念内，是一种被老年患者所接受的治疗选择。

带悬臂的全颌固定式种植义齿是指种植体分布在颌骨的前段，末端种植基牙的远端存在游离臂。该类种植义齿适用于颌骨前段种植条件好而后段不好的患者。由于过长的游离臂可产生杠杆作用，引起种植体骨界面破坏、骨吸收、支架的固定螺丝松动及桥体断裂等，因此悬臂越短越好，最好不超过 15mm。

（3）支架的适合性：影响支架适合性的因素多而复杂，现可采用数字化加工工艺或改进整体铸造工艺，选用性能良好的合金（如纯钛），采用焊接法、带模铸造法、口外直接焊接法等来改进支架的适合性，使其达到被动吻合。

3. 人工牙

（1）人工牙的高度：人工牙的高度与种植义齿上部结构的高度有关，其设计应参照垂直距离及对颌牙列的情况来进行。当咬合偏离轴向时，则会产生以咬合高度为力臂的转矩，它与作用于种植义齿上的运动载荷量的大小有关。因此，在确定平面高度时，应充分考虑平面高度的转矩作用，可通过改善种植体数目、长度等设计来增加对转矩的对抗力。

（2）人工牙材料的选择：为了达到适宜的应力保护目的，可采用应力吸收型材料，如弹性模量低的树脂材料。当牙槽嵴条件及支架的生物力学相容性良好时，可选用陶瓷人工牙，以适当增加咀嚼效率；树脂人工牙对种植体可起到应力保护作用，避免过载对种植体的损害。

（3）人工牙排列：除遵循传统全口义齿排牙的基本原则，兼顾发音、咀嚼功能及美观要求外，还应充分考虑咬合力的传导方向和应力的分布情况，尽量使力沿种植体轴向传导。人工前牙排列与基台的水平距离应短；人工后牙排列时，其中央窝应位于基台正上方，以尽量减少种植体承受侧向力和扭力的可能。

（4）咬合设计：咬合设计的原则是既要减轻咬合力，又要提高咀嚼效率。后牙的咬合宽度约为同名天然牙的 2/3 或 1/2，殆面形态与对颌牙列殆面形态协调，有稳定的尖窝接触关系，且无运动障碍。若对颌为天然牙，全颌固定式种植义齿应采用尖牙保护殆或组牙功能殆；若对颌为全口义齿，应采用平衡殆，以达到在固位、稳定的基础上保证咬合力分散的目的。

（5）悬臂区的咬合：应尽量减少悬臂区的咬合接触，以保证人工牙的殆面与对颌牙之间有足够的自由接触。当对颌牙列为天然牙或固定义齿时，可形成低殆状态，或采取减小咬合面，减少咬合接触点，或减径、减数等措施。

（6）上部结构龈部外形：固定式种植义齿的龈端应离开龈组织一定距离，其外形既要满足保护种植体周围组织的要求，又要便于上部结构组织面自洁和清洁，并对龈组织有生理

性刺激作用。为了获得良好的语音和美观效果，种植义齿前牙区的龈端唇侧应与龈组织有少许接触，起到封闭作用。

二、制取印模和模型

首先制作个别托盘。用藻酸钠材料取初印模，印模应完整，边缘伸展适度，然后用石膏灌制印模获得初模型，在初模型上用自凝树脂制作个别托盘。要求托盘的𬌗方与基台对应部分呈开放状态，托盘应覆盖全部基台及牙槽嵴，向后盖过磨牙后垫或上颌结节。

然后用个别托盘制取终印模。用个别托盘制取终印模时，为将种植体的位置从口内准确地转移到模型上，在每个种植体上都用螺丝固定一个配套的转移杆。转移杆上端有一个水平环形沟。在口内试托盘适合后，用细钢丝栓结成品取模桩的环形沟处，使其彼此相连，然后在栓结丝上涂适量的自凝树脂，约覆盖转移杆的 2/3，使其位置相对固定不变。托盘底部开窗处应能暴露出转移杆上端，在其上方覆盖一层蜡片。取模时，先在种植体转移杆及栓结丝 - 树脂夹板周围注满硅橡胶，然后用盛有硅橡胶的个别托盘置于口内，保持托盘稳定。待印模材料凝固后，去除托盘底开窗处的蜡片，暴露转移杆顶端，松解全部固定螺丝，从口内取出带有转移杆及栓结丝 - 树脂夹板的终印模。用螺丝将种植体替代体固定在转移杆上，确认完全就位后，包围印模，在振荡器上灌制人造石模型。待人造石凝固后，松解转移杆的固定螺丝，将印模与模型相互脱离后，便获得带有替代体的工作模型。

全颌种植的取模方法和局部种植取模方法基本相同，所不同的是：①用于全颌固定式种植义齿取模托盘的𬌗方开窗较长，使所有转移杆在开窗部位；②用自凝树脂或用细钢丝自凝树脂，将每个转移杆固定在一起。另外，全颌固定式种植义齿的基托较小，且不与龈组织接触，可以避开需要缓冲的硬区、隆突等解剖结构，不做基托延伸。

三、上部结构制作

1. 记录颌间关系　先在工作模型上选择两个末端替代体和一个前牙区替代体，在其上用固位螺丝固定 3 个接圈，然后用自凝树脂制作暂时基托，并使暂时基托和替代体连接为一整体，还要在接圈上方预留出固位螺丝孔。拆下固定基托的螺丝，从工作模型上取下树脂基托，放入口内试戴，紧固螺丝，检查树脂基托在口内的就位情况。口内试戴合适后，在工作模型上制作蜡堤，蜡堤在固位螺丝处留出缺口和空间，以便拆卸。按常规方法记录颌间关系和垂直距离，最后转移到可调节𬌗架上。

2. 排牙　遵循全口义齿的排牙原则，在不影响美观及功能的前提下，要求上、下牙列大致平分颌间距离，后牙尽量排列在种植体上，前牙的排列尽量靠近种植体的唇侧。所排牙列的牙弓形态和颌弓形态及种植体的排列曲度应基本一致。如果预测牙列不能与颌弓形态一致时，则应以种植义齿的排牙原则为主。为减少侧向力，最好使用无尖树脂牙；通过少排第二磨牙来减短牙弓长度，达到减小咬合力、缩短支架远中悬臂长度的目的。

用石膏制取义齿的唇（颊）侧形态的记录。用沸水冲掉排牙用的蜡，将记录恢复到𬌗架上检查其吻合程度。此时留存于人工牙舌侧的空间即为将来确定金属支架的空间位置。最后拆除树脂基托，暴露替代体，准备在模型上制作金属支架。

3. 制作金属支架

（1）粘接型种植义齿的金属支架：此类种植义齿的支架熔模由全冠固位体、桥体及连接体组成。在工作模型上按设计要求，用铸造蜡或自凝树脂在基台上做金属基底冠及连接体的桥架熔模。桥架熔模的唇颊侧与𬌗方可供烤瓷或树脂人工牙附着，在制作熔模的过程中随时用排牙后的唇颊侧形态记录来检查，以满足在人工牙和桥体之间留有 2mm 以上的足够空间。如果间隙不够，可适当修改熔模铸型或调整支架的位置，直到符合要求为止。

熔模的制作应注意以下几个问题：①应保证铸造的精密度，使铸件达到被动就位和防止应力集中于个别种植基牙上；②应能对抗铸造变形，以保证铸件在基台上的顺利就位；③应保证金属支架具有足够的强度；④熔模的唇（颊）面和𬌗方应留出足够的空间为人工牙设置固位形及供其附着；⑤使用预成帽时，要求制作支架的金属与其能够熔铸在一起；⑥设计宜简单，易于制作。

（2）螺丝固位型种植义齿的金属支架：在工作模型上，将金属成品桥接圈放置在所有替代体上，用固定螺丝固定。然后使用铸造蜡或自凝树脂连接桥接圈形成支架熔模。熔模在最后一个替代体的远中牙槽嵴区可延长约 15mm，形成支架熔模的悬臂，根据患者颌弓形态及相关因素决定悬臂确切合适的长度，最后经过细调完成金属支架的熔模。

按常规方法将熔模包埋，完成支架的铸造、磨光，然后分别在模型上和口内试戴，检查其就位情况。金属支架的舌腭侧无树脂基托覆盖处，要具备合适的突度，并高度磨光。支架龈方应离开黏膜 2mm 以上，也应高度磨光。

4. 完成上部结构后，将经口内试戴后的金属支架放回工作模型上，在𬌗架上利用导模将人工牙复位，并用蜡将人工牙及金属支架连接成一个整体，按组牙功能𬌗设计，然后做进一步调磨及外形雕刻。试排牙时，将上部结构从𬌗架上取下安放固定在口内的基台上，然后进行检查，应满足以下要求：①上部结构完全被动就位于基台上；②在牙尖交错位，𬌗面应有均匀的接触面，在非牙尖交错位有适当的接触面，无𬌗干扰；③有适当的息止𬌗间隙、正确的垂直距离、良好的发音功能及美观。

5. 初戴上部结构　制作完成的全颌固定式种植义齿的上部结构，在口内初戴应达到与排牙后试戴一样的要求。最后，用螺丝或粘接剂将经抛光或上釉后的上部结构固定于基台上，要求螺丝固位型种植义齿的螺丝就位准确，旋紧程度合适。若螺丝过松，因外力可使螺丝完全松动，失去功能；若过紧，在外力反复作用下可能超过螺丝的屈服强度，造成螺丝的折断。因此，应根据每一种种植系统推荐的特定转矩，调节螺丝松紧度到最佳状态。用螺丝固定上部结构后，应再用牙胶及树脂暂封固位孔。戴入上部结构后，常规医嘱，预约患者定期复诊，以便及时做必要的调改。

 小　结

种植固定修复已经被广大医师与患者所接受。种植固定修复印模可分为基台水平印模与种植体水平印模。灌注模型后，技师选择合适的基台，在基台上制作修复体。修复体的固位方式可分为粘接固位与螺丝固位。牙列缺损可采用多个种植体支持的联冠、单冠或固定桥方式修复。牙列缺失种植固定修复可采用分段种植体支持固定桥修复或全颌螺丝固位方式修复，短牙弓修复可基本满足口腔功能需求。

思考题

1. 粘接固位种植固定修复体的制作过程?
2. 螺丝固位种植固定修复体的制作过程?
3. 牙列缺失种植固定修复的设计要点?
4. 基台的选择和制作有哪几种方法?

（张　晨　李水根）

第十一章 计算机辅助设计和计算机辅助制作

学习目标

1. 掌握：模型、印模扫描及各种修复体的计算机辅助设计与计算机辅助制作的概念及基本流程。
2. 熟悉：计算机辅助设计与计算机辅助制作加工技术与传统加工技术的区别。
3. 了解：计算机辅助设计与计算机辅助制作的发展过程。

第一节 概 述

计算机辅助设计（computer aided design，CAD）和计算机辅助制作（computer aided manufacture，CAM）简称 CAD/CAM，是当今世界发展最快的技术之一。其中，CAD 是指利用计算机及其图形设备帮助设计人员进行产品的设计；CAM 是指利用计算机来实现生产设备的控制与操作，对产品进行加工成型。CAD/CAM 技术是制造工程技术与计算机技术紧密结合、相互渗透发展起来的综合应用技术。其特点是：多学科交叉、综合性、应用范围广。该技术起源于 20 世纪 70 年代，最初用于汽车制造和航空航天等高新技术领域。20 世纪 80 年代开始引入口腔修复领域并成功进行了临床应用。1983 年，诞生了用 CAD/CAM 技术制作口腔修复体的样机。近 20 年来，随着光电子技术、精密测量技术、微机数字信息和图形信息的生成与处理技术、数控机械加工等技术的融入，CAD/CAM 技术在口腔修复领域中的应用已经十分广泛。它不仅促使了生产模式的转变，同时也促进了口腔修复的发展。CAD/CAM 技术已经成为目前义齿生产的主流加工工艺。

CAD/CAM 系统的硬件，主要包括计算机主机、与主机配套的输入输出设备、外存储器、扫描仪、网络设备和数控车床、3D 打印机等。口腔 CAD/CAM 系统的软件，主要包括扫描软件、设计软件和编程软件，其中，设计软件和编程软件是 CAD/CAM 的核心软件，是完成修复体设计、加工最主要的工具。CAD/CAM 义齿制造系统从用途上可分为椅旁系统和技师系统，从软件系统运行模式上可分为开放式系统和封闭式系统。

传统修复体的加工方法包括取模 - 灌模 - 制作熔模 - 包埋 - 铸造等多项工序，加工工艺流程长且工序技术要求多，传统方法不仅需要庞杂的车间与众多设备、工具，而且技师的劳动强度较大。

　　修复体的质量是否合格，主要取决于两个方面：①修复体是否恢复良好的咬合关系：牙齿𬌗面结构十分复杂且精细，咬合高度仅出现几十微米的误差，就可能造成咬合创伤，甚至引起整个咀嚼系统功能紊乱；②修复体与基牙是否密合：根据美国牙科学会的标准，两者的间隙必须保持在 20～40μm，否则不但会引起继发龋、损伤基牙，而且会影响美观；③修复体形态是否符合天然牙形态或口腔修复体的形态标准：修复体形态不良会直接影响牙龈组织的健康。而这些都取决于技师的理论基础和技术经验，没有一个相对统一的检测方法。此外，用藻酸盐或硅橡胶印模材料在患者口腔中制取印模时还会给某些敏感的患者造成不适。

　　与传统加工方法相比，CAD/CAM 技术不再需要取模、灌模、制作熔模蜡型等工序（图 11-1），简化加工步骤的同时，避免流程材料使用中产生的各种尺寸误差与环境污染，可以利用计算机的检测功能，使每个修复体都是同一个标准，提高了义齿的加工精度，最大限度地降低了人为因素对产品质量的影响，大幅减轻技师的劳动强度，且增加了义齿材料的多样性。钴铬金属、软质氧化锆、纯钛、玻璃陶瓷、增强型树脂等都可用于制作修复体。尤其是氧化锆材料的广泛应用，使得义齿更加美观和环保（图 11-2）。

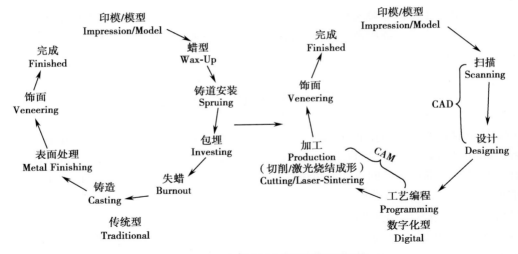

图 11-1　CAD/CAM 与传统方法的比较

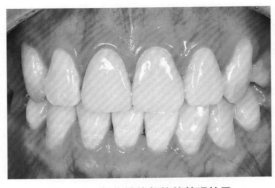

图 11-2　氧化锆修复体的美观效果

目前用于口腔修复的 CAD/CAM 系统主要用于加工固定修复体，可制作嵌体、高嵌体、贴面、全冠、基底冠、烤瓷桥的桥体支架、杆卡、种植体的上部结构、个性化基台等。另外，随着新的 CAD/CAM 技术仍在不断研发，数字化工艺将逐渐改变口腔修复体的制作方法。

第二节　计算机辅助设计

计算机辅助设计（CAD）是通过扫描设备将模型实体变为计算机三维模型数据，再由技师通过专业的设计软件在数据模型上设计相应的修复体形态数据的过程。从软件类型上可分为开放式系统和封闭式系统。开放式系统的数据采集系统、计算机辅助设计和计算机辅助制作所生成的数字文件为国际通用格式，可以随意选择所需的各类加工设备及材料。开放式系统的优点是可以根据需要随时调整生产参数、产品种类及生产设备及原料。缺点是需要技师具备相应的理论基础和各个不同系统的软件及设备使用经验。封闭式系统是由供应商将数据采集系统、计算机辅助设计和计算机辅助制作及应用材料进行加密整合，用户只能使用供应商预先设定好的设计和加工参数，使用专用的设备及材料进行加工。它的优点是整个系统的整合工作已由供应商完成，用户只需要掌握相应的口腔专业知识并对电脑进行简单的操作就可以生产出较好的产品。缺点是生产的产品及原材料的选择比较少，只能根据供应商提供的参数及设备材料生产，无法满足个性化需求。计算机辅助设计包括两大部分：数据采集（牙列信息的获取）和计算机辅助设计。

一、数据采集

（一）数据采集的组成及原理

数据采集是 CAD/CAM 的前端技术，相当于传统方法中的取印模和模型制备。主要任务为采集患者口腔牙列数据，以便为技师诊断和修复体设计提供必要的信息。它主要由扫描仪和配套的扫描软件组成。目前，数据采集技术主要有光学反射扫描技术和机械探针触探技术。

1. 光学反射技术　光学扫描是通过光源发射器将光透射在模型上，再由照相机的 CCD（charge coupled device）接收反射光源，根据发射光源的角度、高度确定出模型的三维数据，经计算机处理生成相应的可视化的数字模型。现用于义齿加工行业的扫描仪主要是激光扫描和光栅扫描。

（1）激光扫描测量法的本质是三角测量法，运用相似三角形原理，在光源到照相机镜头的距离、光源的投射角、照相机本身的焦距、照相机相平面等已知参量的情况下，通过逐点扫描，求得被测牙齿表面的三维坐标。目前光源有红光、白光、蓝光等。

（2）投影光栅分析法、莫尔条纹法、云纹相移法、数字散斑相关测量法、直接分析法等的基本原理相似。将光栅（或散斑图）投影到牙齿表面，光栅（散斑图）的条纹会随着牙体表面的高度起伏而发生弯曲、变形，弯曲变形的程度代表牙体的高度信息。因此，经牙齿表面反射产生的弯曲或变形光栅条纹、数字散斑图像中就包含了牙体的三维表面信息。

（3）立体摄影测量法是运用双目视觉的原理，即双目将观察到的物体稍有不同的两侧影像送入大脑，通过综合，形成有深度、长度和宽度的立体像。同理，通过解析几何的方法，在立体观察镜下，将两张位置稍有不同的影像并列，使左侧所见的图片与右侧所见的图片形成适当的关系,利用立体测图仪进行记录并由计算机进行运算和处理,即可得出被测物的三维信息。

2. 机械探针触探技术(接触式扫描) 利用机械探针探触模型,选取石膏牙齿表面关键点及相应数量的参考点。将数值输入计算机进行图像处理,即可完成牙列模型的三维重建,重现其立体图像,产生 CAD 所需的数字化模型数据。其主要缺点是扫描效率较低、价格成本高、测量时间较长、测量过程可能会损坏模型。这种技术目前已经淘汰。

(二)数据采集方式

目前数据采集方式主要有三种(图 11-3):口内扫描、印模扫描与模型扫描。

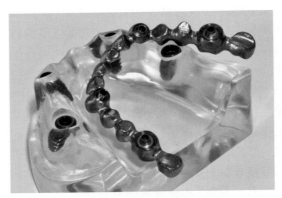

图 11-3 目前 CAD/CAM 的扫描和加工方式

口内采集系统即椅旁扫描系统,分为开放式和封闭式两种,封闭式椅旁系统是指 CAD 和 CAM 都在诊室内完成,医师通过口内扫描仪采集患牙数字印模并进行现场设计,再经由简单的铣削设备进行加工。这种系统的优点是患者等候时间短,可实现就诊当日完成冠、贴面、高嵌体和嵌体的制作;缺点是适用范围较小。医师也可利用口内扫描仪,获取光学印模,将订单和光学印模数据在线发给加工中心,使工作更方便、快捷,效果更好。而开放式系统是采用通用的数据格式(STL 格式),技师在利用椅旁扫描设备采集患者口内数字化模型数据后,可以选择自己设计修复体、并利用椅旁的 CAM 设备完成修复体加工。或将模型数据传送给义齿加工企业完成修复体的设计和加工(图 11-4)。

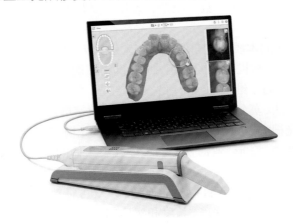

图 11-4 临床口腔扫描系统

印模扫描和模型扫描属于口外采集系统。通过扫描设备采集印模或石膏模型数据，或通过接收医师远程发送的口内扫描数据，来获取数字模型数据，并由技师在电脑上完成修复体的设计，继而用各种专业加工设备进行修复体加工。此法可以加工单冠、固定桥、精密附着体、套筒冠、支架、种植体基台等各类修复体。与椅旁系统相比，可加工的修复体种类及材料较多，缺点是需要制取印模或石膏模型。

知识拓展

椅旁操作系统

牙医通过使用三维扫描设备，获取患者牙列的光学印模，并将其显示在计算机屏幕上。

在操作时，医师手持扫描设备，放入患者口腔中分别从患者口腔的𬌗面、颊侧、舌侧、近远中邻面及对颌等各个角度摄取预备体及周围组织的图像。医师一边操作，一边从显示器中观察图像采集进度，直至采集到满意的图像。最后采集患者的咬合关系的数据。软件将所有的数据转化为三维图像，也就是数字模型。操作者利用软件在数字模型上设计出适合患者的修复体，然后将修复体数据，经数字化处理生成数控机床加工指令文件，控制机床在临床上直接完成修复体的加工。患者一次就诊就可以戴上修复体。可以说，椅旁操作系统是一种真正意义上的全数字化系统。

（三）操作步骤

1. 启动软件　打开扫描仪，将电脑与扫描仪连接。点击软件，进入扫描软件主界面。
2. 生成订单　包括填写订单和订单信息确认。为了提高生产效率，针对所选的材料和设备及修复体的种类，软件在订单创建时都设定了匹配的参数，技师应认真细心地填写（图 11-5）。

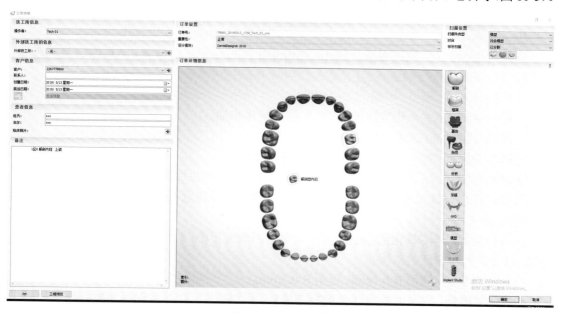

图 11-5　建立订单

（1）填写订单

1）管理信息（图11-6）

操作人员信息：加工企业名称及操作技师的姓名。

客户信息：填写发出订单的医院或诊所。

患者基本信息：患者的名字、性别、年龄。

医师的设计方案：针对不同的患者，可能有个性化的要求。

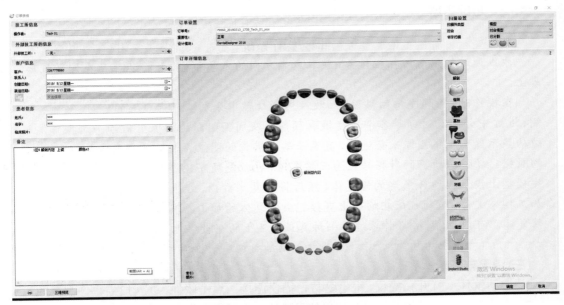

图11-6　管理信息

2）修复体信息（图11-7）

建立准确订单号：每个订单都会生成一个订单编号，也便于以后查找。

选择牙位：将鼠标放在备选牙位上，点击此牙将被标记红色圆圈，一旦做出相关选项，需修复牙齿将随之改变颜色。

选择扫描类型：模型；印模；数字印模。

选择扫描方式：单个代型扫描（常用）；模型整体扫描。

选择旧义齿参考：患者的旧义齿。

选择参考模型：对于成功的修复体发挥着重要作用。

选择参考照片：用于前牙美学设计，增加牙齿与面部的协调性。

选择设计修复体类型：嵌体；桩核；全解剖冠类型；基底冠类型；双套冠类型；种植体基台；支架；连接体。

选择修复体材料：氧化锆；纯钛；蜡；聚甲基丙烯酸甲酯；钴铬；玻璃陶瓷等。材料的多样化，将会扩大适应证的范围。

选择加工机器：铣削 R 0.4mm、铣削 R 0.5mm。

（2）订单确认：按医生要求订单填写完成后，点"确认"，订单将保存到数据库。开始采集数据时，所有的项目将无法更改。这一步非常重要，在确认之前认真核对。

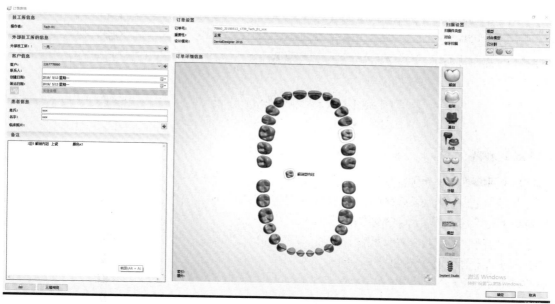

图 11-7　订单中的修复体信息

3. **数据获取**　数据获取也就是扫描，它将实物模型转化为数字模型。这一步是 CAD 的关键，也是最重要的一步。本节主要介绍模型和印模的操作。

（1）模型扫描：在放入扫描仪之前，模型都需要固定在一个简单的接口板上，接口板底部的固定连接器都对应扫描仓内的一个槽。这样接口板将模型和扫描仪连在一起。

1）单冠扫描的操作步骤

①扫描工作模型：将工作模型稳定地固定在接口板上，放入扫描仓，点击扫描。此阶段完成的扫描是对全牙弓模型粗略的整体扫描（图 11-8），为了提高扫描图像的质量和模型精度，根据软件提示，用选择工具选择需要精细扫描的工作区域，进行进一步扫描（图 11-9）。要求：每个代型与底座必须完全复位。

②扫描对颌模型：根据软件提示，将对颌模型稳定地固定到接口板上，放入工作仓。点击扫描，粗略扫描整个全牙弓对颌模型（图 11-10），与工作模型相同，点击鼠标，精细扫描与对颌工作侧相对应的区域（图 11-11），最后获得清晰的对颌模型。

③扫描单个代型：开始扫描单个代型，点击"下一步"，出现扫描内容提示，将代型的唇、颊侧朝向接口板弓形的前端并且固定，进行扫描（图 11-12）。

④扫描咬合关系：点击"确定"，软件将会提示技师将上下颌模型固定，放入工作仓，开始扫描。扫描将获得的是粗略的图像（图 11-13），随之，软件会提示，合并扫描图像。技师可选择自动，也可以通过人工进行一点或三点将之前的上下颌合并到咬合关系中（图 11-14，图 11-15）。

⑤修剪模型：选择工具标记出扫描图像多余的部分。原则上是修剪边缘部分，只留上下颌模型颈缘以下 1cm 即可。目的是使模型操作直观化且提高电脑的运算速度。点击"下一步"模型修剪结束后，会弹出最后一个对话框。下一个图像将显示整个模型的情况（图 11-16）。

⑥扫描完成：保存数据，进入下一步设计（图 11-17）。

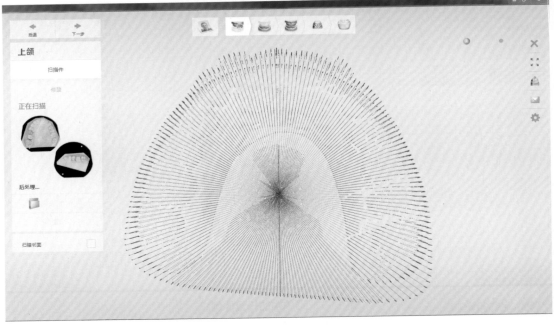

图 11-8　粗扫的全牙弓模型

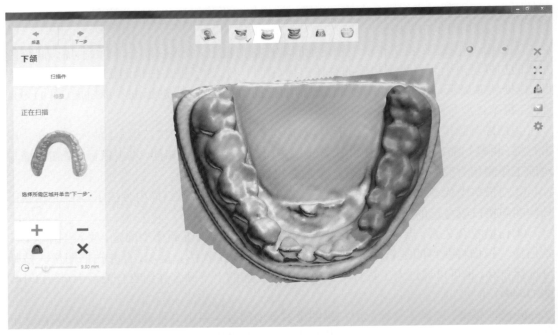

图 11-9　精细扫描区

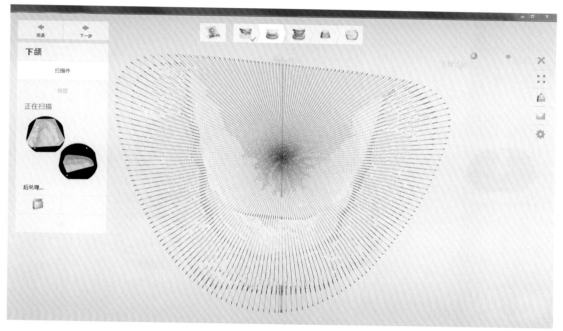

图 11-10 粗扫对颌模型

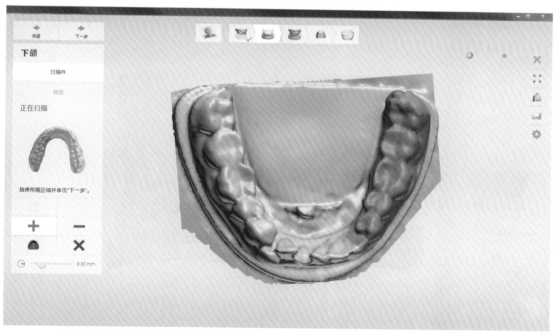

图 11-11 精细扫描工作区

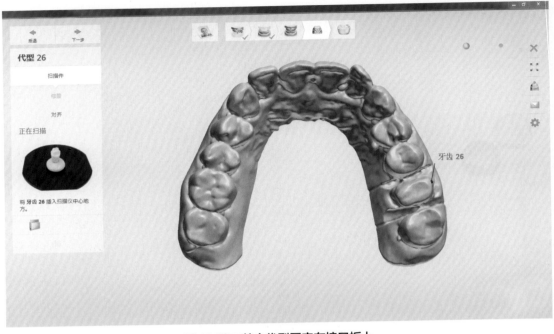

图 11-12　单个代型固定在接口板上

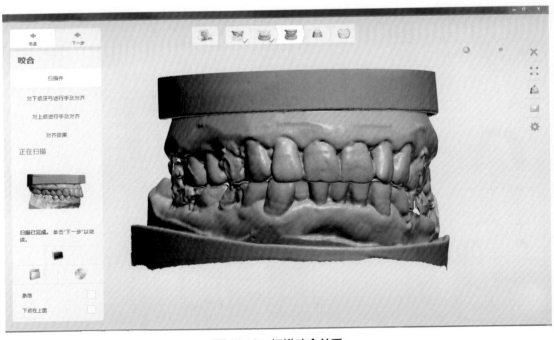

图 11-13　扫描咬合关系

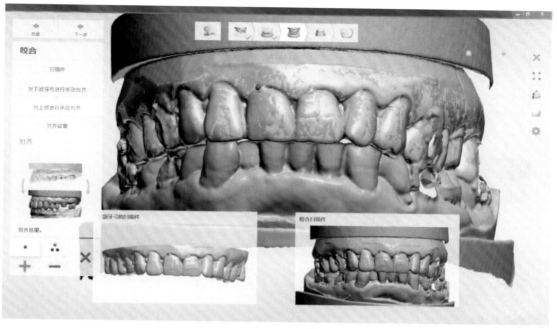

图 11-14 通过一点确认上颌模型颊侧对位

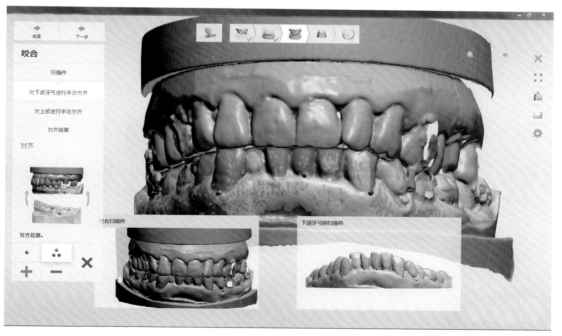

图 11-15 通过三点对位下颌模型

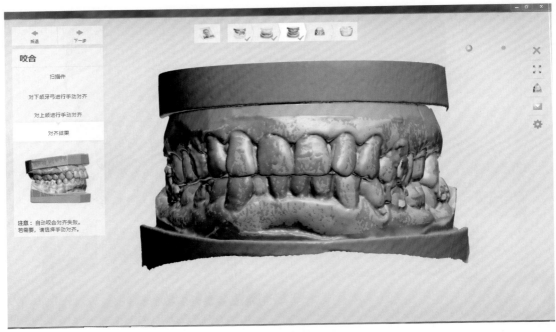

图 11-16 完整的数字模型

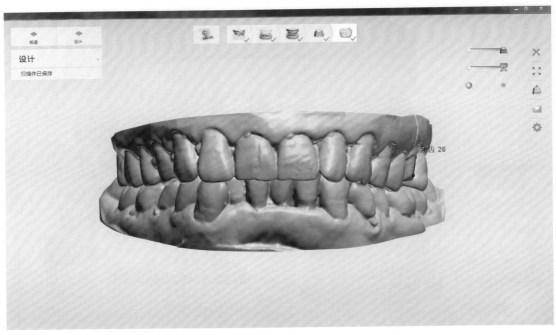

图 11-17 数据保存

2）桥体模型的操作步骤：同单冠扫描，需注意每个代型在底座上须完全就位到底（图11-18，图11-19）。

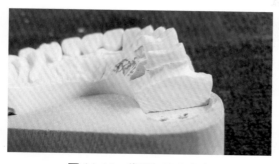
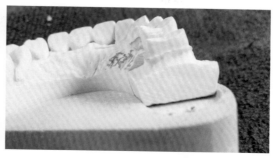

图 11-18　代型与底座密合　　　　　　　　图 11-19　代型与底座不密合

（2）印模扫描（以桩核为例）：在扫描之前尽量修整印模多余的部分（图11-20），这一步非常重要。因为无关的印模材料会影响印模内部的扫描效果。为了获得良好的扫描效果，在扫描前应用显影剂在印模表面均匀地喷涂（图11-21）。

1）进入扫描软件，先选择托盘（图11-22），再粗略扫描工作印模（图11-23），最后精细扫描需要的工作区域；由于扫描软件是开放式的，可反复多次进行自适应扫描，直到清晰为止（图11-24）。

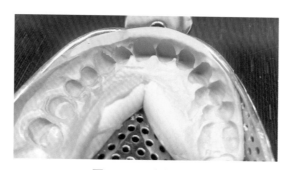

图 11-20　印模修整

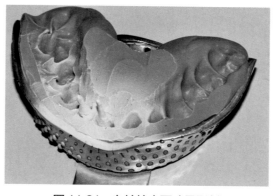

图 11-21　在桩核表面喷显影剂

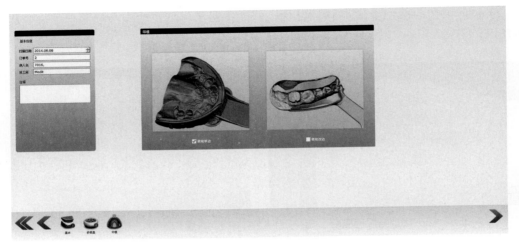

图 11-22 选择托盘

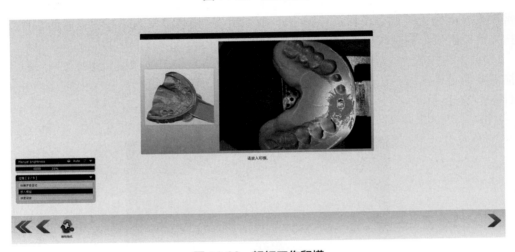

图 11-23 粗扫工作印模

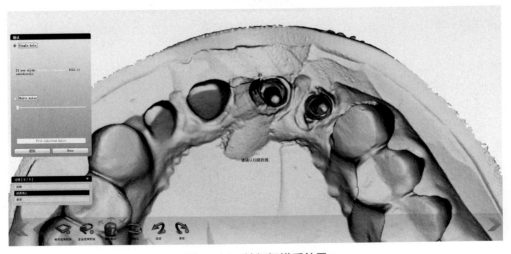

图 11-24 精细扫描后效果

2）用工具包工具修剪印模影响设计视线的多余部分保存数据（图 11-25），进入下一步设计。

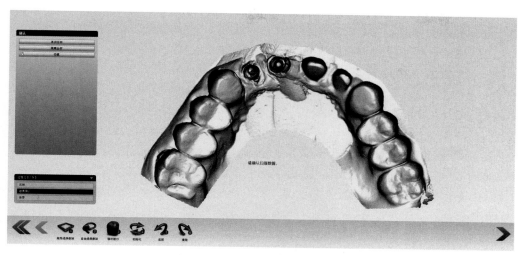

图 11-25 保存完成的数字印模

二、计算机辅助设计

传统的修复体制作方法是用蜡和蜡刀在实际的工作模型上制作；而 CAD 软件会自动定位设计元素，因此，修复体的设计只需要使用雕刻工具包或通过调整设计参数，让这一工作变得更为简便，并能精确地在电脑上查看和自检工作成果。

（一）单冠的设计操作步骤

1. 确定共同就位道 打开设计软件，导入数字模型信息，CAD 从确定修复体的就位道开始，利用辅助软件自动计算出共同就位道（图 11-26）。

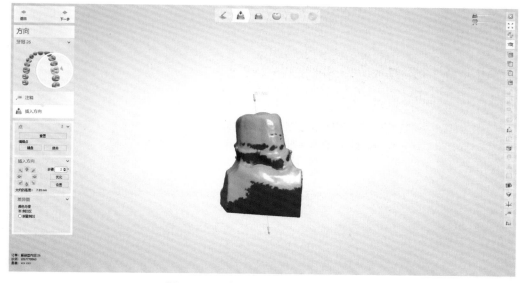

图 11-26 电脑自动计算共同就位道

2. 确定边缘线　用一个"红铅笔"模拟手绘将边缘标记出来（图 11-27）。需要强调的是，为了使修复体精确密合，在确定边缘线时必须十分准确，绝不可疏忽大意，软件的自动标记只能看作默认值，应该仔细检查每个"红铅笔"画线所默认的边界是否正确，并通过手动调节进行必要的修改。

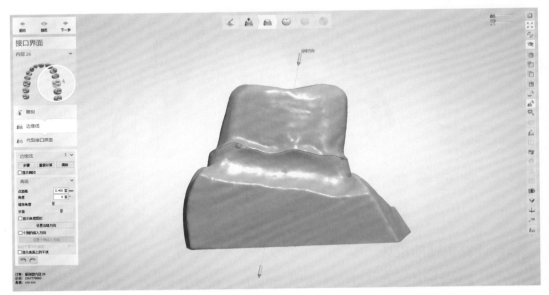

图 11-27　确定边缘线

3. 确定间隙涂料厚度　一般间隙涂料的厚度为 0.02mm。也可根据所需的加工材料、基牙的条件及加工方式选择相应的参数（图 11-28）。

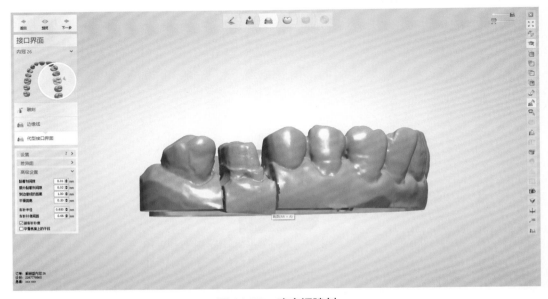

图 11-28　确定间隙剂

4. 重塑修复体的形态　从软件的牙体形态数据库中直接提取修复体的形态,数据库可以扩充(图11-29)。丰富的工具雕刻包利用任意变形的可选自动工具为技师提供最大的设计灵活性。这些工具有:虚拟的蜡刀,表面任何部分的任意变形,整体重新定位的塑形,自动平滑化,自动的最少材料强化和自动的高美观性切削,以适应对颌牙、邻牙和牙龈。

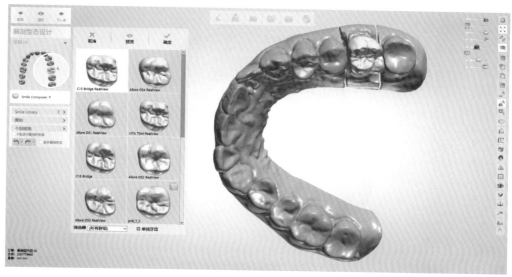

图 11-29　选择符合牙弓的牙体形态

5. 调整修复体的咬合　将医生提供的个性化数值转移到已有的数字化𬌗架上,如医生没有提供个性化的数值,可以将𬌗架设置为均值(前伸髁导 30°,侧方髁导 15°),进行前伸、侧方、后退等一切功能运动,若运动过程中有干扰,将在相应的咬合区呈红色显示出来(图11-30)。设置瓷层厚度 1.0mm,根据材料不同设置基底冠的最低厚度,氧化锆厚度 0.5mm,金属厚度 0.3mm。电脑将自动回切修复体,调整基底冠形态(图11-31)。

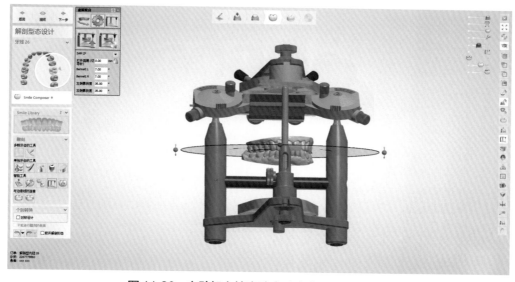

图 11-30　在𬌗架上检查动态咬合中是否有𬌗干扰

6. 设计完成 对整个设计做检查确认,然后保存数据(图11-32)。

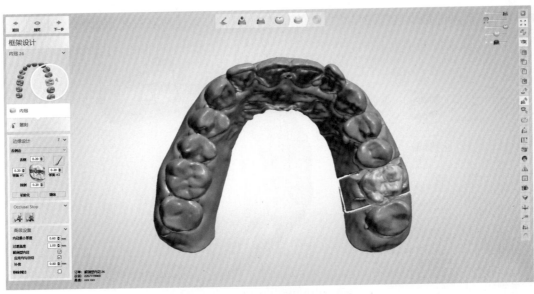

图 11-31 给瓷层留均匀的厚度

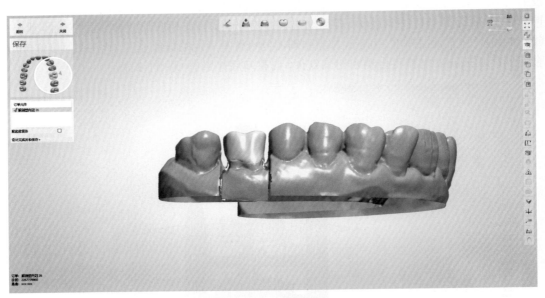

图 11-32 保存数据

（二）桥体的设计操作步骤

1. 确定就位道　软件自动生成的就位道不佳时，往往需要手动调整（图 11-33，图 11-34）。

2. 确定边缘线（同单冠）　现有多款软件支持独特的纹理扫描，可准确地捕获用铅笔直接画在实物模型上的手绘边缘线，使得边缘线可视化。并能调整最终的结果以取得完美的定位。

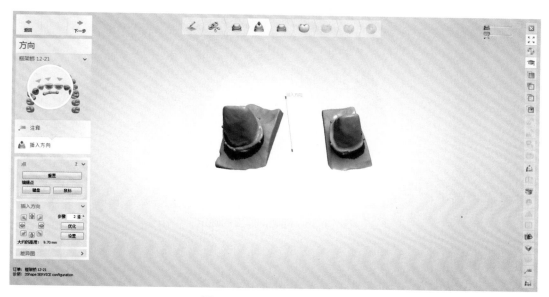

图 11-33　自动生成就位道

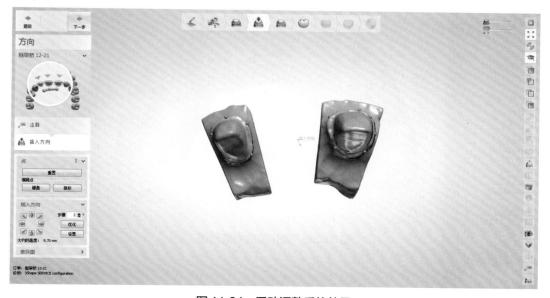

图 11-34　手动调整后的效果

3. 确定间隙涂料厚度 可比单冠稍厚,其余同单冠(图 11-35,图 11-36)。

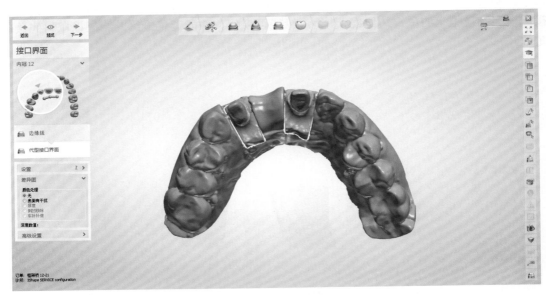

图 11-35 间隙剂厚度的确定

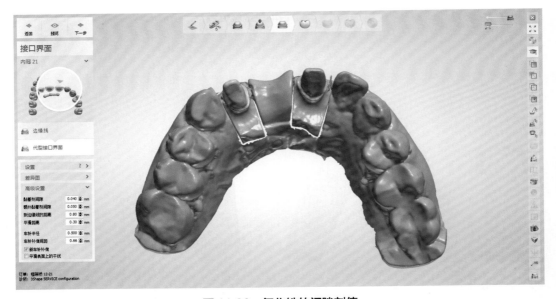

图 11-36 氧化锆的间隙剂值

4. 重塑修复体的形态 庞大的数据库,可以创建极致美观的修复体。技师通过丰富的雕刻工具包,调整适合牙弓的形态(图 11-37,图 11-38)。根据固定修复体连接体的设计原则,调整连接体的形态、横截面积和位置,如图中箭头(图 11-39,图 11-40)。在设计窗口中,根据修复体的类型及材料相关的技术标准,"绿勾"标记的区域是有效的,红色叹号是有问题的区域,需要进行适当的纠正。

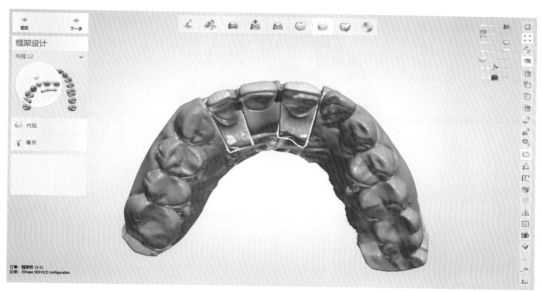

图 11-37　氧化锆的厚度值

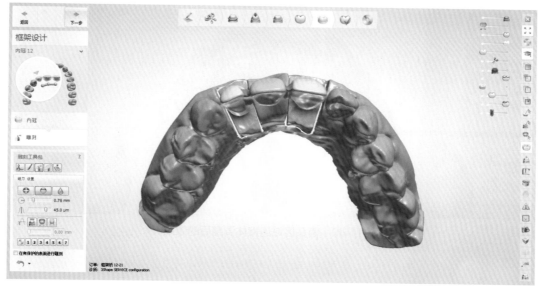

图 11-38　电脑自动生成基底冠形态

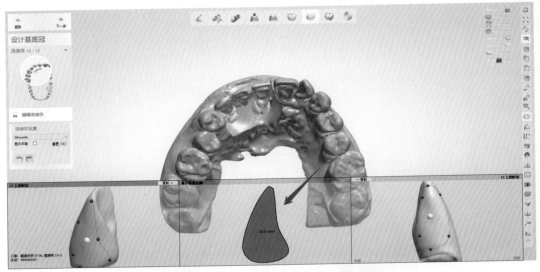

图 11-39 箭头区域提示连接体需要调整

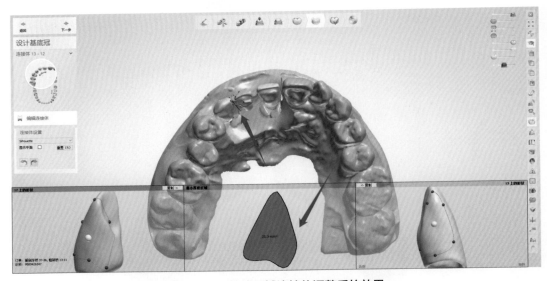

图 11-40 箭头区域连接体调整后的效果

5. 检查修复体 运用工具包内的工具,将桥体龈方修整光滑(图 11-41,图 11-42)。

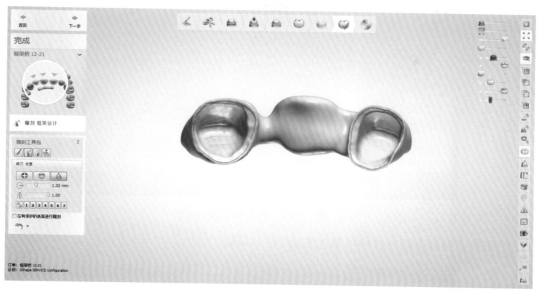

图 11-41 桥体龈方的修整光滑度非常重要

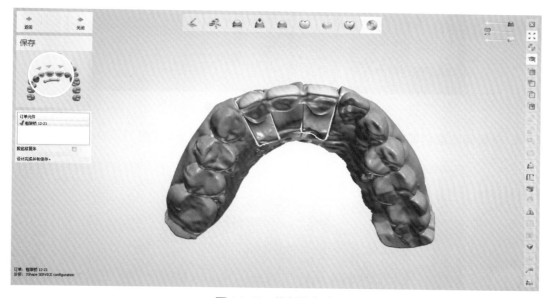

图 11-42 修复体完成

（三）印模的设计操作步骤（以桩核为例）

1. 导入数据，确定桩核的边缘线（图 11-43）。

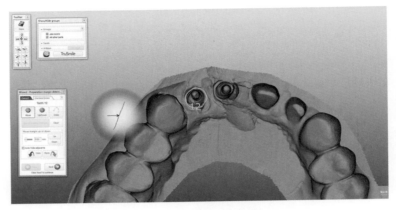

图 11-43 确定边缘线

2. 在数字模型上确定桩核的戴入方向（图 11-44）。

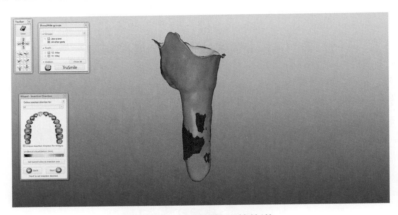

图 11-44 确定共同就位道

3. 设置间隙涂料厚度，根据牙弓曲线排列最终的修复体形状（图 11-45）。

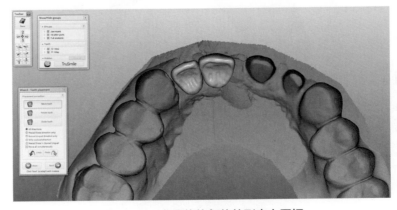

图 11-45 在最终修复体的形态上回切

4. 电脑自动回切，为桩核的形态（图 11-46）。

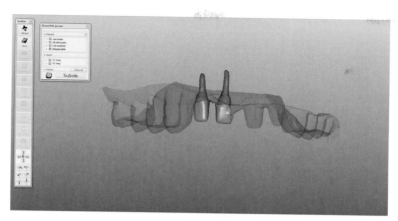

图 11-46　透视下桩核的形态

第三节　计算机辅助制作

计算机辅助制作（CAM）是将计算机修复体数据转化成修复体，替代了包埋、铸造等工序，修复体的实现则依靠数控机床和快速成型设备完成。本文重点介绍数控铣削技术（也称减材制造技术）和选择性激光烧结成形技术及其他 3D 打印技术（也称增材制造技术）（图 11-47）。无论减材制造还是增材制造技术都包括两个部分：软件编程和数控加工。

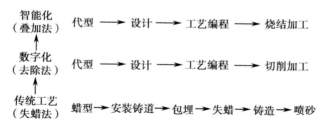

图 11-47　失蜡法、减材制造、增材制造加工工艺的制作工艺比较

一、数控铣削技术

数控铣削技术是利用精密数控铣床，将被加工的材料在计算机控制下，根据 CAD 所获得的修复体表面三维数据进行铣削加工。编程系统（排版软件）有多种品牌系统可选，必须与加工设备相匹配。

（一）编程步骤（图 11-48～图 11-53）

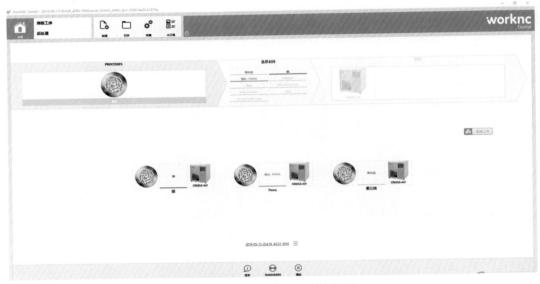

图 11-48　选择机床夹具和材料

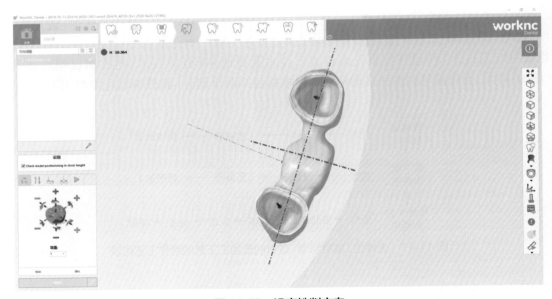

图 11-49　设定铣削方向

1. 打开软件　进入主界面。

2. 选择机床　夹具和刀具。

3. 选择材料　从列表中选择毛坯材料的种类：钴铬合金、氧化锆、纯钛、树脂、蜡、玻璃陶瓷和长石质烤瓷，以及材料的大小、高度和颜色。

4. 导入修复体数据　可以使用测量功能进行预览，快速而可靠地读取修复体数据。此软件支持文件类型为"STL"格式文件，它是修复体数据的通用格式。

5. **建立铣削策略方案** 对修复体的表面纹理、铣削时间和其他参数的设置。用户只需点击一下鼠标，即可指定最佳的加工方案到任何的修复体。不同类型及材质的修复体都有特殊的方案来适合它（如锆基底冠、纯钛全冠、嵌体、基牙等）。

6. **软件计算刀具路径** 在计算刀具路径时，计算机软件会全面检查并避免碰撞，模拟铣削过程以及结果的可视化控制。

7. **传输** 将数据及指令发送到机床进行加工。

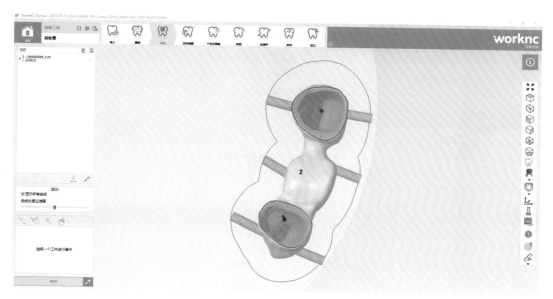

图 11-50　自动识别修复体边缘线

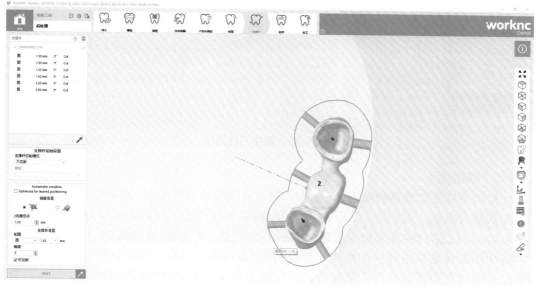

图 11-51　设置连接柱

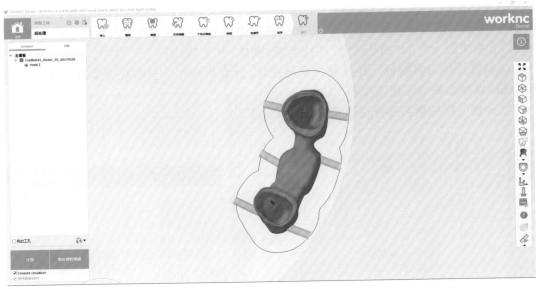

图 11-52　设置支撑杆

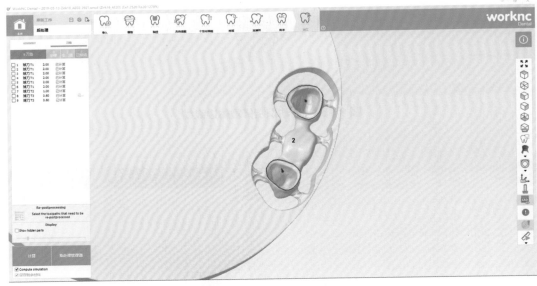

图 11-53　模拟刀具路径

（二）铣削加工

计算机将修复体数据传输给数控铣床，再由铣床根据编程指令，使用特定刀具将材料上不需要的部分铣削去除，仅保留与我们预定三维数据相匹配的材料的加工方法（图 11-54～图 11-59）。加工的材料有多种可选择：钴铬合金、纯钛、氧化锆、玻璃陶瓷、树脂等。

铣削加工设备是由相应的数控软件控制的，数控软件可以识别并按照编程软件输出的相应文件中的代码控制数字化铣削设备进行铣削加工。对于铣削设备的维护，保养及调校也需要利用数控软件操作。

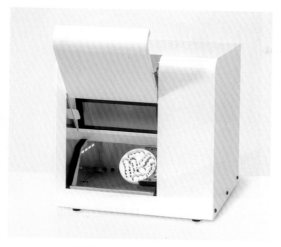

图 11-54 小型加工机床

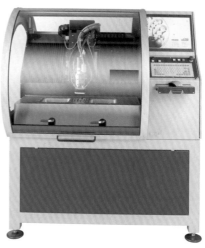

图 11-55 大型加工机床

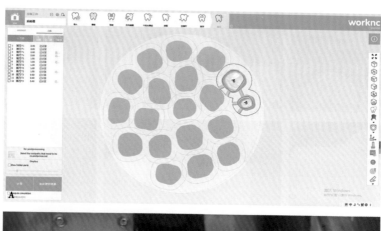

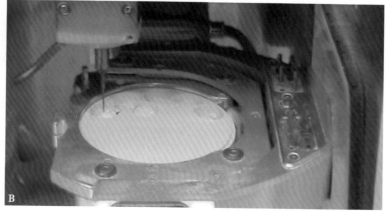

图 11-56 数控机床加工过程

A. 在软件界面排版安放牙冠位置 B. CAM 设备在料盘对应位置进行加工

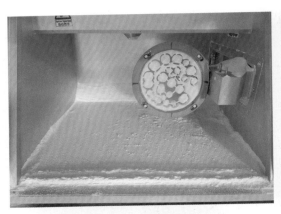

图 11-57　铣削后的氧化锆圆盘

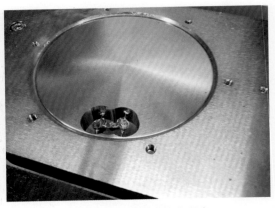

图 11-58　铣削后的金属盘

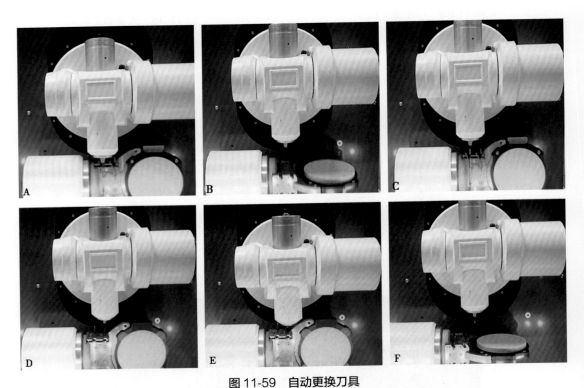

图 11-59　自动更换刀具

A. 平针回库　B. 测量　C. 取新车针　D. 再次测量　E. 车针启动工作模式　F. 树脂料盘切削

二、选择性激光烧结成形技术

选择性激光烧结成形技术，主要用 CAM 编程软件将设计好的修复体数据通过编辑，并用分层切片软件将三维数据进行分层切片，转换成机器能够识别的二维数据，获得各截面形状的信息参数，作为激光束进行二维扫描的轨迹，由激光发出的光束（直径 $30\sim50\mu m$）在计算机的控制下，根据几何形体各层截面的坐标数据有选择地对材料粉末层进行扫描，在激光辐照的位置上将粉末烧结在一起，一层烧结完成后，再铺粉进行下一层扫描烧结，新的一层和前一层自然地烧结在一起，最终生成三维形状。全部烧结完成后去掉多余的粉末，再进行打磨和应力释放后可获得修复体。材料密度接近100%，表面精细度可达30～50μm，尺寸精度可达0.1mm。

目前可加工的材料主要是钴铬钼合金、不锈钢、钛合金、纯钛、铝合金和铸造用聚苯乙烯等。应用于义齿制作的主要是钴铬合金及纯钛粉末。

烧结与铣削的比较：烧结技术属于材料增加堆积成形的加工技术，铣削技术属于切削减少材料的加工技术；烧结是二维，铣削为三维；与铣削相比，烧结节省材料；烧结无需刀具；烧结能制作更为复杂的形状，但存在变形因素，大的桥件需在烧结炉通过特定的烧结程序进行应力释放。

（一）编程步骤

1. 打开软件，导入数据。

2. 排版，设计支撑柱。它的直径、数量和位置直接影响桥架的质量及是否变形。

3. 编程传输到机床，进行激光烧结。

（二）激光烧结

1. 准备工作　清理工作室内粉末，确保工作室内的清洁；检查机器，确保机器各部件运行正常，无故障；调整工作平台，确保激光在加工第一层时与工作平台完全接触。

2. 加工　机床正常运行到程序结束。

3. 应力释放　应力释放的目的是去除冠桥中的内应力。在激光烧结成形时，金属粉末在激光束的能量作用下发生熔合，由于存在冷却收缩现象，冠桥内会产生比较大的内应力，成形后的冠桥通过加热可使金属内在的原子结构重新排布，以消除冠桥中的内应力，从而防止发生变形现象（图11-60～图11-62）。

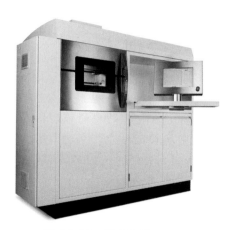

图 11-60　激光烧结的设备

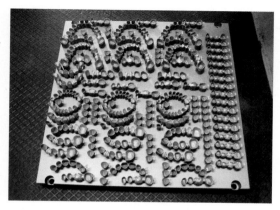

图 11-61　激光烧结后的桥架

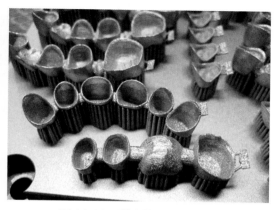

图 11-62　激光烧结后的桥架

三、其他3D打印技术

随着科技的发展除选择性激光烧结成形技术以外还有许多其他类型的增材制造技术,如 SLA、DLP、LCD、FDM 等打印技术。SLA 技术,全称为立体光固化成型法(stereo lithography appearance),是用激光聚焦到光固化材料表面,使之由点到线,由线到面顺序凝固,周而复始,这样层层叠加构成一个三维实体。DLP 技术全称为数字化光处理技术(digital light procession),即为数字化光处理,也就是说这种技术要先把影像信号经过数字化处理,然后再把光投影出来。LCD(liquid crystal display)打印技术全称为 LCD 掩膜打印技术,从 2013 年就有人开始研制,2014 年第一台 LCD 打印机上市。LCD 打印技术,最简单的理解,就是 DLP 技术的光源用 LCD 来代替。FDM 打印技术全称工艺熔融沉积制造技术(fused deposition modeling),FDM 工艺由美国学者 Scott Crump 于 1988 年研制成功。FDM 的材料一般是热塑性材料,如蜡、ABS、尼龙等,以丝状供料。材料在喷头内被加热熔化。喷头沿零件截面轮廓和填充轨迹运动,同时将熔化的材料挤出,材料迅速凝固,并与周围的材料凝结。

 小 结

本章介绍了 CAD/CAM 的概述、制作过程、与传统工艺的区别及全数字化中椅旁系统的操作过程。尤其是半数字化中冠、桥印模的制作方法和步骤。重点内容是:CAD/CAM 操作中的模型扫描,冠桥的设计。CAD/CAM 技术是一门新技术,也是目前最热门的技术。作为口腔医学技术专业的学生一定要熟悉 CAD 设计,明确 CAD/CAM 与传统工艺的不同及 CAM 加工的范围。

思考题

1. 什么是计算机辅助设计和计算机辅助制作?它与传统加工工艺的区别?
2. 牙列信息的获取有几种途径?其中模型扫描的步骤及要求?

(孙德震 宋晨晨)

第十二章　医技交流及制作室质量控制

学习目标

1. 掌握：医师及技师在团队合作中各自的职责；模型入检各环节的要求条件。
2. 熟悉：医技交流合作包括哪些环节；固定修复体质量检验标准；口腔技师的健康与安全防护及制作室中的交叉感染控制。
3. 了解：义齿制作中心为什么要建立质量管理体系。

口腔修复的基本治疗手段是通过设计、制作修复体，来恢复口颌系统各类缺损、缺失和畸形而丧失的形态与功能，使之接近正常水平。由于修复体要在口颌系统内行使一定的生理功能，修复体应被视为人工器官。因此，口腔修复体是由医师和技师通过准确交流后，相互协调、共同合作完成的一件人工器官，同时也是一件艺术品。目前口腔修复工艺技术已形成独立的学科，工艺制作趋向程序化作业，并向系统化和规范化发展。技师与医师职责的明确，是顺应口腔修复事业发展的要求和科技进步的需要。由于分工的细化及修复体的异地加工，使技师和医师之间的交流将变得复杂和困难，但也更加迫切和必要。

同时，随着国内义齿加工业的蓬勃发展，国家出台了一系列重要法规，如《关于规范口腔义齿生产监督管理的通知》（国药监械〔2002〕323号）、《定制式义齿注册暂行规定》（国食药监械〔2003〕365号），部分省市也相继出台一些具体的法规，使各种修复体多了一个法定的名称"定制式义齿"，其属性为"Ⅱ类医疗器械"。因此，义齿制作中心必须根据《医疗器械监督管理条例》《医疗器械生产企业监督管理办法》等建立企业化的质量体系，依法生产和销售。义齿加工的质量控制已步入法制化管理的轨道。随着定制式义齿法律法规的进一步完善，质量管理体系的建立和实施必将成为提高口腔修复工艺水平和完善口腔医疗质量的重要手段。

第一节　医　技　交　流

一、治疗团队的构成与分工

临床工作的最终目的就是为患者设计制作出符合个体需要的修复体，这也是修复医师、技师以及患者的共同目标。然而，要实现这个最终目标，除了各自完成好自己的职责之外，还需要互相沟通、理解与配合，需要团队的精诚协作。

　　医师和技师是治疗团队里最重要的两个组成部分，治疗团队的每一个成员必须清楚各自的职责。因此，医技之间的良好协作是团队工作获得成功的关键。这需要医技之间建立密切的工作关系，彼此理解和尊重。医师应对技师的制作工艺有足够的认识和理解，掌握各种技术和材料的优缺点，综合考虑材料技术限制、生物因素以及美观等因素，以制定出更好的临床治疗方案，获得最佳的修复效果。同样，技师也要了解医师临床诊治的原则和计划，医师和技师要经常就修复中的关键问题进行交流，如修复体设计和颜色控制等，以便获得双方满意的修复效果。

（一）医师的职责

　　1. 提供详细的书面工作授权书（义齿设计单），并签字认可。

　　2. 提供精确的印模或模型、咬合或颌位记录。

　　3. 为修复体制作或修改提供口头或书面许可。如技师发现工作授权有问题或不明之处，医师应及时回答技师的询问，最好给出书面说明。

　　4. 按定制式义齿生产法律规定，保留工作授权书复印件一段时间（一般为2倍保修时间）。

　　5. 遵守执业医师法等法律法规。

（二）技师的职责

　　1. 根据医师提供的书面授权说明、印模、模型及各种记录，制作修复体。

　　2. 核查授权书内容、检查模型精确程度，如认为该病例的加工难以完成，应立即通知医师。制作过程中若发现问题应及时与医师联系。

　　3. 按产品质量标准制作修复体，并准时出件。

　　4. 收集各种反馈信息，做好记录，定期分析数据，并根据结果做相应的工艺调整。

　　5. 遵守定制式义齿生产的法律法规，尤其是要遵守有关定制式义齿的质量管理和控制的标准。

二、医技交流的形式与内容

　　要实现医技之间有效的交流，就必定会涉及修复信息在收集、传递、接收、制作、反馈等过程中的每个环节。只有增强每个环节的有效性，医技之间才能做到良好的沟通和交流。

（一）医技交流的模式

　　从模式上看，医技之间是"主从—合作型"关系。医师提供设计信息，技师提供制作反馈信息，其目的都是为修复体和患者服务的。每一环节的错误或遗漏，都会直接影响到修复质量，增大医疗纠纷的发生率。

　　1. 医师环节　医师作为信息的收集者，不仅要充分理解患者的就诊意图，还要将所学的知识和经验融于设计当中，为患者提供最理想、最贴切、最舒适的服务。同时，医师还将提供精确的印模或模型，并将完整的临床信息传递给技师。在这个环节上，如果医师设计失误，牙体预备不足、不当，模型不精确，颌位关系记录不正确，表达修复的相关信息不够明确、规范，都将直接影响到修复体的功能和质量。这是引起医患纠纷和导致医技矛盾最关键的原因。

　　2. 沟通通道　沟通通道是联系医师与技师的纽带，是传输信息的媒体，对修复体内含信息的影响是显而易见的。在修复过程中，如果选择的技工加工单项目不完善，表达信息不准确或有缺陷，都会造成技师解码失误或信息遗漏。如在选用比色板这种隐含着信息编码与解码的媒体系统不同时，就会造成修复体颜色信息表达错误。通道除了有书面的表达方式以外，还有存在于模型上的非语言性的表达方式，对这种表达方式的理解与医技人员的文化背景息息相关。沟通不畅或失误是造成医技间沟通障碍的重要因素。

3. 技师环节　技师是修复体的制作者。修复体制作的每一步流程以及最后的塑形加工均源于技师对修复体的理解。修复体内含信息和修复体质量的保证是整个修复过程中最关键的因素。技师虽然在医技沟通模式中是被动的，但对于修复体的制作却是主动的。无论对修复体的设计，还是在修复材料的选择和制作过程中所遇到的困难和问题，技师都应主动地将建议或意见反馈给医师。因此，在医技沟通中技师的作用也是主动的。技师的主观能动性、文化底蕴和伦理道德，都将影响着医技沟通和修复体内在的品质。

（二）医技合作的环节

无论是医师还是技师，其服务的最终目标是患者。因此，医技交流合作应贯穿从义齿设计到佩戴的每一个环节。这些环节是环环相扣的，无论哪个环节出现偏差，都将导致修复质量的问题。

1. 临床环节　临床环节是指包括设计、牙体预备、印模与模型、颌位关系记录等环节，在这些环节内可能存在与技师沟通上的问题。

技师通过仔细查对义齿设计单和模型后，如发现上述各环节的问题，应及时与医师取得联系。对于修复设计各要素的不足或转达信息不全、不规范的情况，可征求医师意见取得合理修改和补充；对于有严重设计缺陷的加工单，技师可要求医师重新设计。对于牙体预备不足、边缘不清晰不完整、就位道不良等，技师可与医师沟通重新预备和取模。对于模型出现的变形、缺损，颌位关系不良、偏差较大等，技师可要求医师重新取模及重新确定颌位关系。技师应有良好的职业道德素养和责任心，在发现问题时应及时反馈给医师，绝对不要未征询医师意见而擅自改变设计，也不要因为临床环节是医师的责任而置之不理。技师应与医师一起把好修复体的第一道质量关，同医师一起以"组"工作方式完成修复的整个过程。

2. 技术工艺环节　技术工艺环节是指包括制作工序、主体原材料的采用、修复体的形态、颜色的制作要求及修复体的适合性检验、检查等环节，在这些环节存在着与医师沟通的问题。

技师应与医师沟通的内容：

（1）介绍技工室的技术力量、产品质量、加工项目、收费标准、管理层次、器械设备、材料品牌以及相应的比色系统，材料品质与匹配情况以及服务承诺等。

（2）查看模型的准确性，查对技工加工单的每个设计项目。

（3）了解患者的复诊时间和次数，明确修复体试戴的时间。

（4）检查咬合关系和颌位记录的正确性，了解诊断性或治疗性熔模试戴情况。

（5）出现技术问题或在制作过程中有疑问应及时向医师征询。

（6）及时将符合设计要求和质量标准的修复体交给医师。

（7）征求试戴和戴牙意见，检验修复体是否存在问题以及问题的原因分析和对策，使修复体能及时地修改或返工，以免造成修复失败或更多材料的浪费。如有必要还可直接与患者沟通。

（三）医技间信息传递

1. 医技信息传递的意义　良好的医师与技师的交流，可以使他们在知识和技术层面上形成"一人化"，而良好的诊室与技工室之间的合作，可以使之在诚实守信、科学管理和专业化发展方面做到"一体化"。

2. 医技信息沟通障碍的原因　修复体是由医师和技师共同完成的，医技间的沟通障碍将直接影响修复体的完成质量。医技之间的沟通障碍与他们各自所处的环境、职责与义务有着密切的联系。

3. 医技信息交流的通道　要获得一个理想的修复体，最重要的就是团队成员之间的充分交流与友好合作。目前这种信息交流最主要的手段和载体就是工作授权书。技师对于医师整个治疗计划的了解一般也是从工作授权书中获取。

工作授权书是指在定制式义齿加工时，委托方（医师等）给受托方（义齿加工厂等）关于所送修复体加工事宜的加工单，它包括患者的基本情况，如年龄和性别；义齿设计平面图；比色情况和颜色转达内容（如表面纹理、表面光泽、颜色调整、染色方法以及表面颜色特征等）；牙齿形状特征；材料选择以及填写取模的时间；试戴和戴牙时间；费用；还要包括医师和技师的签名等，说明受托方对修复体加工依法具有合同处置权。

工作授权书（通常叫设计单或设计卡等）的本质特征等同于普通商业合同，内容应明确，变更时受益方应赔偿损失，双方的职责和权利受法律法规的保护。医技要秉承平等互利的原则，某些行为亟须规范，如授权书设计不合理，有些医师甚至不填写义齿设计单，不重视授权的重要性，忽视了技师和患者的利益。

除了法律规定的一些必要信息外，工作授权书主要包括修复体的整体设计、修复材料的选择、咬合关系的设计、选色、下次复诊的时间以及操作注意事项等。如果有特殊的制作要求，医师最好直接与技师进行交流讨论，否则，技师往往很难满足这些要求（图12-1）。

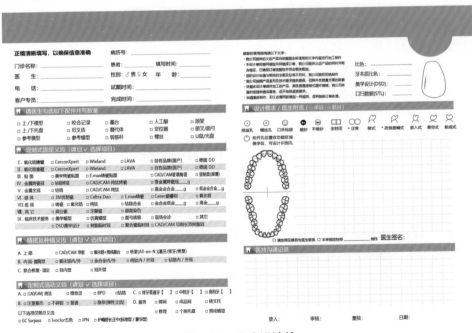

图12-1　义齿设计单

第二节　模型入检

为了确保在技工室间接法制作修复体的顺利进行，检查模型是否准确地复制预备的基牙、周围的软组织结构以及邻牙的情况，是做好修复体的前提条件。此外，应检查模型与设计单是否一致，标记缺失牙位是否相符。检查模型是否完整，有无损伤、倒凹、足够的预备量以及边缘和牙面是否清晰。检查上下颌模型是否相符，咬合关系是否良好，有无咬合记录。特别注意检查基牙的制备情况是否能满足医师设计和制作的要求。

一、工作模型应具备的条件

1. 工作模型上的牙冠、牙槽嵴形态应清楚、完整，无气泡及石膏瘤；尤其是在预备体上。
2. 工作模型必须有一定的硬度，在制作各种修复体的过程中，不易折断、磨损。
3. 工作模型应与对颌模型有正确的咬合关系，其范围应包括基牙前后2～3个邻牙。
4. 工作模型的基底必须有一定的厚度；基牙颈缘线至底部平面的高度为1.0～1.5cm。
5. 义齿需要伸展的范围应完整无损。如上颌模型的翼上颌切迹、上颌结节，下颌模型的磨牙后垫等标识，应在模型上显示且清晰可见。

二、对颌模型应达到的条件

1. 模型上牙冠𬌗面形态应完整、清晰。
2. 应与工作模型有正确的咬合关系，其范围也应包括基牙前后2～3个邻牙。

三、咬合关系应达到的要求

1. 咬合紧密，无咬合关系不良，咬合记录无变形、翘动现象。
2. 咬合记录完整准确，无错误咬合现象。
3. 咬合记录组织面应完整、清晰无缺损，伸展到位。

四、基牙应具备的条件

1. 轴面
（1）轴面应互相平行或𬌗向聚合角在2°～5°。
（2）间隙：金属冠最小接触间隙为0.5mm，瓷接触面间隙为1.2～1.5mm。
（3）两邻面自唇、颊面向舌侧移行，呈圆缓曲线。
2. 唇面　正常制备出1.2～1.5mm空间。异常的牙位应考虑修复后的美观效果，如唇、舌侧应考虑牙弓弧度问题。
3. 舌面　金属接触的间隙厚度为0.5mm，瓷咬合面为1.5～2.0mm。
4. 切缘　前牙厚度为1.5～2.0mm，以保证修复体切缘有透明度。
5. 咬合面　金属冠接触的间隙为0.5mm，瓷咬合面为1.5～2.0mm。
6. 颈缘　有清晰的颈缘线，边缘无气泡。肩台的宽度为0.8～1.0mm，可以为90°、135°或者凹面形肩台。
7. 倒凹　基牙轴面无倒凹，桥体基牙应有共同就位道（无邻牙妨碍就位），对应轴面平行。

除了以上常规应具备相应的要求外，工作授权书上医师如有特殊的制作要求，如修复材料的选择、咬合关系的设计、个性化设计等，最好直接与技师进行交流讨论，共同完成更为科学化和规范化的修复体。

第三节 质 量 控 制

一、质量管理体系

（一）质量管理的重要概念

1. 质量 质量是一种产品或某一项服务的优劣程度。ISO8402—1994 对质量的定义是"反映实体满足明确和隐含需要的能力的特性总和"。

1951 年，由美国健康护理组织评审联合委员会（JCAHO）对医学领域所应用的质量概念进行了定义：质量是指在现有的医学知识基础上，医疗系统对每一位患者所期望的治疗结果的产生和对不利的治疗结果的避免所能达到的可能性程度。不过，到目前为止，在公共卫生领域仍然没有一个如工业上的被普遍认可的质量概念。

2. 质量管理 相应于 ISO9000—2000 所给的定义可以将质量管理理解为一个组织彼此协调的控制和领导的活动，其目的是改进所生产的产品和所提供的服务质量。具体地说就是确定企业的质量方针、目标和职责，并通过诸如质量策划、质量控制、质量保证和质量改进使其实现的所有措施和活动。质量管理并不只是管理者的事情，它是在最高管理者领导下由企业所有层面的员工共同实施的。

（二）质量管理的目标

在市场经济中，质量管理为工业领域带来效益，如生产过程中错误率的降低以及产品质量的提高等。在以伦理道德为基础的公共卫生领域里，对于质量管理我们应该实现以下目标：

1. 普遍性目标

（1）明确地规定任务和权限。

（2）明确地定义各个环节的接口和职责。

（3）保证工作能按照逻辑的顺序连续而系统地运行。

（4）有效地避免没必要的重复工作。

（5）能及早地识别和纠正隐患。

（6）纠正错误所需各种付出的降低。

（7）能够对患者或者市场所提出的新要求做出及时迅速的反应。

（8）对每一个新患者都能够从最初的治疗一直到结束做出质量的证明和保证。

（9）组织的形象得到决定性的改善。

2. 口腔领域的目标（包括修复体加工中心）

（1）改善口腔治疗效果。

（2）有效地和有效益地提供优质服务。

（3）以质量为导向的人员和组织发展。

（4）促进团队的质量管理潜力。

（5）保持或增加透明度。

（6）质量保证。

（7）一贯地以患者为中心。

（三）医学质量管理体系的模式

通过建立一个有效的质量管理体系，可以促进医疗组织机构持续地改进生产和服务过程，从而满足患者的要求和维护患者的利益。口腔领域的组织机构通过了质量管理体系的认证，增加了患者对口腔医院或诊所的信任度以及口腔医师对修复体加工中心的信任度。本节简要介绍几个医学和口腔医学领域的质量管理体系模式。

ISO9000 族标准：

20 世纪 70～80 年代，一些发达国家相继制定了质量管理和质量保证的国家标准，但是，由于标准不同而影响了各国之间的贸易和技术合作。为了消除各国之间对工业产品的非关税贸易壁垒，减少重复检查，由国际标准化组织（international organization for standardization, ISO）在 1979 年成立的第 176 技术委员会开始负责制定 ISO9000 族标准，其目的是要让全世界都接受和使用 ISO9000 系列标准，提高组织的运作能力，增进国际贸易，促进全球的繁荣和发展；使任何机构和个人，可以有信心从世界各地得到任何期望的产品，以及将自己的产品顺利地销到世界各地。到目前为止，先后共颁布了 1987 年版、1994 年版和 2000 年版。ISO9004—2 是国际标准化组织专门为包括医院在内的十二种服务行业建立质量管理体系制定的国际标准。它为医疗质量管理提供了可借鉴的标准化指导方法和实践经验，有利于质量控制过程的标准化和规范化。

ISO9000 质量管理在医学领域的目的包括以下内容：

1. 对问题进行识别、分析和解决。

2. 确保或者提高医疗过程和医疗结果的质量。

3. 保证结构质量。

4. 保证护理质量（从患者观点出发）。

5. 评估、保证、改善过程质量和结果质量。

6. 优化个人和组织的发展。

7. 改善医疗水平。

8. 提供有效的和有效益的服务。

9. 提高工作满意度。

10. 提高患者满意度。

目前，ISO9000 族标准在国内仍是最主要的质量认证体系。质量管理的基本原则是（DIN EN ISO9004—2000）：以全员为基础；过程导向；互利的供方关系；以数据为决策依据；符合目标的企业过程；持续改进。

以上述八项基本原则作为主导思想将质量管理引入我们日常工作中的每一个环节，实现质量管理在实际工作中的转化。

质量管理转化的基础包括以下内容：

1. 查明顾客的要求和期望。

2. 确立相应的质量方针和质量目标。

3. 具备重要的资源储备。

4. 有效性和经济效益的评价。

5. 实现持续改进。

ISO9000 质量手册包括五个方面，即管理者职责；资源管理；评估、分析和改进；生产的实现和质量管理体系文件的汇编；指导修复体加工中心建立质量管理体系。

目前在我国实施的定制式义齿生产企业质量体系的标准是 YY/T0287，它等同于 ISO13485 的质量体系标准，通过内审员的培训或自学就可以掌握该标准。

质量标准的实施是一个复杂的系统工程。其中最重要的部分是企业全体员工的质量意识的教育与提高。企业的主体是员工，企业质量标准的实现，依赖于每一个员工的行为。由于种种原因，许多中小企业的员工的质量意识不强，企业内部没有良好的秩序和规范，从而影响了产品质量的提高。质量标准的实施，可以细化质量影响因素和环节，控制全生产过程的每一个步骤，不断改进和纠正不利因素，减少人为因素的不利影响，全面提高产品的质量。

二、固定修复体的质量检验标准

（一）工作模型初检

检查模型与设计单是否一致，标记缺失牙位是否相符。检查模型是否完整，有无损伤、倒凹、足够的预备量以及边缘和牙面是否清晰。检查上下颌模型是否相符，咬合关系是否良好。特别注意检查基牙的制备情况是否能满足医师设计和制作的要求。

（二）制作可卸代型

模型的缺失牙位、设计种类、数量与设计单要求完全相符。模型无损伤、断裂，模型的附件（咬蜡、人工牙、旧义齿等）必须齐全；模型要清洁。生产流程单填写必须规范、完整。

1. 适合性　代型能独立顺利复位，复位后必须稳定，与底座要完全密合，无晃动、偏斜和升高；代型与底座的交界要清楚；固位槽要清晰、无磨损、无气泡；代型钉必须粘牢，就位方向一致。

2. 模型表面　模型表面必须清洁，咬合面不能有瘤子等早接触点，基牙表面平整光滑，基牙和邻牙无损伤。

3. 颈缘线　颈缘线与肩台边缘必须完全一致，标志线要细且必须清晰，间隙涂料要涂在颈缘根部上方 0.5～1.0mm。

4. 就位道　基牙无倒凹，各基牙间必须有共同就位道。

5. 𬤡架　模型中线要与𬤡架中线一致，平面要与𬤡架中轴面垂直，避免给技术员的操作造成视觉误差；咬合记录要正确；确定𬤡架高度的固位螺栓必须到位、紧固。

（三）制作熔模

熔模制作前，应首先检查医师的设计单、生产流程单和模型是否相符；模型基牙代型是否稳定；边缘是否清晰、完整；𬤡架是否准确、稳定。还应注意下列内容：

1. 涂布分离剂时厚薄均匀；掌握好各种铸造蜡的用法，一般烤瓷及铸造冠桥内层为软蜡，外层为硬蜡，肩台可使用专用的颈缘蜡；控制好浸蜡器、蜡刀的温度；熔模边缘应与代型颈缘完全吻合。

2. 应保证熔模最薄处的厚度≥0.3mm，过薄可能引起铸造不全。

3. 在代型上小心取下已做好的熔模，重新均匀涂布熔模分离剂后，熔模重新就位，检查咬合关系、邻接关系、桥体盖嵴部、边缘及连接体部位，烤瓷底冠舌侧金属完成线。注意医师的设计及实际的咬合状况,在制作金属舌面时,咬合处应避开金 - 瓷交界线,最后安插铸道。

4. 熔模完成后应即刻安插铸道,二级铸道及总铸道的安插应位于铸圈的热力中心,铸道储金池(二级铸道)可使用树脂杆;铸件应避开热力中心;各个铸件应高于总铸道平面,铸件与铸道的连接应圆缓、光滑,避免出现锐边、锐角。

5. 各铸件与铸圈周边至少有 6.0mm 的间隔。

6. 铸造包埋分有圈包埋和无圈包埋两种,有圈包埋应注意圈内专用铸圈衬纸的垫衬。

7. 离心铸造要考虑旋转方向对铸件的影响,因而要在铸圈底部标记铸圈放置的方向。

8. 注意舌侧金属完成线,用 0.8mm 蜡线条制作夹持柄,夹持柄不应影响后续的堆瓷操作。

9. 包埋前称熔模的重量,以确定铸造用金属量,并予以标记。包埋前,在熔模表面喷涂均匀的一层熔模清洗剂,按规定比例调拌包埋材料的粉液,真空搅拌后包埋,注意排出底冠内小气泡。包埋 30 分钟后,待磷酸盐包埋材料放热反应结束后送铸造室。

(四)铸圈焙烧铸造

铸造室设备较多,其重要职责是正确安全地使用各种设备完成工作。主要设备包括铸造机、茂福炉、喷砂机,还有明火铸造所需的危险气体如丙烷、煤气、氧气之类,安全责任较重。

1. 根据包埋材料的不同选择加温方式　常规应用慢速包埋材料的铸圈进炉应在完全冷却后,茂福炉由常温状况下,以每分钟 7℃ 的速度升温至 300℃ 恒温保持 30～60 分钟。然后以每分钟升温 7℃ 直至约 900℃,停留时间根据铸圈大小和数量而定,一般约 30 分钟。铸造前可将铸圈翻转 180° 维持 5 分钟,可以保证气体的排出。

2. 铸造　高频铸造机铸造:①仔细阅读高频铸造机的使用说明;②接通电源,铸造机预热;③清除坩埚内的杂质,放入称好的合金,置于铸造机内;④将铸圈放入铸造机内并调整好平衡;⑤开始熔金,通过观测窗观测合金熔化状况,在所有合金熔化后铸造;⑥铸造完成后取出铸圈;⑦机器冷却后关机。

明火铸造:明火铸造需两个人合作完成。铸造前先做好离心铸造机的准备,包括离心转圈的安置、坩埚的安置以及合金的放置。先开煤气或丙烷,点火,逐渐加入氧气调节火焰长度,长约 5cm。用火焰外焰熔化金属,均匀加热,助手在合金熔化后放置铸圈铸造,等铸圈完全停转后取出冷却。

3. 喷砂处理　铸圈自然冷却后,用气动凿等工具去除铸件外的大块包埋材料,然后用喷砂机去除铸件表面的包埋材料及金属氧化物。开圈时应注意不得损伤铸件或使铸件变形、丢失,喷砂后铸件表面尤其是冠的组织面不应有包埋材料残留。

(五)金属底冠修整

铸件清除包埋材料后,送金属底层修整组,进行铸件打磨。

1. 检查模型与铸件　检查模型主要检查基牙在模型上是否复位,基牙上间隙剂是否完整;检查铸件是否完整,有无砂眼、缺陷,铸件金属色泽是否正常,铸件底冠尤其是冠的组织面是否光滑,有无杂质或金属瘤。

2. 去除铸道　在高速打磨机上,用切割片去除铸道。

3. 检查适合性　使用硬质的钨钢裂钻去除冠组织面的气泡杂质小瘤,检查边缘,观察就位情况,应顺利就位,且边缘密合。完全就位后检查边缘密合性,用胶轮抛光边缘,避免边缘过于锐利。

4. 烤瓷面的研磨修整 使用切割片削除铸造的残留部分,并调整各轴面使其达到理想的厚度。

瓷与金属的移行结合部呈≥90°,用氧化铝柱状磨石修整。

修整烤瓷面,烤瓷面应打磨平整,但金属最薄处不能低于 0.3mm,且预留出瓷层空间:邻轴面 1.2～1.5mm,切缘或后牙殆面 2.0～2.5mm。

连接体部分应尽可能调整在舌侧,龈部外展隙分开,但应保持连接体截面至少为 2.0mm×2.0mm(贵金属为 3.0mm×3.0mm)大小,以保证连接体强度。

5. 烤瓷面修整后应用氧化铝磨石均匀研磨,保证金属表面粗糙程度一致,边缘圆钝,研磨时避免伤及边缘。

烤瓷底冠精细研磨结束后,置于模型上总体检查,然后在笔式喷砂机上,使用 120 目的氧化铝砂,0.4～0.6MPa 的压力进行粗化处理。

6. 喷砂结束,清洗后,送到烤瓷部。

(六)瓷粉涂塑烧结

烤瓷组的工作主要是遮色层的涂塑和瓷粉的涂塑、烧结,并与形态修整组(车瓷组)配合对形态的控制及上釉、染色等。

1. 遮色层(OP)的涂塑

(1)涂塑遮色瓷前对底冠检查:包括是否与设计单相吻合,底冠及附件是否完整,底冠喷砂是否均匀完整,有无喷砂不全。

(2)底冠的清洗:先使用超声波清洗机清水清洗 10 分钟,然后用超声波清洗机置丙酮或高纯乙醇清洗 5 分钟,严禁污染。若底冠为焊接品应用酸清洗、高温蒸汽清洗后,再次超声清洗。

(3)底冠的除气预氧化:应严格按金属的说明操作,金属除气预氧化后表面应形成薄而均匀致密的氧化膜,若有其他问题应及时请示部门主管,整个过程严格操作,杜绝二次污染工作件。

(4)第一次遮色瓷的涂塑:使用前应仔细阅读操作说明书,对照设计单正确选用 OP,涂刷时应做到薄而均匀,注意外展隙及桥体基底以及边缘要厚薄均匀一致,尤其注意两桥基牙间牙龈外展隙处 OP 的刷涂。完成后,轻轻振荡均匀,检查冠的组织面是否有 OP,若有则需要清除干净。置于烤瓷支架上,按正确 OP 程序烧结。OP 的涂刷过程严禁污染。

(5)第二次遮色瓷的涂塑:选用与工作设计单相符颜色的 OP,用正确的方法操作,应完全遮盖金属底色。OP 刷涂后重点检查外展隙、边缘及龈外展隙等细微位置,注意底冠的组织面不要有 OP 以免底冠就位不良,若有污染应用蒸汽清洗后再次操作,完成后置于烤瓷支架上按正确程序烧结。

(6)OP 烧结后若瓷层过薄不能遮盖金属底色,或有气泡、裂纹等,可在打磨清洗后,再次涂刷 OP 后烧结修补。

(7)正常 OP 涂刷烧结后应为 0.1～0.2mm 厚,亦可应用染料在 OP 层行内染色处理,完成后进入下一工作流程。

2. 瓷粉的涂塑 堆瓷是将不同种类的瓷粉按不同层次和部位堆筑成形,以达到患者对烤瓷修复体颜色及层次的要求。由于瓷粉的种类及品种不同,因而在操作前应仔细阅读瓷粉说明,正确应用瓷粉配比及烤瓷程序。

（1）烤瓷冠或烤瓷桥基牙肩台瓷的应用：肩台瓷是一种高强度、低收缩的瓷粉，两次烧结后瓷肩台与医师预备的肩台应完美吻合。临床用以预防龈缘黑线的产生。

（2）不透明牙本质瓷（OD）的应用：OD 基本特性与牙本质瓷相同，只有半透明性有所区别。应用于烤瓷冠桥瓷层过薄难于遮盖 OP 色的地方。如颈缘、外展隙、桥体颈缘部以及基牙过于突出的烤瓷冠、桥唇颊面，尤其注意唇颊面颈缘"月牙形"区域处的应用，以确保烧结效果。

（3）牙本质瓷粉的应用：涂塑烤瓷冠桥外形时，应保证牙本质瓷粉的厚度。用牙本质瓷粉恢复修复体等大的外形，然后用回切刀回切外展隙、唇面、舌面及邻面，回切后修复体应有指状沟。

（4）切端瓷的应用：切端瓷用于模仿牙釉质色泽，因而有相应多种切端瓷，正确对照修复体色泽图表及瓷粉配套说明操作，恢复修复体外形，并适当加大，以补偿瓷粉的收缩。

（5）透明瓷及其他特殊瓷粉的应用：由于不同修复体的个性化颜色要求，透明瓷粉及其他彩色瓷粉应选择使用。

（6）不同瓷粉有不同烧结方式，应仔细阅读瓷粉说明，正确操作，特别注意瓷粉与金属热膨胀系数是否匹配。

（7）瓷粉烧结后，形态及色泽等与要求有所差别时，补瓷后进行第二次烧结修补。若出现混浊、开裂、隐裂、气泡等现象时，则需检查是否正确使用瓷粉、烤瓷炉真空度、瓷粉是否有污染、操作手法是否正确等。修补后可进入下一工作程序。

（七）外形打磨修整

1. 形态信息收集　主要包括病例的设计和资料的收集。在模型制作前，参阅同名余留牙齿的形态、间隙、大小、长短，才能在形态修整时达到逼真效果。另外还可根据视觉效果，制作出牙齿重叠、相距间隙等多种形式，以达到整体牙列的实用及美学效果。

2. 桥基牙及冠的就位检查　底冠组织面有无瓷粉附着，清洗冠组织面内杂质。单冠及桥基牙应能完全顺利就位，边缘密合，良好后进入下一步。

3. 桥体盖嵴部及邻接关系的修整　邻接关系的调磨，以一张咬合纸可有阻力地通过邻接点而不撕破为原则，应注意邻接关系的位置。盖嵴部应在修整模型时根据牙龈的状况刮除石膏约 0.5mm，用咬合纸在盖嵴部衬垫，调磨至完全密合，若与盖嵴部有空隙可返回上瓷组进行添加。

4. 咬合关系的调整　以𬌗架确定正中关系，调磨烤瓷或金属修复体的咬合关系，以无咬合高点为原则。最终达到正中、前伸、侧方无咬合高点和𬌗干扰。应用研磨材料时应注意磨具的选择及方向的选择，形成舌侧面或𬌗面，注意舌隆突、边缘嵴及𬌗面牙尖的保留。

5. 形态的粗修　形态的粗修应着重于整体的感觉和协调，与同名牙或邻牙协调。

（1）调整牙冠各轴面及𬌗面的大体形态，以便精磨。

（2）调整好外展隙、邻间隙及颈缘的形态和大小，增强立体感并为特殊形态的调整打好基础。

（3）调整好唇颊面丰满度及牙尖切缘的长度，使其具有良好的覆𬌗覆盖关系。

（4）调整好各轴面外形高点的形态，使其符合生理要求并与邻牙协调。

6. 形态的精修

（1）边缘嵴：边缘嵴是控制牙大小的重要解剖标记，因而在解决特殊形态时，注意收敛边缘嵴。

（2）邻接点：邻接的位置以各个牙外形高点为宜，但应保证牙龈乳头处无明显间隙。

（3）嵴、沟、窝：嵴、沟、窝是牙齿𬌗面、唇面的解剖标记，有利于食物溢出，保证义齿的生理功能，同时也是后牙各个牙尖的分界标记，应注意每个牙的解剖形态。各个牙的细微特征参照解剖生理教材。

（4）边缘区的半精密修整。

（5）切端的半精密修整。

（6）舌侧面的半精密切磨：舌面光滑，舌感要好。

（7）表面的精密研磨：在上釉前的精密研磨中，为使其已赋予的形态能得到良好的釉面，要用精细车石进行细磨，并制作出牙冠表面的细微结构如纹路、发育沟等，并使其个性化。

（8）桥体可以做特殊形态的处理。

（八）上釉抛光完成

上釉过程是指在修整好外形的烤瓷冠桥表面涂刷一层薄玻璃釉，使之有天然牙的光泽度，同时对颜色做进一步的微调，以达到最佳的色泽效果。

1. 超声波清洗表面的粉尘及杂质，然后用蒸汽清洗以利于上釉操作。

2. 检查烤瓷冠桥在细微处是否需要追加修补。如盖嵴部、邻接点等，可利用低温修正瓷在上釉过程中同时进行修补。

3. 将适当的釉液 - 粉调好，在冠表面均匀涂刷一层，对需要颜色调整者进行外染色，以获得良好的色泽和逼真的颜色特征。

4. 注意釉液不能过厚，否则会影响表面细微结构和外形。

5. 按标准程序烧结，烧结后比色，若色泽不佳，需用车石磨去表面釉面，清洗后重新上釉。

6. 牙列修形完成后应用白色硅丙酮抛光轮抛光牙列突出点，增加其亮度，保证各牙光泽度。

7. 金属边缘打磨光滑上亮，金 - 瓷结合线平整光滑、无黑线，冠的组织面喷砂干净，盖嵴部及邻接部要光滑，如不光滑可适当用抛光工具给予精细抛光。

第四节　感　染　控　制

一、口腔技师的健康与安全

口腔技师既是脑力劳动者，又是体力劳动者，其工作强度大，工作姿势受限，工作时需精力高度集中，而且会不断接触粉尘、放射线、有毒有害物质等。这些工作特点都易使技师罹患颈椎病、肝炎、尘肺、金属中毒、树脂过敏及神经性损伤（如神经性耳聋、记忆力减退、肌肉痉挛）等职业病。作为口腔技师我们必须正确认识职业病，只要有效的采取预防措施，如加强个人防护、改善工作环境，就可以保证口腔技师的身体健康。预防的基本原则一般包括以下三方面：

1. 操作控制　操作控制是通过采取适当的措施，消除或降低工作场所的危害，防止技师在正常工作时受到有害物质的侵害。采取的主要措施是改进工艺制作中所用的材料或设备、隔离、通风、个体防护和卫生。

2. 质量控制　质量控制是指按照国家法律和标准建立起来的管理程序和措施。管理控制主要包括：废物处理、医学监督和培训教育等。

　　3. 健康防护　美国的一项调查表明，牙科技工的乙肝病毒携带率高于口腔洁牙师，但低于临床口腔医师，如被污染的器械和未经消毒的牙颌模型直接进入制作室，直接危害技工的安全和健康。有些材料如磨光用的浮石粉中常有口腔或非口腔来源的细菌，如链球菌、葡萄球菌及大肠杆菌等微生物的污染。因此技工在从业前要进行灭菌和消毒知识的教育，使其了解和掌握无菌操作步骤并严格执行，不断强化个人防护意识。

二、制作室中的交叉感染控制

　　口腔治疗过程中的感染和交叉感染问题已经得到了医生、患者以及全社会的广泛关注，医生和患者自我防护意识不断增强。目前国内大多数口腔医院和诊所都采取了不同程度的预防及控制感染的措施，如一次性器械的使用，材料、手机及诊室的消毒、医生的防护服装及面罩等。这在很大程度上减少了感染的传播途径，但在过去几年中我们忽略了诊室以外与感染传播密切相关的部分，这就是制作室。近年来，国内外的很多研究表明，从诊室制取的印模、蜡型等试件将致病微生物带入制作室会造成技师的感染，同时，经制作室加工的试件也会由于受到污染而将细菌带回诊室中。所以，制作室的感染控制既是盲点也是重点，只有切断这条感染途径才能彻底的做好口腔诊疗过程中的预防工作，也真正保护了我们的患者、医生和技师。

（一）制作室的感染来源

　　制作室的感染包括加工室内的空气、工作台和加工器械等的细菌、病毒污染，技师接触被血液、唾液及分泌物污染的模型，在医技患交流时也会遇到如流感、流腮、肺炎、结核、疱疹等传染患者。归纳起来制作室的污染来源包括以下几方面：

　　（1）被污染的模型以及其他带入制作室的蜡型、支架等没有经过彻底的消毒处理。

　　（2）技师中的带菌者在试件的加工传递过程中传染其他技师。

　　（3）空气中和地面的细菌在空气流通和人员走动时污染室内空气及设备等。

　　（4）加工器械、材料被污染，未经消毒再使用时会发生交叉感染。

（二）感染的传播途径和方式

　　技师感染的主要途径有三种：直接接触血液、唾液等组织液；接触被污染的器械、工作台；吸入空气中的飞沫、粉尘等。

　　空气中传染的微生物以感染气雾、粉尘的形式被吸入，造成吸入性感染疾病如流感、结核等。气雾是指含有颗粒的悬液，粉尘是指固体颗粒，制作室的空气中含有大量粉尘，即使吸入没有污染的粉尘也会引起呼吸系统疾病。所以，应十分重视工作环境的通风换气。

　　很多细菌具有吸附性，能够附着在墙壁、工作台、衣服等表面，继而在接触时感染技师。因此，表面消毒是最基本的感染控制方法。但还有很多微生物是通过血源性感染如 HIV、HBV，所以个人防护也非常重要，例如在使用尖锐的器械时要注意避免划伤和擦伤。已经有足够的证据表明乙肝可以由患者传染给医护人员。

（三）口腔修复制作室的消毒、灭菌

　　一般情况，口腔诊疗室、制作室采用消毒的方法即可达到防止污染的目的，只有与患者口腔黏膜直接接触的物品，如器械、材料、修复体等才需要灭菌。若全部使用灭菌将更有利于感染的控制。

1．口腔印模材料的消毒　常用的方法是浸泡、喷雾和短时间浸没等。研究证实浸泡时间短不会造成印模变形，所以 1991 年美国牙医学会（简称 ADA）建议：所有口腔印模材料均应通过浸泡消毒，一般浸泡时间为 30 分钟；吸水性印模材料可适当缩短浸泡时间，宜小于 10 分钟；消毒剂一般不能重复使用。常用消毒程序为：

（1）首先用流动自来水冲洗。

（2）用合适的能杀灭结核菌的消毒剂浸泡，根据不同的消毒液选择不同的浸泡时间。

（3）再次冲洗。

（4）灌注石膏。

2．口腔修复体及矫正器的消毒　消毒程序为：

（1）清洁。

（2）用流动自来水冲洗。

（3）用合适的能杀灭结核菌的消毒剂浸泡，彻底冲洗及干燥，将树脂修复体放置在含漱口液的袋子里。

3．殆蜡、殆堤、咬合记录、模型以及预成印模托盘的消毒。

美国 ADA 建议：对殆堤及殆蜡的消毒，可选择聚维酮碘，采用"喷 - 擦 - 喷"的方法进行，但要保持一定的湿度及达到杀灭结核菌的时间；咬合蜡可采用"洗 - 喷 - 洗 - 喷"的方法，第二次喷后应将其密封一段时间；咬合记录可使用前述消毒印模的方法，消毒后清洗咬合记录上的消毒液；石膏模型可采用消毒剂喷雾到足够湿度，以及用 1：10 的次氯酸钠和聚维酮碘浸泡的方法；预成的树脂印模托盘可采用消毒剂喷雾及含氯消毒剂、聚维酮碘的浸泡消毒，必须在消毒后洗干净，用前干燥，用后丢弃。

4．其他修复体及器械的消毒　其他一些耐高温的器械，如钳子、镊子、金属印模托盘等与口腔组织有接触者均需热力灭菌。磨光用的布轮、杯、刷及钻针等，如果是一次性的应丢弃，非一次性的应热力灭菌或化学浸泡灭菌。

5．其他的消毒防护措施

（1）义齿完成后或修改后均应浸泡在消毒液中，不宜用自来水浸泡。

（2）操作台应每天用 0.5% 的过氧乙酸擦拭，5 分钟后再用清水擦拭以去除吸附在上面的消毒液。地面每天用含氯消毒剂拖地两次，室内安装紫外线灯，以净化空气，消灭病原微生物。定期进行室内空气、物体表面及其他公共设施的消毒与监测。

（3）加强一次性物品废弃物的管理，严防污染扩散。技工室垃圾一律装入污染袋，集中进行销毁。

小　结

本章讲述口腔固定修复诊疗过程中医技交流与合作，重点讲解制作室的模型入检和固定修复体的质量控制，并讲述了口腔技师的健康与安全防护和制作室的感染控制问题。通过本章学习促进医技交流合作，同时让技师掌握模型在义齿制作前应具备的条件要求和固定修复体的质量检验标准，以便制作更适合患者口腔健康的修复体；技师在制作修复体的过程中也要注重自身的健康与安全，并做好制作室中的交叉感染控制。

思考题

1. 医技的职责各是什么？
2. 医技交流合作的内容有哪些？
3. 模型入检的要求条件有哪些？
4. 固定修复体质量检测标准有哪些？
5. 口腔技师预防感染的基本原则有哪些？
6. 口腔修复制作室消毒灭菌的方法有哪些？

（张　娟　张柏梁）

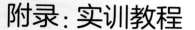

附录：实训教程

　　口腔修复学是口腔医学的一个重要组成部分，是研究和采用符合人体生理的方法修复牙体缺损、牙列缺损、牙列缺失及颌面部各种缺损的一门学科。它是医学与现代科学技术相结合而产生的，属生物医学工程的范畴，主要任务是以口腔及颌面部各种缺损的病因、机制、症状、诊断、预防为出发点，利用人工材料制作各种修复体，即"人工器官"，以恢复、重建由各类缺损或异常的口腔颌面系统疾病所造成的形态和功能缺陷，以促进患者的健康。

　　修复技工工艺学是研究修复体制作工艺、方法及相关理论的科学。两者紧密相连，密不可分。修复体的设计和制作过程需按照工程技术的原理和方法来进行，并结合医学及相关学科如美学、材料学、力学、工艺学等知识，才能使修复体成为患者机体的一个有机组成部分，真正的恢复缺损部位的形态和功能，阻止病变的发展，满足患者的生理、心理需求。

　　口腔固定修复学是研究牙体缺损和牙列缺损的病因、机制、症状、诊断、预防和治疗方法的专门学科。是利用人工材料及工艺技术制作出符合生理，并能恢复、重建口颌系统正常形态、功能及审美要求的各种固定修复体以促进患者的健康。

　　固定修复体的优点有：①义齿所接受的𬌗力通过基牙传导至牙周支持组织，其𬌗力传导方式接近天然牙；②支持良好，稳固，咀嚼效率高；③体积小，近似原缺失牙，异物感小，舒适，不影响发音，容易适应。固定修复体易被患者接受，因此目前在修复临床上应用较多，在义齿加工企业也占较大比例。所以，《口腔固定修复工艺技术》被设为口腔医学技术专业的主干课程之一，要求口腔医学技术专业的学生熟练掌握各种常用口腔固定修复体的制作技术。

　　口腔修复技工的工作操作性极强，其特点也必然决定了必须将科学性和技术性完美结合，因此既要系统牢固地掌握相关理论，又要熟练掌握各项操作技能，同时还应具备社会科学、心理学等的相关知识。坚实的理论基础，娴熟的技术技能，对患者高度的同情心、责任感，医师、技师和护士等的交流与协作，是获得理想修复效果的基本条件。

　　《口腔固定修复工艺技术》实训课的基本操作内容是直接针对修复体制作的实际情况而设计的，其基本操作方法、操作程序与义齿加工企业制作修复体的过程基本一致，因此可以视为"实战演习"，应受到高度重视。通过实训课，一方面可以加深对理论课内容的理解，另一方面可以掌握口腔修复技工常用的操作技能。在实训中应结合所学理论知识，勤于思考和总结，勤于练习，养成正规和良好的操作习惯，为今后的工作打下坚实的基础。

　　本实训指导的使用要点：

1. 课前应仔细预习，熟悉实训内容，只有这样操作时才能心中有数。

2. 在实训过程中应勤于思考，有疑问时及时向指导教师提问，实训课完成以后要进行必要的归纳总结，争取在有限的实训操作课时内有最大的收获。

实训一 牙体形态堆塑练习

【目的与要求】

1. 掌握用蜡正确堆塑牙体外形及恢复咬合关系的方法。

2. 熟悉牙尖交错𬌗的咬合特征。

3. 了解上下牙列间的静态及动态接触关系。

【实训内容】

进行规范的上下颌前磨牙和磨牙的牙体形态堆塑练习。

【实训器材】

1. 实训器械　酒精灯、堆蜡工具、毛笔、毛刷等。

2. 实训材料　用于堆塑练习的上下颌模型、彩色硬质蜡、锌粉、蜡粉等。

【方法与步骤】

1. 模型测绘与中位结构定点（具体内容详见第二章第七节）

（1）上颌模型测绘与定点（见图 2-36）。

（2）下颌模型测绘与定点（见图 2-37）。

2. 黏蜡涂抹𬌗台表面　为使堆塑过程中蜡与石膏𬌗台良好结合，采用高温熔融的无色黏蜡涂抹𬌗台表面，使其渗入石膏中，与𬌗台不易分离，而且不会影响已画好的标志点和连线。

3. 堆塑后牙形态（具体内容详见第二章第七节）

（1）牙尖定位（图 2-38A，图 2-38B）。

（2）堆塑上颌牙颊尖蜡锥（图 2-38C）。

（3）堆塑上颌牙被动中位结构（图 2-38D）。

（4）堆塑上颌牙颊尖颊斜面（图 2-38E）。

（5）堆塑下颌牙颊尖蜡锥（图 2-38F）。

（6）堆塑上颌牙舌尖蜡锥（图 2-38G）。

（7）堆塑下颌牙被动中位结构（图 2-38H）。

（8）堆塑下颌牙舌尖蜡锥。

（9）堆塑上颌第一磨牙牙尖三角嵴（图 2-38I）。

（10）堆塑下颌第一磨牙牙尖三角嵴。

（11）堆塑上颌第一磨牙近中颊尖滑动导向结构（图 2-38J）。

（12）完成上颌第一磨牙堆塑（图 2-38K，图 2-38L）。

（13）完成下颌第一磨牙堆塑（图 2-38M，图 2-38N）。

（14）完成上颌第二前磨牙堆塑（图 2-38O）。

（15）完成下颌第二前磨牙堆塑（图 2-38P）。

（16）完成上颌第一前磨牙堆塑（图 2-38Q）。

（17）完成下颌第一前磨牙堆塑（图 2-38R）。

（18）检查精修。

【注意事项】

1．牙体形态堆塑之前对模型做仔细的观察和测绘。

2．模型修整前需复制模型以备对照观测使用。

【思考题】

1．怎样为各个中位结构定点？

2．上颌牙颊尖蜡锥之间的关系是什么？

3．怎样堆塑下颌牙被动中位结构？

实训二　可卸式模型的制作

【目的与要求】

1．掌握打孔加钉技术制作可卸式模型的方法、步骤和要求。

2．掌握 Di-lok 牙托技术制作可卸式模型的方法、步骤和要求。

3．熟悉模型修整机、舌侧修整机、激光打孔机等设备的使用。

【实训内容】

1．使用打孔加钉技术制作可卸式模型。

2．使用 Di-lok 牙托技术制作可卸式模型。

【实训器材】

1．实训器械　模型修整机、舌侧修整机、激光打孔机、微型电动打磨机、模型振荡器、𬌗架、"U" 形石膏分离锯、橡皮碗、成品橡胶底座、Di-Lok 牙托、石膏调刀、蜡刀、手术刀柄、气枪或毛刷、铅笔等。

2．实训材料　实验牙列模型、代型钉、502 胶、分离剂（或肥皂水）、超硬石膏、梨形钨钢钻、长柄球钻、间隙涂料、0.2mm 超薄锯条、11# 手术刀片等。

【方法与步骤】

（一）打孔加钉技术制作可卸式模型操作工艺流程（以单钉法为例）：

检查模型→修整模型→形成钉孔→粘固代型钉→制作防旋沟槽→涂布分离剂→加模型底座→分割模型→修整代型→涂布间隙涂料→上𬌗架

1．检查模型　要求工作模型底面至预备体牙颈缘至少 10mm 以上（实训图 2-1），且清晰、完整、光洁。基牙或患牙肩台应连续完整、宽度合适，龈缘清晰，龈沟底暴露充分，邻牙没有较大倒凹。

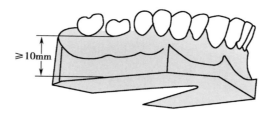

实训图 2-1　模型底面距预备体龈缘至少 10mm

2．修整模型　首先，修整工作模型的四周及底部，将底部修成平坦的平面并与殆平面平行，颈缘至底部不少于 7～8mm（实训图 2-2）。其次，将模型内侧多余部分磨除，形成马蹄状（实训图 2-3）。最后，用锐利的雕刻刀将模型殆面的石膏瘤去除，检查上下颌模型之间的咬合关系是否正确。

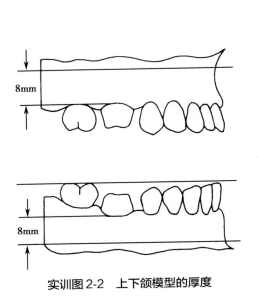

实训图 2-2　上下颌模型的厚度

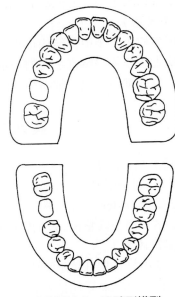

实训图 2-3　马蹄形模型

3．形成钉孔

（1）画线：用铅笔在马蹄形模型的基牙或患牙的唇（颊）、舌面各画出一条牙体长轴中线，并延伸到模型底面上，再在底面上将同一牙的两条线相连，标记出该连线的中点，此标记点即为安放代型钉的位置。

（2）打孔：将模型殆面向上置于打孔机的工作平台上，定位灯对准模型底面钉孔标记点的殆面对应点上，并用铅笔做好标记。两手握紧工作模型，将平台向下按，模型接触快速转动的打孔钻，形成所需要的孔（见图 4-11）。

4．粘固代型钉　所有钉孔完成后，用气枪或毛刷吹净孔内的粉末，用 502 胶将钉固定在孔内，注意钉不能偏斜。在代型钉尾端粘固直径 2～3mm 的黏蜡球或蜡条，作为钉的标志。

5．制作防旋沟槽　待 502 胶完全凝固后，用球钻在模型底面以钉孔为中心，四周做"十"字形防旋沟槽，沟槽与钉之间留有间隙，不能贯通（实训图 2-4）。

6．涂布分离剂　在模型底面涂布分离剂（或将模型浸入肥皂水中 3～5 分钟），以便于代型与模型底座的分离。

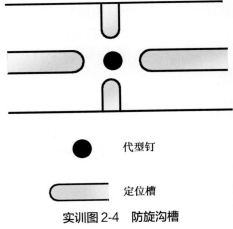

代型钉

定位槽

实训图 2-4　防旋沟槽

7. 加模型底座　调拌适量与模型不同颜色的超硬石膏，振荡条件下注入成品橡胶底座中，再取少许调好的石膏糊剂，加到模型底部（见图4-14），确保两者之间无间隙或气泡存在，然后将模型压入底座中，使代型钉接触到底座最底部（见图4-15）。

8. 分割模型　待模型底座石膏完全凝固后，脱出模型。用铅笔在锯缝处画好标记线。用0.2mm薄的"U"形石膏分离锯分别沿标记线锯开，锯至两层石膏的交界线为止（实训图2-5），不可切开底座部分石膏。用蜡刀去除模型底部代型钉上附着的蜡球，使代型钉末端清晰暴露（实训图2-6），将各分段部分连同代型钉一起从模型上分离取下。用气枪吹净各分段部分附着的石膏粉，然后按原位复回。

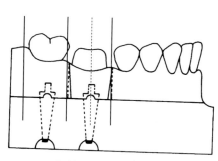

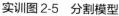

实训图2-5　分割模型

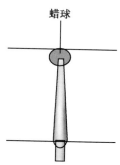

蜡球

实训图2-6　暴露代型钉末端

9. 修整代型

（1）标记代型颈缘线：在放大镜下用特细的铅笔，沿着石膏模型上的颈缘肩台线进行连续描记。

（2）牙龈修整：用微型电动打磨机夹持梨形钨钢钻，将标记的颈缘线以外的石膏牙龈全部磨除，暴露标记的颈缘线，形成颈缘稍突出的颈部凹面，但不能过度凹陷（见图4-21）。

（3）颈缘形成：用球形车针放置于石膏代型的牙龈缘处，采用低转速在标记的代型颈缘线外围进行修整，要注意支点，增加稳定性。最后用11#手术刀对基牙或患牙的颈缘进行清理，使之更加清晰（见图4-22，图4-23）。颈缘形成后，用细铅笔将颈缘线画出，用瞬间黏合剂封固颈缘线（见图4-24）。

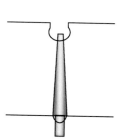

10. 涂布间隙涂料　将涂料瓶摇匀，用小毛刷沾少许涂料，从代型颈部开始向𬌗面方向均匀涂布，颈缘线0.5～1.0mm以内不涂布间隙涂料（实训图2-7），轴面涂布完，再按一个方向涂布𬌗面，使得整个牙冠表面光滑、完整、均匀。

实训图2-7　间隙涂料涂布范围

11. 上𬌗架　将上下颌模型按照蜡𬌗记录所确定的位置关系固定在𬌗架上，但应注意不可妨碍代型的拆卸。

（二）Di-Lok牙托技术制作可卸式模型

Di-Lok牙托技术制作可卸式模型操作工艺流程：

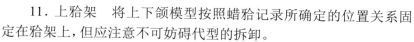

检查模型→修整模型→制作固位沟槽→固定模型→取出模型→分割模型→修整代型→涂布间隙涂料→上𬌗架

1. 检查模型　方法同前。

2. 修整模型　将模型修整成与 Di-Lok 牙托（实训图 2-8）内槽相协调的"U"形，但需注意模型与牙托内、外壁间应有 3～5mm 的间隙，不可影响舌侧插销就位，其他要求同上。

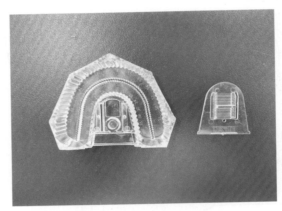

实训图 2-8　Di-Lok 牙托

3. 制作固位沟槽　在"U"形模型的唇（颊）、舌侧面距底面 2～3mm 处，用球钻分别形成一条深、宽各 2mm 并与底面平行的固位沟槽。

4. 固定模型　将工作模型适当浸湿，调和超硬石膏灌入牙托内约 2/3 的高度。把模型压入上述牙托内，用新调和的石膏包埋固定工作模型的底部，去除牙托边缘多余的石膏，趁石膏尚未凝固将舌侧插销插入，修去多余石膏，不要使石膏粘在预备牙上。

5. 取出模型　待石膏凝固后，退出舌侧的锁片。用手术刀柄或其他工具轻轻敲打 Di-Lok 牙托的边缘，使石膏模型与 Di-Lok 牙托在振动下松动，将石膏模型从 Di-Lok 牙托内取出。

6. 分割模型　按前述方法做锯口标记线，但有所不同的是将底座部分的石膏与工作模型一同切开，使工作模型分离成若干段，形成分离代型。要求每个断面对接清晰，锯开线相互平行。

7. 修整代型　方法同前。

8. 涂布间隙涂料　方法同前。间隙涂料干燥后，将代型准确复位于牙列模型上，检查是否稳定。

9. 上𬌗架　将 Di-Lok 牙托一同转移至𬌗架上。

【注意事项】

1. 代型钉孔需位于牙近远中径和颊舌径的中心点。

2. 打孔时，模型应干燥，用力要一致，平稳下压。

3. 加模型底座时，需确保可卸部分的底部与橡胶底座石膏之间无间隙和气泡存在，同时不要使新石膏粘在预备体上。

4. 分割模型时，模型不可太湿，以免粘锯片。锯条调整成直线后再调到合适的松紧度，防止锯条不直、过松发生锯口偏斜。锯条要薄，操作时不得伤及基牙或患牙。

5. 代型修整时，不得破坏代型牙冠原有解剖形态，不可损伤颈部肩台。

6. 涂布间隙涂料过程中，切忌来回反复涂擦。

7. 上𬌗架时要注意不可影响代型的拆卸。

【思考题】

1. 比较打孔加钉技术和 Di-lok 牙托技术制作可卸式模型有何相同点和不同点？

2. 代型根部修整有何意义？

实训三　邻𬌗嵌体的制作

一、嵌体熔模的制作

【目的与要求】

1. 掌握间接法制作嵌体熔模的方法和步骤。

2. 熟悉嵌体熔模的三种制作方法。

【实训内容】

制作邻𬌗嵌体熔模。

【实训器材】

1. 实训器械　酒精灯、蜡型工具等。

2. 实训材料　牙体预备后的邻𬌗嵌体可卸式模型、液体石蜡、干棉球、嵌体蜡、铸造蜡条等。

【方法与步骤】

邻𬌗嵌体熔模制作工艺流程：

模型准备 → 滴蜡塑形 → 检查修整 → 安插铸道

1. **模型准备**　检查工作模型，将可卸式模型从整体模型中取出，均匀刮除邻牙与预备体相邻面的石膏约 0.3mm，再将工作模型上预备的嵌体洞型内以及相邻牙面和对颌牙上均匀涂布分离剂。注意将分离剂充分涂布到所需部位，并将多余分离剂吸干（见图 5-10A）。

2. **滴蜡塑形**　将滴蜡器加热到适当温度，蘸取适量的嵌体蜡，加热使之有适当的流动性，滴加到洞型内，逐渐充满洞型的各个点线角处，再逐步滴加直到整个洞型内充满嵌体蜡，然后根据咬合关系雕刻修整𬌗面的解剖形态。修整出正确的颊舌外展隙和邻间隙，并正确恢复与邻牙的邻接关系（见图 5-10B）。

3. **检查修整**　修整熔模各个面，检查熔模边缘、邻接关系、咬合关系以及解剖外形准确无误后，将熔模小心地从可卸式模型上取下，检查组织面是否清晰完整，有无缺陷，如有不足，即在代型表面重新涂一薄层液体石蜡，将探针加热，插入窝洞内，使蜡充满整个洞形。如试取熔模失败，则洞型可能存在倒凹，需重新牙体制备。

4. **安插铸道**　将熔模准确复位于洞型内，保证边缘的密合。取一直径 2.0～2.5mm、长 15mm 的铸道蜡条，将其固定于熔模邻𬌗边缘嵴最厚处（见图 5-10C，图 5-10D），铸道平分𬌗面与邻面的夹角，在距离熔模 1.5～2.0mm 处的铸道上设置直径不小于 5mm 的储金球。手持铸道蜡条，将熔模顺着就位道方向轻轻取出（图 5-10E）。取出熔模后，在接触区添加少许熔蜡，以保证铸金收缩后有良好的接触点。

【注意事项】

1. 铸道应安插在熔模最厚的光滑处，不要安插在发育沟或点隙上，其方向应与熔模重心方向一致。

2. 制作熔模时严禁损坏模型。

3. 熔模取出后，可浸入冷水中，以防变形；或者马上固定于成型座上进行清洗、包埋。

【思考题】

嵌体熔模的制作有几种方法？各有何优缺点？

二、嵌体熔模的包埋

【目的与要求】

1. 掌握嵌体熔模包埋的方法和步骤。

2. 熟悉真空搅拌机的使用。

【实训内容】

包埋嵌体熔模。

【实训器材】

1. 实训器械　真空搅拌机、振荡器、金属铸圈、天平、量筒、石膏调刀、气枪、软毛笔等。

2. 实训材料　石棉纸、磷酸盐包埋材料、肥皂水、蜡型表面张力去除剂等。

【方法与步骤】

嵌体熔模包埋工艺流程：

固定熔模 → 清洗熔模 → 调拌包埋材料 → 包埋

1. 固定熔模　选择合适的铸圈，并在其内壁衬湿的石棉纸，衬垫时要求在铸圈的上下端形成 3～5mm 的空留区，以防铸型的脱出（见图 6-3）。固定熔模于铸圈底座上，位于铸圈的上 2/5，储金球位于热中心，各熔模之间应有一定间隙。固定应牢固，铸道与底座之间的衔接处也应该圆钝无锐角。熔模距离铸造圈内壁至少应有 3～5mm，距离铸造圈顶至少应有 8～10mm。

2. 清洗熔模　将蜡型用柔软的毛笔蘸肥皂水清洗，清水冲净后用气枪吹干，或者熔模表面喷蜡型表面张力去除剂，并吹干，将铸圈就位于底座上。

3. 调拌包埋材料　量取适量的包埋粉和包埋液。加粉入液，先手调 15 秒，然后真空调拌 60 秒。

4. 包埋　在振荡条件下，将调和好的包埋材料沿铸圈内侧壁缓缓注入，接近熔模时放慢速度，用探针或滴蜡器蘸取少许包埋材料的糊剂滴到熔模的根面上，再缓缓注入糊剂直至注满。包埋后材料初凝时，将铸圈顶端一层刮去，以利于材料的透气性。

【注意事项】

1. 选择铸圈时应注意使熔模距离铸圈内壁 3～5mm，距离顶端 8～10mm。

2. 包埋材料的调和比例一定要严格按说明准确量取。

3. 真空搅拌机的使用要严格按规程操作。包埋时注意排出气泡。

4. 包埋时要求动作轻柔、操作迅速，保证包埋材料在流动状态下完成包埋。

5. 注意安全。

【思考题】

1. 熔模表面喷表面张力去除剂的目的是什么？

2. 铸圈内壁衬湿的石棉纸的作用是什么？

三、嵌体的铸造

【目的与要求】

1. 掌握嵌体熔模铸造的方法和步骤。

2. 熟悉高频离心铸造机的使用。

【实训内容】

嵌体的铸造。

【实训器材】

1. 实训器械　箱式电阻炉、高频离心铸造机、坩埚等。

2. 实训材料　镍铬合金等。

【方法与步骤】

嵌体铸造工艺流程：

烘烤、焙烧铸圈 → 预热坩埚 → 铸造

1. 烘烤、焙烧铸圈　按包埋材料要求烘烤、焙烧铸圈，注意升温不能过快，以防包埋材料爆裂。

2. 预热坩埚　确定好合金使用量，称重合金和预热坩埚。预热坩埚的目的是：①延长坩埚使用寿命；②减少合金熔化的时间。

3. 铸造　打开铸造机电源预热5~10分钟。同时将铸圈放入支架内，调节铸造机水平杆使之平衡，拧紧固定螺丝。根据合金选择熔金挡位。将铸造机的指针对准刻度线（或将两侧电极对准），按熔金按钮，开始熔金（实训图3-1，实训图3-2）。观察金属熔化情况，在金属变为球形，表面的膜将破未破时启动铸造键，开始铸造，5~10秒后停止。将铸圈小心取出，轻放于地面角落处，让其自然冷却。铸造完成后，待铸造机冷却后关机。

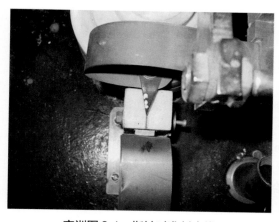

实训图 3-1　指针对准刻度线

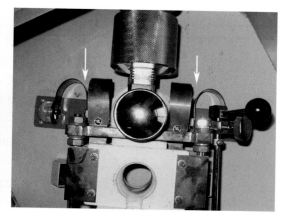

实训图 3-2　对准电极

【注意事项】

1. 焙烧温度和方法应按照包埋材料的要求进行。

2. 烘烤时温度不宜上升过快，注意调整铸道孔烘烤时向下、焙烧时向上。

3. 铸造前一定使铸造机水平杆平衡，并拧紧固定螺丝。

4．熔金时一定使铸造机的指针对准刻度线，对准电极。

5．要准确掌握铸造时机。科学估算合金使用量，避免浪费或铸造失败。

6．铸造结束后一定轻取轻放铸圈，严禁磕碰及撞击。

7．铸圈应自然冷却，不可速冷。

8．注意安全使用铸造机。

【思考题】

1．铸造机使用的注意事项有哪些？

2．怎样焙烧铸圈？

3．焙烧铸圈时应该注意哪些？

4．怎样确定合金投放量？

5．铸造失败的情况有哪些？

6．铸造失败的原因有哪些？

四、嵌体的打磨

【目的与要求】

1．掌握铸造金属嵌体的打磨方法和步骤。

2．熟悉微型电动打磨机和笔式喷砂机的使用。

【实训内容】

打磨、修整铸造金属嵌体铸件。

【实训器材】

1．实训器械　微型电动打磨机、笔式喷砂机、直手机、弯手机、长柄钳等。

2．实训材料　氧化铝砂、夹石针、砂片、各型长柄砂石针、纸砂片、咬合纸、氧化铬抛光膏、抛光毡轮、绒轮等。

【方法与步骤】

打磨、修整铸造金属嵌体的工艺流程：

铸件清理 → 切除铸道 → 嵌体就位 → 调磨邻面接触区 → 调整咬合 → 磨平、磨光

1．铸件清理　铸圈自然冷却后取下铸圈，用木锤轻轻敲击铸型，使铸件从包埋材料中分离出来。通过喷砂清除铸件表面的包埋材料和氧化层，喷砂时要转动铸件，使各部分冲刷均匀，避免铸件受损。

2．切除铸道　用直径 3cm、厚度为 0.5mm 的切割砂片从距嵌体 3～5mm 处切除铸道，预留一部分以利于试戴时取放嵌体。

3．嵌体就位　仔细检查嵌体组织面有无金属小瘤。位于平面上的小瘤用直径 2mm 的球形钨钢磨头去除；位于点、线角上的小瘤用直径 1mm 的钨钢磨头或者尖细的金刚砂磨头去除；位于嵌体洞缘斜面上的小瘤用直径 1.5mm 的柱形金刚砂磨头去除。将邻牙代型取下，将嵌体轻放于基牙代型的洞型内，观察就位情况，若不能顺利就位可用显示剂找出就位障碍点（可用红色印泥油涂在洞型内壁上，再将嵌体置入洞型轻轻加压，然后取出，着色处即为障碍点），用直径 1mm 的钨钢磨头调磨，直至嵌体完全就位。此时嵌体应完全覆盖整个嵌体洞型，边缘线应与基牙代型完全密合，无翘动、摆动现象，能顺利取出。

4．调磨邻面接触区　取出嵌体，将邻牙代型复位，在邻牙邻接面放一薄层咬合纸，再将

嵌体轻轻就位后取出，用轮状或柱状磨头将着色区轻轻磨除，如此反复直至嵌体完全就位。

5. 调整咬合　取单层咬合纸放于嵌体与对颌牙之间，作正中与非正中咬合，检查咬合关系，若嵌体上有蓝点，为早接触点，需用直径为 2.5mm 的球形金刚砂磨头将蓝点处磨除。再用咬合纸测试，直至正中咬合时无高点，非正中咬合时无𬌗干扰。

6. 磨平、磨光　用金刚砂磨头将嵌体表面磨平并打磨光滑，用尖细的金刚砂磨头将嵌体𬌗面窝沟结构打磨清晰、顺畅。嵌体边缘与基牙表面应过渡自然，外形与基牙各面协调一致。然后用金刚砂橡皮轮磨光，最后用毡轮或绒轮蘸氧化铬抛光膏进行高度抛光。

【注意事项】

1. 铸圈一定要自然冷却，不可速冷。

2. 喷砂时要不停转动铸件，使各部分冲刷均匀，避免铸件受损。

3. 就位前要保留 3～5mm 长的铸道以方便把持。

4. 嵌体边缘打磨时应注意边缘要与洞缘斜面完全密合，不可过长或过短，否则会影响咬合或影响边缘封闭造成继发龋。

5. 嵌体表面尤其是边缘处应高度抛光。

6. 注意安全使用微型电机，尤其是切割铸道时不要将转速调得太快，以免损伤手机或者造成自身伤害。

【思考题】

1. 金属打磨的原则是什么？

2. 试戴嵌体时应注意什么？

实训四　前牙铸造桩核的制作

一、桩核熔模的制作

【目的与要求】

掌握桩核熔模制作的方法和步骤。

【实训内容】

制作前牙铸造桩核熔模。

【实训器材】

1. 实训器械　酒精灯、蜡型工具等。

2. 实训材料　根管预备后的前牙牙列模型（实训图 4-1）、分离剂、嵌体蜡、酒精灯、扩大针、不锈钢丝（或大头针）、干棉球等。

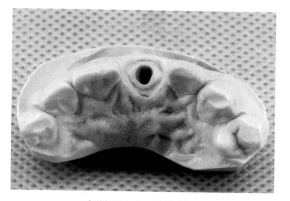

实训图 4-1　桩核模型

【方法与步骤】

前牙铸造桩核熔模的制作工艺流程：

检查模型 → 涂布分离剂 → 制作根内段熔模 → 制作根面熔模 → 制作根外段熔模 → 安插铸道

1. 检查模型　检查根面边缘是否清晰，有无石膏瘤。检查根管内是否有倒凹，是否光滑平整，有无残留印模材料。

2. 涂布分离剂　将根管口与根面清洁干净，并吹干，用扩大针卷小棉捻蘸一薄层液状石蜡涂布在根管壁及残冠表面上，并将多余分离剂吸干（见图5-19）。

3. 制作根内段熔模　用滴蜡塑形法先制作根内段熔模根尖段，再用一段长于根管深度的细钢丝（或大头针），在酒精灯上烤热后插入已经滴入嵌体蜡的根管内（见图5-20），当根内蜡滴满，再次凝固后，轻轻摇动钢丝将根内段的熔模取出，检查是否完全充满根管，若有缺损应补齐（见图5-21）。

4. 制作根面熔模　将制作好的根内段熔模在根管内复位，以滴蜡塑形法制作根面熔模。取出检查，要求熔模与模型根面密合，各部分线角清晰，无缺损，与根内段衔接完好（见图5-22）。

5. 制作根外段熔模　再次将制作好的部分复位于根管内，仍用滴蜡塑形法滴塑，形成核外形（见图5-23）。取出检查是否完整，最后复位检查咬合关系，应预留全冠间隙（见图5-24）。

6. 安插铸道　可以在长出的钢丝上滴蜡形成铸道，也可用蜡线设置铸道。铸道方向应与牙长轴方向一致，长度为10~15mm，直径为2.0~2.5mm，铸道位置在根外段的切端上，与熔模的衔接处应圆钝无锐角。可在距熔模1.0~1.5mm处设置储金球，直径至少为铸道直径的2倍，或与熔模最厚处的厚度相等（见图5-25，图5-26）。

【注意事项】

1. 分离剂应涂布均匀到位，但不可过多，多余的分离剂应吸干。

2. 制作过程中不可损伤模型。

3. 所插的钢丝在根外段不可影响咬合。

4. 蜡型完成后放在湿润的脱脂棉上，不能用手触摸，以免变形。

5. 固定熔模时铸道与铸座的连接应圆钝，各铸道之间也应形成圆钝的连接。

【思考题】

1. 试分析根内段熔模不能完整取出的原因。

2. 铸道的设置有何要求？

3. 储金球有何作用？

二、桩核熔模的包埋

实训内容、器材、方法和步骤同实训三"二、"。

三、桩核的铸造

实训内容、器材、方法和步骤同实训三"三、"。

四、桩核的打磨

【目的与要求】

1. 掌握铸造桩核打磨的方法和步骤。

2. 熟悉微型电动打磨机和笔式喷砂机的使用。

【实训内容】

打磨、修整铸造桩核铸件。

【实训器材】

1. 实训器械　微型电动打磨机、笔式喷砂机、直手机、弯手机、长柄钳等。

2．实训材料　氧化铝砂、夹石针、砂片、各型长柄砂石针、纸砂片、咬合纸、氧化铬抛光膏、抛光毡轮、绒轮等。

【方法与步骤】

打磨、修整铸造桩核的工艺流程：

铸件清理→切除铸道→桩核就位→桩核根外段的打磨、修整

1．铸件清理　方法同实训三"四、"。

2．切除铸道　用金属切割机在距离铸件 0.5～1.0mm 处将铸道切除。

3．桩核就位　检查桩核根面及根内段有无金属小瘤，若有用直径 1mm 的钨钢磨头或者尖细的金刚砂磨头去除，将桩核轻轻置入根管内，观察就位情况，若不能完全就位，可用显示剂检查确定就位障碍点，然后修磨障碍点，直至完全就位。

4．桩核根外段的打磨、修整　将根外段进行修整，各面打磨圆钝，并根据外冠种类预留所需空间。

【注意事项】

1．铸圈一定要自然冷却，不可速冷。

2．喷砂时要不停转动铸件，使各部分冲刷均匀，避免铸件受损。

3．试戴桩核时不可破坏模型。

4．注意安全使用金属切割机及其他设备。

【思考题】

试戴桩核时应注意什么？

实训五　后牙铸造金属全冠的制作

一、铸造金属全冠熔模的制作

【目的与要求】

掌握用滴蜡法制作铸造金属全冠熔模的方法和步骤。

【实训内容】

制作后牙铸造金属全冠熔模。

【实训器材】

1．实训器械　酒精灯、蜡型工具等。

2．实训材料　牙体预备后的后牙铸造金属全冠可卸式模型、液体石蜡、干棉球、嵌体蜡、铸造蜡条等。

【方法与步骤】

滴蜡法制作铸造金属全冠熔模的工艺流程：

涂布分离剂→形成蜡基底→形成𬌗面→形成轴面→形成邻面→颈缘重塑→表面修饰→安插铸道

1．涂布分离剂　在可卸式模型表面涂布一层间隙涂料，再涂布一层液体石蜡分离剂。涂布时既要涂布预备体代型表面，又要涂布相邻牙及对颌牙表面（见图 5-11A）。

2．形成铸造金属全冠熔模（具体内容详见第五章第二节）

（1）形成蜡基底：用蜡勺在代型表面均匀地滴一层软蜡，厚度为0.3～0.5mm（见图5-11B）。每次加蜡都要将先前加的蜡烫化，并保证加蜡时器械维持较高的温度，以利于再次融化原先所加的蜡，防止形成气泡。

（2）形成𬌗面

1）确定支持尖（见图5-11C）。

2）确定中央窝位置（见图5-11D）。

3）构筑非支持尖（见图5-11E，图5-11F）。

4）完成𬌗面形态（见图5-11G）。

（3）形成轴面

1）颊轴嵴的形成（见图5-11I）。

2）舌轴嵴的形成（见图5-11H）。

3）完成轴面形态（见图5-11J、图5-11K）。

（4）形成邻面：参照对侧同名牙及天然牙的解剖形态，先调整𬌗面，然后将蜡加到确定的邻接区所在位置，恢复到合理大小（见图5-11L），既不能仅为𬌗龈向的一个点，也不能过于向龈方伸展进入龈外展隙（实训图5-1）。

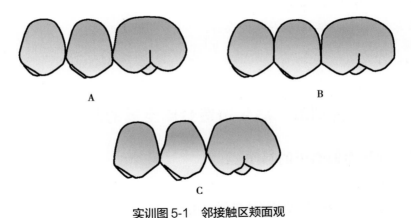

实训图 5-1　邻接触区颊面观
A. 邻接触区正确　B. 邻接触区太大　C. 邻接触区太小

（5）颈缘重塑（见图5-11N，图5-11O）。

（6）表面修饰　重新检查正中咬合关系和非正中咬合关系，修改咬合高点。用毛刷清洁𬌗面，用丝绸或尼龙质地的布抛光轴面。

3.安插铸道　铸道的位置在最厚且光滑的点角上，最佳位置是非功能尖（如上颌磨牙颊尖）。铸道长度为10～15mm，直径为2.5～3.0mm，大致与各相连轴面、𬌗面成135°（实训图5-2），与熔模的衔接处应圆钝无锐角。可在距熔模1.0～2.0mm处的铸道上设置储金球（实训图5-3），直径不小于4mm。

【注意事项】

1.涂间隙涂料时不可涂在肩台上，应离开肩台1mm。

2.加蜡时温度不宜过高，以恰好熔融为准；修改时蜡刀等器械温度不宜过高，以免产生内应力，导致熔模的静蠕变加大。

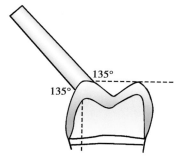

实训图5-2 铸道与各轴面的角度

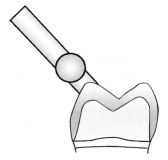

实训图5-3 储金球

3.熔模应有一定的厚度，避免局部过薄或出现菲边，而造成冷凝后收缩不一致导致熔模变形。

4.铸道安插合理，以利于金属的铸入，避免形成死角，造成铸造不全。

【思考题】

1.后牙铸造金属全冠牙体预备有何特点？

2.上下颌第一磨牙的形态有何区别？

二、铸造金属全冠熔模的包埋

实训内容、器材、方法和步骤同实训三"二、"。

三、铸造金属全冠的铸造

实训内容、器材、方法和步骤同实训三"三、"。

四、铸造金属全冠的打磨抛光

【目的与要求】

1.掌握铸造金属全冠打磨的方法和步骤。

2.熟悉微型电动打磨机和笔式喷砂机的使用。

【实训内容】

打磨、修整铸造金属全冠铸件。

【实训器材】

1.实训器械　微型电动打磨机、笔式喷砂机、直手机、弯手机、长柄钳等。

2.实训材料　氧化铝砂、夹石针、砂片、各型长柄砂石针、纸砂片、咬合纸、氧化铬抛光膏、抛光毡轮、绒轮等。

【方法与步骤】

打磨、修整铸造金属全冠的工艺流程：

铸件清理 → 粗磨金属全冠 → 金属全冠就位 → 打磨、修整接触区 → 调整冠边缘 → 调𬌗 → 表面磨光抛光

1.铸件清理　方法同实训三"四、"。

2.粗磨金属全冠　用直径30mm、厚度0.5mm的切割砂片在距离铸件0.5～1.0mm处

切断铸道（实训图 5-4）。用轮状磨头将金属全冠表面的金属小瘤、菲边、毛刺及铸道断端等轻轻打磨去除，再用柱状或轮状磨头将表面氧化层磨除并将表面磨平。

3. 金属全冠就位　仔细检查全冠组织面有无金属小瘤，若有则用直径 1.5～2.0mm 的球形磨头将其磨除。取下邻牙代型，将全冠轻放于代型上，检查就位情况，若不能顺利就位，不可强行加压戴入。可用显示剂检查确认就位障碍点，再用磨头调磨，直至顺利就位。

4. 打磨、修整接触区　先将一侧的邻牙代型取下，在另一侧邻牙代型与基牙邻接面放一薄层咬合纸，再将金属全冠轻轻戴入，若不能顺利就位则用轮状或柱状磨头调磨邻面着色处，直至金属全冠完全就位，基牙和邻牙代型均不发生移动，且

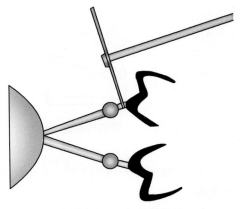

实训图 5-4　切除铸道

能够将咬合纸有阻力地拉出。调磨完成的邻面接触区应为约 2mm 的椭圆形区域。用同样的方法调磨另一邻面。

5. 调整冠边缘　铸造金属全冠边缘长度应与基牙代型颈缘标记线一致，是否过长、过短、过窄或过宽（实训图 5-5）。边缘过长或过宽可以通过仔细调改达到要求，边缘过短或过窄者必须重新制作。

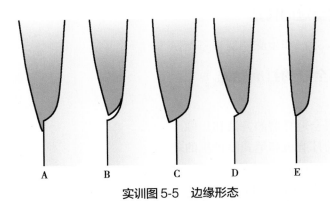

实训图 5-5　边缘形态

A. 过长　B. 过短　C. 过宽　D. 过窄　E. 密合

6. 调𬌗　将金属全冠戴入牙列模型中，用咬合纸检查正中咬合时有无咬合高点，有则用金刚砂磨头调磨直至正中咬合时无高点，功能牙尖呈三点或多点接触，侧方运动时无明显𬌗干扰。

7. 表面磨光抛光　形态调磨完成的金属全冠表面用细粒度的金刚砂磨头磨平，再用各种形态的金刚砂橡皮轮磨光，最后用毡轮或绒轮蘸氧化铬抛光膏抛光。𬌗面窝沟处可用小毛刷蘸抛光膏抛光。抛光后的牙面要求呈镜面样外观，无任何细纹和刮痕。

【注意事项】

1. 喷砂时要不停转动铸件，使各部分冲刷均匀，避免铸件受损。

2. 切割铸道时不要将微型电机的速度调得太快，以免损伤手机或者造成自身伤害。

3. 打磨修整过程中不得损伤铸件的固有外形，尤其是边缘及邻接区部位。

4. 打磨过程中不要使用过大压力，以免铸件变形。

5. 打磨时应由粗到细选用磨头。

【思考题】

铸造金属全冠打磨时应注意什么？

实训六　前牙烤瓷熔附金属全冠的制作

一、前牙烤瓷熔附金属基底冠的制作

【目的与要求】

1. 掌握前牙烤瓷熔附金属基底冠的熔模制作、包埋、铸造的方法和步骤。

2. 熟悉真空搅拌机、高频离心铸造机等设备的使用。

【实训内容】

制作前牙烤瓷熔附金属基底冠。

【实训器材】

1. 实训器械　酒精灯、探针、蜡型工具、真空搅拌机、微型电动打磨机、振荡器、金属铸圈、天平、量筒、石膏调刀、橡皮碗、软毛笔、气枪、箱式电阻炉、高频离心铸造机、笔式喷砂机、坩埚、直手机、弯机头等。

2. 实训材料　牙体预备后的烤瓷熔附可卸式模型、分离剂、薄蜡片、嵌体蜡、铸造蜡条、石棉纸、磷酸盐包埋材料、肥皂水、蜡型表面张力去除剂、镍铬合金等。

【方法与步骤】

（一）前牙烤瓷熔附金属基底冠熔模的制作（以滴蜡法和浸蜡法为例）

前牙烤瓷熔附金属基底冠熔模的制作工艺流程：

涂布分离剂→滴蜡法或浸蜡法制作熔模→安插铸道→固定熔模→清洗熔模→调拌包埋材料→包埋→烘烤、焙烧铸圈→预热坩埚→铸造

1. 涂布分离剂　在代型表面均匀涂一层间隙涂料，待干固后再涂一薄层油性分离剂。具体要求同前。

2. 制作熔模

（1）滴蜡法

1）在代型表面均匀地滴一层软蜡。

2）用嵌体蜡形成 0.3～0.5mm 厚的帽状冠熔模，要求厚薄均匀（见图 5-16C）。

3）金－瓷交界线的成型：舌侧金－瓷交界线应为凹形，且避开咬合接触点，位于咬合接触点的龈方（见图 5-16D）。

4）边缘再成型：取下熔模，若熔模边缘超过边缘线以下，会因代型颈部缩窄而产生的倒凹作用断裂留在代型上，用薄刀片将边缘削去 1mm，在代型上复位后，再滴加软蜡，用手指充分压贴（见图 5-16E，图 5-16F）。

5）完成熔模：检查边缘密合性，精修、消除锐利的线角，表面吹光，待包埋。

（2）浸蜡法：将石膏代型冠部在电动熔蜡器熔化的蜡液中快速浸渍，然后缓慢而均匀取出，在代型尖端退出蜡池之前稍作停顿，让多余的蜡流走，使代型表面形成一层薄而均匀的蜡膜，可重复浸蜡，直至形成 0.3～0.5mm 厚度的蜡层（实训图 6-1）。不足之处追加铸造蜡，按要求完成熔模。

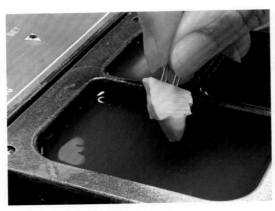

实训图 6-1　浸蜡法

3．安插铸道　选择直径为 2mm 的铸道蜡条一段，一端用蜡垂直地固定于蜡冠切端偏舌侧处（即切斜面处）（见图 5-16H）。其他要求同前。

【注意事项】

1．涂间隙涂料时不可涂在肩台上，应离开肩台 1mm。

2．加蜡时温度不可过高，修改蜡型时，蜡刀应微热。

3．蜡型应薄厚均匀，为 0.3～0.5mm，避免局部蜡型过薄，防止菲边出现。

4．金 - 瓷交界处应形成圆钝的肩台，并避开咬合接触区。

【思考题】

1．烤瓷熔附金属基底冠熔模的制作要求有哪些？

2．金 - 瓷交界的位置、形态有何要求？

3．烤瓷熔附金属基底冠熔模的制作方法有哪几种？

（二）前牙烤瓷熔附金属基底冠熔模的包埋

实训内容、方法和步骤同实训三"二、"。

（三）前牙烤瓷熔附金属基底冠的铸造

实训内容、方法和步骤同实训三"三、"。

二、前牙烤瓷熔附金属基底冠的金 - 瓷结合面的处理

【目的与要求】

1．掌握前牙烤瓷熔附金属基底冠的金 - 瓷结合面的处理方法。

2．熟悉微型电动打磨机、笔式喷砂机的使用。

【实训内容】

打磨、修整前牙烤瓷熔附金属基底冠。

【实训器材】

1. 实训器械　喷砂机、微型电动打磨机、金属切割机、超声波清洗机、止血钳、真空烤瓷炉等。

2. 实训材料　氧化铝砂、各种磨头、蒸馏水等。

【方法与步骤】

前牙烤瓷熔附金属基底冠的金 - 瓷结合面处理的工艺流程：

铸件的清理 → 粗磨金属基底冠 → 基底冠就位 → 修整基底冠边缘 → 修整金 - 瓷交界 → 表面喷砂粗化 → 清洗基底冠 → 排气和预氧化

1. 铸件的清理　方法同实训三"四、"。

2. 粗磨金属基底冠　方法同铸造金属全冠。

3. 基底冠就位　仔细检查全冠组织面有无金属小瘤，若有则用直径 1.5～2.0mm 的球形磨头将其磨除。将基底冠轻放于代型上，检查就位情况，若不能顺利就位，不可强行加压戴入。可用显示剂检查确认就位障碍点，再用磨头调磨，直至顺利就位。

4. 修整基底冠边缘　将边缘修整光滑、圆钝，与基牙颈缘完全密合。唇侧颈缘处应形成凹形，以保证颈 1/3 有足够的瓷层厚度。

5. 修整金 - 瓷交界　金 - 瓷交界应为一清晰、平滑、圆钝、连续的肩台，应有足够的支撑面积，宽度为 0.5～1.0mm，使金 - 瓷形成对接形式，以保证结合处瓷的强度。肩台的内交界线应圆钝，避免出现直角或锐角。外交界线应呈锐角，以防止遮色瓷显露。

6. 表面喷砂粗化　用粒度为 50～100μm 的氧化铝砂进行喷砂处理。喷砂时喷嘴应距离基底冠表面约 10mm，并与表面成 45° 角，避免垂直喷砂（见图 7-7）。

7. 清洗基底冠　清水冲洗基底面，然后放入超声波清洗器内用蒸馏水超声清洗 5 分钟后取出。经过清洗后的金属基底冠不能直接用手拿或放在不清洁的桌面上，以防止受污染。

8. 排气和预氧化

（1）将金属基底冠放在真空烤瓷炉的耐火盘支架上，移至真空烤瓷炉门前充分干燥。

（2）把金属基底冠送入炉内，根据所用材料的要求调节温度和时间，一般升温至高于烤瓷熔点 30℃左右的温度，并维持 3～5 分钟，然后再升温至 1 000℃，真空度达到 10.1kPa 后放气。

（3）在空气中预氧化 10 分钟后，取出冷却。

【注意事项】

1. 待铸圈自然冷却后再取出铸件。

2. 喷砂时要不断转动铸件，使各部分冲刷均匀。

3. 打磨时应按同一方向由粗到细打磨。

4. 注意金属基底表面应光滑圆钝，避免尖锐棱角。

5. 注意金属基底应厚度均匀，不可过薄。

6. 取出金属基底后，不得再和不洁物体接触。

【思考题】

1. 金 - 瓷结合力有哪几种？最主要的结合力是什么？

2. 烤瓷熔附金属基底冠金 - 瓷结合面处理的意义是什么？

3. 金属和瓷的结合方式有哪些？

三、前牙烤瓷熔附金属基底冠瓷的涂塑与熔附

【目的与要求】

1. 掌握前牙烤瓷熔附金属基底冠瓷的涂塑与熔附的方法和步骤。

2. 熟悉牙本质瓷的致密方法。

3. 了解烤瓷炉的使用和保养方法。

【实训内容】

前牙烤瓷熔附金属基底冠瓷的涂塑与熔附

【实训器材】

1. 实训器械　真空烤瓷炉、止血钳、涂瓷工具、小榔头、微型电动打磨机、瓷粉超声振荡器、玻璃板、水杯、金属切割机、瓷牙专用外形修整磨具、烤瓷合金抛光磨具等。

2. 实训材料　经表面处理后的烤瓷熔附金属基底冠、同一色系的遮色瓷、颈瓷、牙本质瓷、切端瓷、透明瓷、釉瓷、釉液、瓷粉调拌液、玻璃板、水杯、干净毛巾、咬合纸、纸巾等。

【方法与步骤】

瓷的涂塑与熔附的工艺流程是：

涂塑遮色瓷→烘干与烧结遮色瓷→涂塑与熔附颈瓷→涂塑牙本质瓷→回切牙本质瓷→涂塑牙釉质瓷和透明瓷、烧结→试戴、车瓷→染色、上釉、烧结→打磨抛光

1. 涂塑遮色瓷

(1) 根据所选牙色选择遮色瓷(不透明瓷)。用专用液调和瓷粉，振动排出气泡。如果水分过多，可用面巾纸吸去多余水分。

(2) 用止血钳夹住金属基底冠舌面的夹持柄，涂塑第一层遮色瓷，其作用是加强金-瓷结合，不必追求遮住金属颜色(见图7-14)。根据瓷粉的要求，按设置好的第一层遮色瓷的烧结程序烧结。取出自然冷却后，润湿第一层遮色瓷表面，涂塑第二层，其作用是遮色，须完全遮住金属的颜色(见图7-15)。

2. 烘干与烧结遮色瓷

(1) 将涂有遮色瓷的金属基底冠放在烘烤盘支架上，然后移至烤瓷炉门口充分干燥。

(2) 放入真空烤瓷炉内烧结(根据烤瓷炉及瓷粉的说明来调节程序)，完成后立即取出，在室温下冷却。

(3) 检查遮色效果，如有金属色的暴露，可适当补瓷并烧结，但遮色瓷不得超过0.2mm(图7-16)。

3. 涂塑与熔附颈瓷

(1) 将烧结好遮色瓷的基底冠戴入到代型上。

(2) 调和颈瓷粉，颈瓷由某色系的颈瓷粉和所比色的体瓷粉各50%调和而成，不可调和过稀。将基底冠润湿，涂塑颈瓷，颈瓷只涂塑在颈1/3，涂塑时由颈部向切端方向涂塑，并向根方延伸，形态为泪滴状(图7-17)。

(3) 根据瓷粉的要求，按设置好的颈瓷烧结程序烧结。

4. 涂塑牙本质瓷

(1) 将烧结好颈瓷的基底冠戴入到代型上。

(2) 调和牙本质瓷粉，将基底冠润湿，涂塑牙本质瓷(图7-18)。

（3）用牙本质瓷恢复所要修复的牙的外形（图 7-19），与同名牙对称，大小相等，切端为 2mm。

5．回切牙本质瓷

（1）唇侧面的切削：唇侧面的切削包括切端 1/3 的切削（图 7-20，图 7-21）和中 1/3 的切削（图 7-22）。

（2）邻接面的切削：邻接面的切端到牙颈部以及唇面到舌面均为弧面。因此，切削时应该注意形成圆滑的弧面，并要事先画线标记（图 7-23）。

（3）指状结构的形成：从切端到牙冠中 1/3 之间移行用毛笔尖端去掉瓷粉，在牙本质瓷表面形成"V"形（图 7-24），然后用湿润笔抹平表面，修整出形态自然的指状沟形态（图 7-25）。

6．涂塑牙釉质瓷和透明瓷、烧结

（1）用毛笔将少量牙釉质瓷从切端向颈部方向在牙本质瓷上移行涂塑，与最后完成的牙冠等大或稍小（图 7-26）。

（2）用透明瓷覆盖整个唇面，此时，牙冠形态要比正常大 15%～20%（见图 7-27），以补偿烧结时的收缩。

（3）轻轻振动、吸水，用湿毛笔清洁金属基底冠组织面，防止瓷粉遗留在金属基底组织面而影响就位。用 10 号毛笔轻刷平整瓷牙坯表面，完成瓷牙坯的成型。

（4）将瓷牙坯小心放在耐火盘支架上，并移至真空烤瓷炉炉膛旁充分干燥预热。然后放入真空烤瓷炉内烧结（依烤瓷炉及瓷粉的操作说明来调节程序）。透明瓷厚度不应超过 0.3mm。

7．试戴、车瓷　烧结完成后，在室温下冷却，然后在石膏代型的预备牙上试合，进行外形、咬合关系和邻接关系的初步修整。

8．染色、上釉、烧结

（1）根据邻牙、同名牙色泽特征，可用烤瓷颜料进行染色，然后在冠的表面上均匀地涂一层透明的釉液。

（2）干燥后放在烘烤盘上送入真空烤瓷炉烧结（依烤瓷炉及瓷粉的操作说明来调节程序），完成后室温下冷却，即完成了前牙烤瓷熔附金属基底冠瓷的涂塑与熔附的全过程。

9．打磨抛光　自然冷却后，将舌侧夹持用的金属柄剪断，按金属打磨的顺序对金属颈缘进行打磨抛光，完成金属烤瓷全冠的制作。抛光时应从金 - 瓷交界向金属边缘方向打磨，避免金属颗粒污染瓷层。

【注意事项】

1．涂瓷前应在模型上涂分离剂，或将模型浸水，以免模型粘瓷。

2．瓷粉不可调和过稀。

3．涂第二层遮色瓷时应注意致密和吸水，避免瓷裂。

4．颈瓷只涂塑在颈 1/3，由颈部向切端方向涂塑，形态为泪滴状。

5．牙本质瓷邻面回切时近中与远中有区别，近中较直，远中较圆钝。指状结构应在牙本质瓷层内形成开口向唇、切方向的"V"字形的沟。

6．致密吸水时不得将牙坯损坏，动作应轻柔。

7．放入烤瓷炉内烧结之前应用干净的毛笔将基底冠组织面清洗干净，避免蘸有瓷粉。

8．烧结程序必须符合瓷粉的要求。烧结次数不宜过多，否则会影响色泽。

9. 车瓷时电机速度不可过快，不可加压过大。

10. 釉瓷刷薄薄一层即可。上釉所用的毛笔必须是干燥的，不可水洗。

【思考题】

1. 第一层、第二层遮色瓷的主要作用是什么？

2. 颈瓷的作用是什么？颈瓷涂布时有何要求？

3. 为什么要用牙本质瓷恢复原牙的大小和形态？

4. 牙本质瓷的回切有何意义？回切时应注意哪些问题？

5. 上釉烧结与其他瓷层的烧结有何不同？

6. 怎样才能获得自然美观的金属烤瓷修复体？

7. 试分析产生瓷裂的原因？

（王　琳）

实训七　右下颌第一磨牙 CAD/CAM 全解剖冠的制作

【目的与要求】

掌握 CAD/CAM 氧化锆全解剖冠的制作方法和步骤。

【实训内容】

制作 ¯6¯| CAD/CAM 氧化锆全解剖冠。

【实训器材】

1. 实训器械　¯6¯| 的可卸式模型、扫描仪、切削设备、烧结炉、CAD/CAM 软件、电脑、所有网络连接线、比色板、微型电机等。

2. 实训材料　釉瓷、釉液、染色毛笔、染色盘、水杯、干净毛巾、纸巾、瓷牙专用外形修整磨具、咬合纸、烤瓷合金抛光磨具等。

【方法与步骤】

制作右下颌第一磨牙 CAD/CAM 氧化锆全解剖冠工艺流程：

模型和代型准备 → 采集模型数据 → 计算机辅助设计 → 计算机辅助加工和烧结 → 形态修整及调色上釉

1. 模型和代型准备　将模型修整成马蹄形，制作右下颌第一磨牙的可卸式模型（方法同实训二）。要求模型底座应平整，使模型能稳定地固定在扫描仪底座上。

2. 采集模型数据

（1）建立订单：进入设计软件主页面，建立准确的 ID 编号、订单日期，便于日后查找；选择牙位和材料的种类（氧化锆）及内容；选择制作类型，全解剖冠，保存订单（实训图 7-1）；加工方式：切削加工，3D 打印（金属或树脂）。

（2）工作模型的扫描：打开扫描软件，将工作模型牢固的固定在扫描仪底座上，放入扫描仓开始扫描（实训图 7-2）。扫描分为粗扫和精扫，具体顺序为：首先进行全牙列的粗扫，其次对工作区的基牙、邻牙、颈缘线及桥体组织面进行精细扫描（实训图 7-3），最后对需要制作修复体的牙位进行标记（实训图 7-4）。

（3）对颌模型的扫描：首先将放入扫描仓的对颌模型全牙列进行粗略扫描（实训图 7-5），然后精细扫描与工作区相对应的区域（实训图 7-6）。

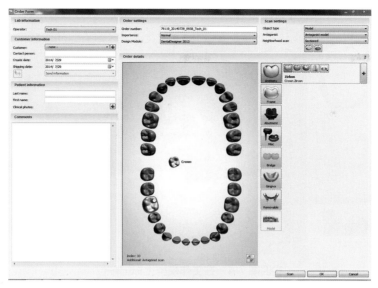

实训图 7-1　建立订单

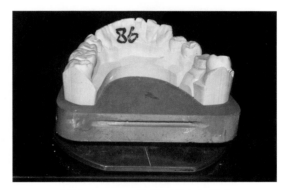

实训图 7-2　工作模型放入扫描仓

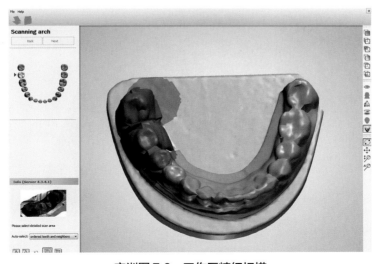

实训图 7-3　工作区精细扫描

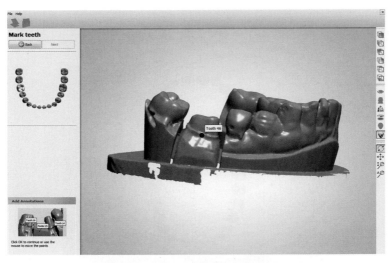

实训图 7-4　在工作模型上标记牙位

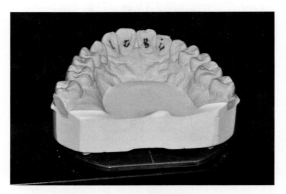

实训图 7-5　将对颌模型放入扫描仓

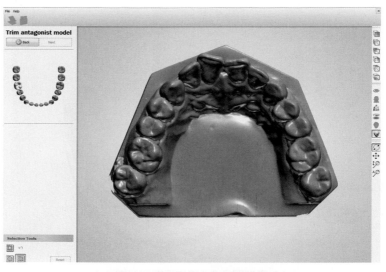

实训图 7-6　扫描完成的上颌数字模型

（4）咬合关系的扫描：先用扫描𬌗架固定器固定住上下颌模型（实训图7-7），保证上下颌模型处于牙尖交错𬌗，咬合关系一定要稳定，避免扫描时晃动，否则会影响后期修复体制作的精度。根据提示将前两步精扫后的上下颌模型复位到咬合关系中（实训图7-8，实训图7-9）。

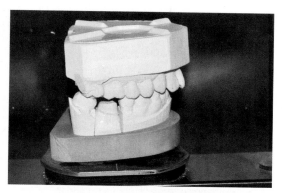

实训图7-7　固定上下颌模型

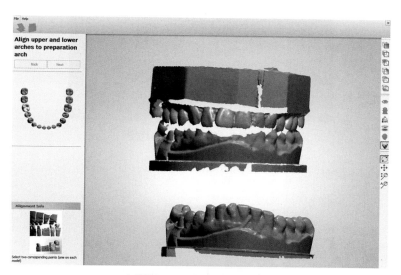

实训图7-8　将下颌模型复位

（5）单个代型的精细扫描：扫描时，牙弓朝前放置在吸附板上（实训图7-10）。扫描后，单个代型的精确度明显提高（实训图7-11），保存数字模型数据（实训图7-12）。

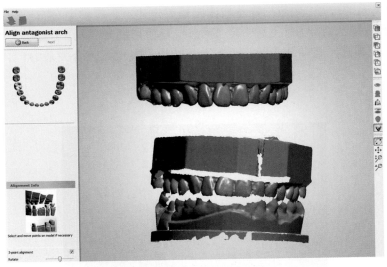

实训图 7-9　上颌模型三点复位

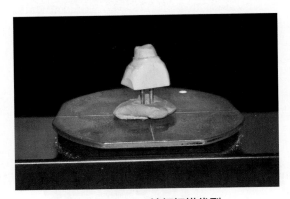

实训图 7-10　精细扫描代型

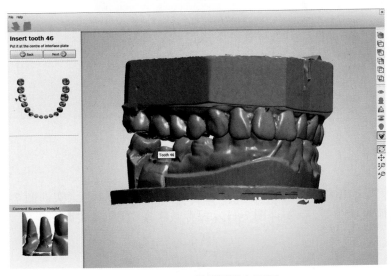

实训图 7-11　将代型放入牙弓

3. 计算机辅助设计（CAD）

（1）确定边缘线：打开 CAD 设计软件，进入主界面，根据扫描数据形成修复体的外形。
电脑可自动识别确定修复体边缘线（实训图 7-13），也可通过手动辅助调整。

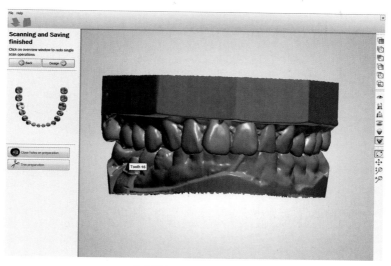

实训图 7-12 数字模型

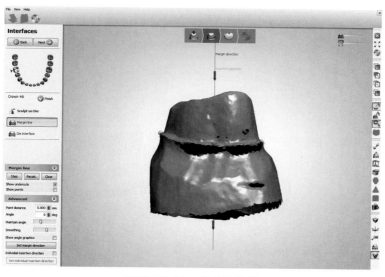

实训图 7-13 确定边缘线

（2）设定间隙涂料：根据修复体材料的不同、医生备牙情况等，确定不同部位的间隙涂料厚度（实训图7-14，实训图7-15）。

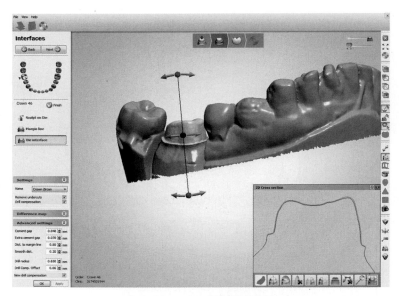

实训图 7-14　确定间隙涂料

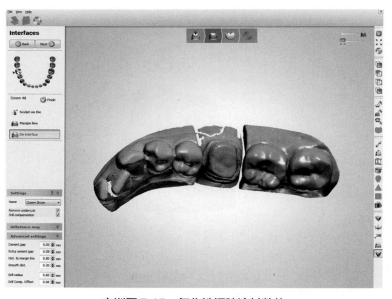

实训图 7-15　氧化锆间隙涂料数值

（3）全解剖冠的形成：根据对颌牙与邻牙情况，电脑自动生成修复体形态（实训图 7-16）。参照殆曲线、牙体长轴、咬合情况，运用雕刻包里的工具（实训图 7-17），进行细节部位的修整。最后完成的修复体应表面光滑，以便后期机床切削。根据殆架（实训图 7-18）设置，调整咬合关系（实训图 7-19）。保存数据，将数据传输到切削机床，进行加工。

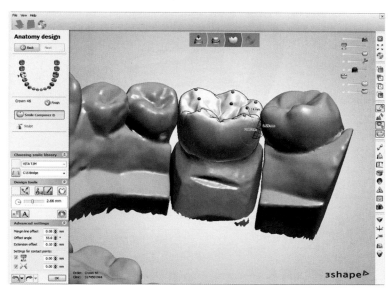

实训图 7-16　数据库提取适合的牙体形态

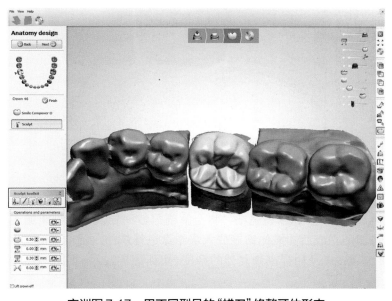

实训图 7-17　用不同型号的"蜡刀"修整牙体形态

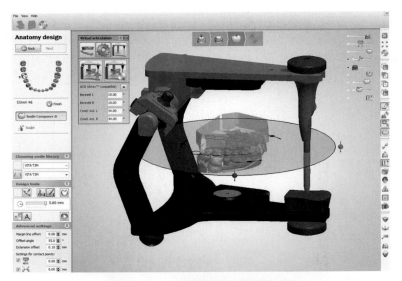

实训图 7-18　骀架模拟口内调整咬合

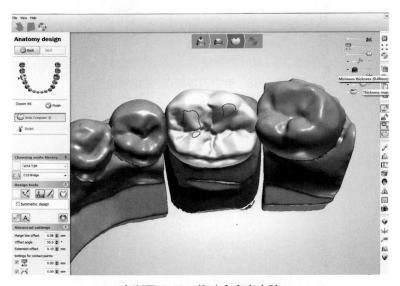

实训图 7-19　将咬合高点去除

　　4. 计算机辅助加工（CAM）和烧结　将全解剖冠数据导入切削机床加工（实训图 7-20，实训图 7-21），将切削完成后的氧化锆冠放入烧结盘进行烧结。烧结盘底部应平铺一层锆珠以减少结晶时的摩擦力，从而提高修复体的精度（实训图 7-22，实训图 7-23）。

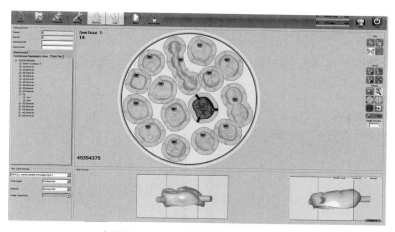

实训图 7-20　将三维数据放入瓷块中

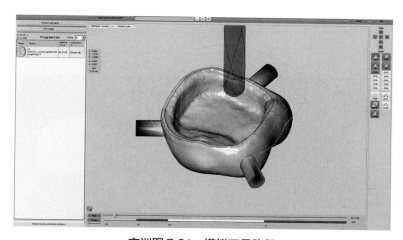

实训图 7-21　模拟刀具路径

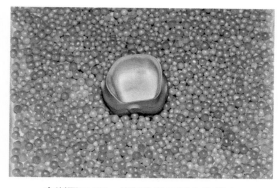

实训图 7-22　将氧化锆冠放入烧结盘

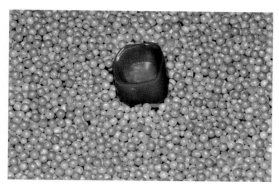

实训图 7-23　结晶后的氧化锆冠

5. 形态修整及染色上釉　在模型上精细调整邻接、边缘及咬合关系（实训图 7-24，实训图 7-25）。依次进行牙体颈部的上色（实训图 7-26），切缘颜色的调整（实训图 7-27），𬌗面窝沟的染色，最后与比色板颜色相一致（实训图 7-28，实训图 7-29），上釉完成后形成最终的氧化锆全解剖冠（实训图 7-30）。

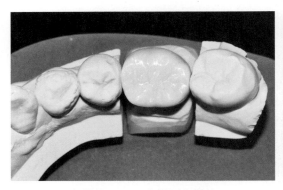

实训图 7-24　在模型上就位

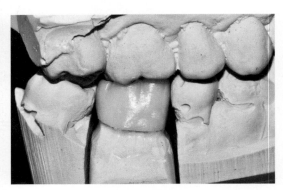

实训图 7-25　检查咬合

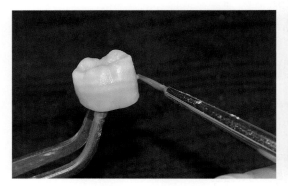

实训图 7-26　颈部上色

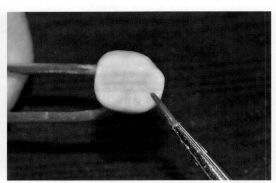

实训图 7-27　切缘上色

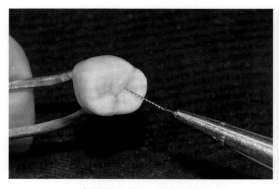

实训图 7-28　窝沟染色

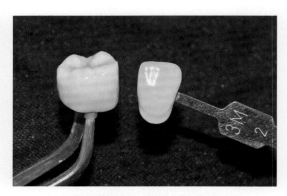

实训图 7-29　与比色板对比

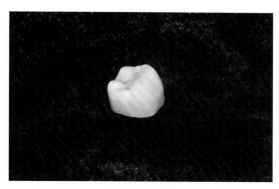

实训图 7-30　完成的氧化锆全解剖冠

【注意事项】

1. 扫描时，可卸式模型应完全复位在扫描仪底座上。

2. 计算机辅助设计时边缘线应仔细确认，绝不可疏忽大意，软件的自动标记只可看作是默认值，应仔细检查边缘是否正确。

3. 间隙剂一定要按要求设置。

4. 计算机辅助设计时应运用软件内的𬌗架功能，模仿口内动态咬合调整咬合关系，避免后期调整过多。

5. 形态修整时应采用湿磨，不应加压太大。

6. 调色时应遵循天然牙齿的层次染色，先体部再切端，最后与相应的比色板对照。

【思考题】

1. CAD/CAM 技术与传统制作工艺有何不同？

2. 扫描和设计时的注意事项有哪些？

（王　琳　吴美贤）

参 考 文 献

1. 赵铱民. 口腔修复学. 7版. 北京：人民卫生出版社，2012
2. 赵铱民. 口腔修复学. 8版. 北京：人民卫生出版社，2020
3. 李长义，李水根. 口腔固定修复工艺技术. 3版. 北京：人民卫生出版社，2015
4. 王菲，米新峰. 口腔固定修复工艺技术. 3版. 北京：人民卫生出版社，2016
5. 宿玉成. 口腔种植学. 北京：人民卫生出版社，2014
6. 于海洋，岳莉. 口腔固定修复工艺学. 2版. 北京：人民卫生出版社，2014
7. 冯海兰，徐军. 口腔修复学. 2版. 北京：北京大学医学出版社，2007
8. 宫苹，梁星，陈安玉. 口腔种植学. 北京：科技文献出版社，2011
9. 宫苹. 种植义齿修复设计. 成都：四川大学出版社，2004
10. 皮昕. 口腔解剖生理学. 3版. 北京：人民卫生出版社，1994
11. 冯海兰主译. 固定义齿修复学精要. Herbert T Shillingburg，Sumiya Hobo，Lowell D Whitsett. Fundamentals of Fixed Prosthodontics. 北京：人民军医出版社，2005
12. 蔺海荣. 材料力学. 北京：国防工业出版社，2001
13. 徐君伍. 口腔修复理论与临床. 北京：人民卫生出版社，1999
14. 陈治清. 口腔材料学. 3版. 北京：人民卫生出版社，2003
15. 张叶影，屈野，郝玉梅，韩泽民. 低功率微波对中性氧化电位水消毒口腔印模效果的影响. 中国消毒学杂志，2017，34（8）：730-732
16. 高传飞，张怀勤. 口腔印模消毒的研究进展. 口腔医学，2013，33（4）：271-272
17. 刘琴，董海东，顾钰. 口腔印模消毒效果的研究现状. 中国消毒学杂志，2013，30（10）：959-962